出入境
检验检疫实务

主编◎王桂英　刘庆珠　张海楠　焦晓宁

中国海关出版社有限公司
中国·北京

图书在版编目（CIP）数据

出入境检验检疫实务/王桂英等主编 .—北京：中国海关出版社有限公司，2022.7

ISBN 978-7-5175-0587-7

Ⅰ.①出… Ⅱ.①王… Ⅲ.①国境检疫—卫生检疫—中国 Ⅳ.①R185.3

中国版本图书馆 CIP 数据核字（2022）第 114239 号

出入境检验检疫实务

CHURUJING JIANYAN JIANYI SHIWU

主　　编：王桂英　刘庆珠　张海楠　焦晓宁
责任编辑：叶　芳
出版发行：中国海关出版社有限公司
社　　址：北京市朝阳区东四环南路甲 1 号　　邮政编码：100023
网　　址：www. hgcbs. com. cn
编 辑 部：01065194242-7531（电话）
发 行 部：01065194238/46/54/5127（电话）
社办书店：01065195616（电话）
https：//weidian. com/？userid＝319526934（网址）
印　　刷：北京盛通印刷股份有限公司　　经　　销：新华书店
开　　本：787mm×1092mm　1/16
印　　张：21　　字　　数：510 千字
版　　次：2022 年 7 月第 1 版
印　　次：2022 年 7 月第 1 次印刷
书　　号：ISBN 978-7-5175-0587-7
定　　价：52.00 元

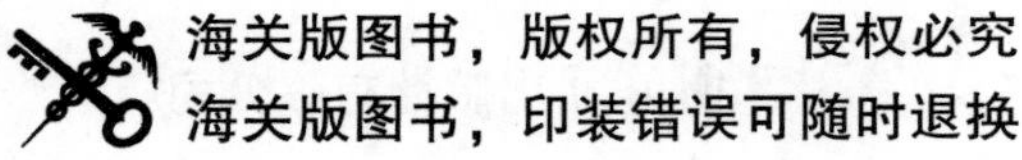

增值服务说明

本教材配备免费课件资源，学习者可发送邮件至 haiguanjiaoyu@163.com，或拨打版权页编辑部电话进行咨询。

全国高等职业院校关务与外贸服务专业系列教材编委会

《出入境检验检疫实务》编写组

院校主编：

王桂英　刘庆珠

企业主编：

张海楠　焦晓宁

副 主 编：

李　钊　王　莉　纪新霞　宋玉娟　邢　丽　程　惠

前 言

《出入境报检实务》第一版、第二版及第三版出版以后，得到了广大读者的支持与肯定，在此深表感谢。也正是因为有了这样的基础，所以2021年本书编者决定对教材进行修订，根据专业名称的调整，本书更名为《出入境检验检疫实务》。

在第三版教材出版后的多年时间中，无论是职业教育领域还是外经贸领域都发生了众多标志性的改革事件。2018年，出入境检验检疫管理职责和队伍正式划入海关总署，随之而来的检验检疫监管方面的改革体现在监管方式以及不同监管区域等诸多方面。2021年，全国职业教育大会召开，会议将“提质培优”作为教育改革的重要目标。本书编者综合梳理了业界的改革，努力在本次修订中突出以下特点：

内容为王。教育数字化已是大势所趋，在各类平台，内容都是重中之重。在本次修订过程中，编者走访了多位出入境检验检疫一线的专家，对近年来变化较大的各类规章进行梳理，逐一更新，传递业界一线的资讯。

思政内涵。在检验检疫工作一线，工作人员的职业素养、工作态度有很多值得发掘的地方。编者在技能操作篇和综合训练篇中通过实际工作案例，使学生在学习操作技能的同时感受“德技兼备”的重要性，教师也能够在授课过程中做到德与技交融。

应用牵引。本书可参照“应用文科活页式教材”的使用方法。本书第一部分为理论呈现；第二部分将出入境报检过程中涉及的知识点、技能以实际工作案例的方式呈现，辅以实际业务单据，进行清晰详尽的表述；第三部分中的出入境货物报检综合训练内容，是由企业一线专家结合服务作业规范与工作实际撰写，并由院校参编人员结合教学特点进行适当修订，以突出教学目标，属创新之举，该部分可为学生进行出入境货物报检的综合训练提供实操样本。

本书是在《出入境报检实务》第一版、第二版、第三版基础上修订的，借此对第一版、第二版、第三版的编写人员表示衷心的感谢。参与本书编写的分别是：天津商务职业学院王桂英、刘庆珠、李钊、王莉、纪新霞、宋玉娟、邢丽、程惠，天津津通报关股份有限公司张海楠、焦晓宁等。其中第一部分基础知识篇第一章至第三章由王桂英编写，第四章、第六章由刘庆珠编写，第五章由李钊编写；第二部分技能操作篇、第三部分综合训练篇由张海楠、焦晓宁编写；全书由王桂英审定。

本书的修订，得到了天津报关协会以及多家报关企业的大力支持，在此深表感谢！

编　者

2022 年 6 月

目　录

基础知识篇

技能操作篇

综合训练篇

基础知识篇

JICHU ZHISHI PIAN

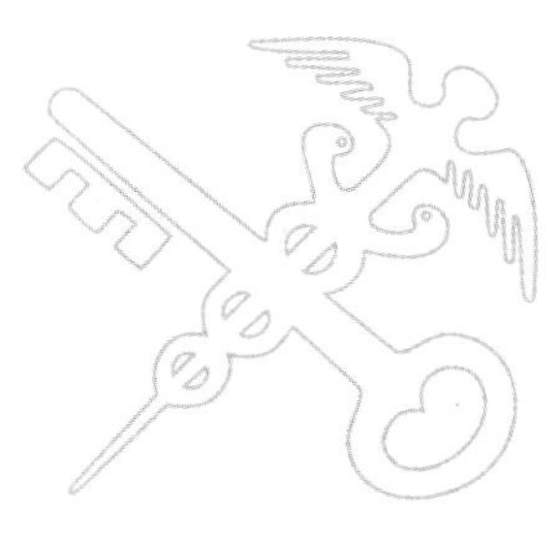

第一章·出入境检验检疫概述

DI-YI ZHANG CHURUJING JIANYAN JIANYI GAISHU

◇ 知识目标

理解出入境检验检疫的基本含义
了解出入境检验检疫的历史沿革
掌握我国出入境检验检疫的工作内容
理解出入境检验检疫的重要意义和作用

◇ 能力目标

能够分辨法检商品
能够看懂《必须实施检验的进出口商品目录》

第一节　出入境检验检疫的概念

出入境检验检疫，是指作为政府行政部门的海关为了确保人民的生命健康和生活环境的安全，依照法律、行政法规和国际惯例等的要求，对出入境的货物、交通运输工具、人员及其事项等进行检验检疫、认证及签发官方检验检疫证明等监督管理工作，以保护国家整体利益，维护社会效益。

出入境检验检疫工作既指海关依照国家检验检疫法律规定，对出入境的商品（包括动植物产品），以及运载这些商品、动植物和旅客的交通工具、运输设备，分别实施检验、检疫、鉴定、监督管理，也指对出入境人员实施卫生检疫及口岸卫生监督。

第二节　我国出入境检验检疫工作的历史沿革

我国出入境检验检疫产生于19世纪后期，源自进出口商品检验、进出境动植物检疫和国境卫生检疫，迄今已有100多年的历史。

一、进出口商品检验

清同治三年（1864年），英商劳合氏的保险代理人上海仁记洋行开办水险和船舶检验、鉴定业务，这是我国第一个办理商品检验的机构。

1928年，南京国民政府工商部颁布了《商品出口检验暂行规则》。

1929年，南京国民政府工商部颁布了《商品检验局暂行章程》。同年，南京国民政府工商部上海商品检验局成立。这是我国第一个官方商品检验局。

1932年，南京国民政府行政院通过了《商品检验法》，这是我国关于商品检验最早的法律。

1989年2月21日，中华人民共和国第七届全国人民代表大会常务委员会第六次会议通过了《中华人民共和国进出口商品检验法》（以下简称《商检法》）。

1992年10月，经国务院批准，国家进出口商品检验局发布了《中华人民共和国进出口商品检验法实施条例》（以下简称《商检法实施条例》）。

2002年4月28日，中华人民共和国第九届全国人民代表大会常务委员会第二十七次会议通过了《全国人民代表大会常务委员会关于修改〈中华人民共和国进出口商品检验法〉的决定》，并于2002年10月1日起实施修改后的《商检法》。

2005年8月10日，国务院第一百零一次常务会议通过了修改后的《中华人民共和国进出口商品检验法实施条例》，该条例根据2022年3月29日《国务院关于修改和废止部分行政法规的决定》进行了第五次修订。

二、进出境动植物检疫

1927年，南京国民政府在天津成立了农工部毛革肉类检查所，这是我国最早的官方动植物检疫机构。

1928 年，南京国民政府制定了《农产物检查条例》等一系列规章，这是我国官方最早的动植物检疫法规。

1964 年 2 月，国务院决定将动植物检疫从对外贸易部划归农业部领导，并于 1965 年在全国 27 个口岸设立了动植物检疫所。

1982 年，国务院正式批准成立国家动植物检疫总所，代表国家行使对外动植物检疫的管理职权。

1991 年 10 月 30 日，全国人民代表大会常务委员会第二十二次会议通过了《中华人民共和国进出境动植物检疫法》（以下简称《动植物检疫法》），并于 1992 年 4 月 1 日起实施。

1995 年，国家动植物检疫总所更名为动植物检疫局。

1996 年 12 月 2 日，国务院批准发布了《中华人民共和国进出境动植物检疫法实施条例》（以下简称《动植物检疫法实施条例》）。

三、国境卫生检疫

1873 年，由于印度、泰国、马来半岛等地霍乱流行并向海外广泛传播，为此江海关等设立卫生检疫机构，订立相应的检疫章程，这是我国出入境卫生检疫的雏形。

1930 年，各地卫生检疫机构从当时的海关分离出来，组成了隶属国民政府卫生署的独立部门。

1946 年，国民政府卫生署颁布了全国统一的卫生检疫法规。

中华人民共和国成立后的检验检疫事业的发展：

1957 年，第一届全国人民代表大会常务委员会第八十八次会议通过了《中华人民共和国国境卫生检疫条例》，这是中华人民共和国成立以来颁布的第一部卫生检疫法规。

1986 年 12 月 2 日，第六届全国人民代表大会常务委员会第十八次会议通过了《中华人民共和国国境卫生检疫法》。

1988 年，国家卫生检疫总所成立。

1989 年 3 月 6 日，卫生部发布并实施了《中华人民共和国国境卫生检疫法实施细则》。

1992 年，国家卫生检疫总所更名为卫生检疫局。

四、国家出入境检验检疫局的成立

1998 年 3 月，国家进出口商品检验局、动植物检疫局和卫生检疫局合并组建国家出入境检验检疫局，统称“三检合一”。合并后，国家出入境检验检疫局承担了原来“三检”机构的执法授权职能，其职责更加明确，法律地位更加清晰，机构和人员更加精简、高效。

1999 年 8 月 10 日，各地 35 个直属出入境检验检疫局同时挂牌成立。

1999 年 12 月，全国 278 个分支出入境检验检疫机构陆续挂牌成立，出入境检验检疫事业全面进入新时期。

五、国家质量监督检验检疫总局的成立

2001 年 4 月，国家出入境检验检疫局和国家质量技术监督局合并，组建国家质量监督检验检疫总局（以下简称“国家质检总局”，为国务院正部级直属机构），同时成立国家认证认可监督管理委员会（以下简称“国家认监委”）和国家标准化管理委员会，分别统一管理全国质量监督、检验检疫及质量认证、认可和标准化工作。

国家质检总局成立后，原国家出入境检验检疫局设在各地的出入境检验机构、管理体制及业务不变。

国家质检总局的成立转变了政府职能，适应了社会主义市场经济体制的需要，主要表现在：

1. 有利于制定统一的质量技术标准，防止和打击质量违法行为；

2. 有利于引导企业提高产品和服务质量，保护企业和消费者的合法权益；

3. 有利于充分发挥检验检疫和质量监督的整体优势，进一步加强质量监督和出入境检验检疫工作，把好出入境检验检疫关；

4. 有利于我国在世界贸易组织规则内更好地开展国际经济合作和竞争。

六、关检融合

2018 年 4 月 20 日起，出入境检验检疫管理职责和队伍正式划入海关总署，出入境检验检疫系统统一以海关名义对外开展工作，一线旅检、查验和窗口岗位统一上岗、统一着海关制服、统一佩戴关衔。

“关检融合”是实现海关原有管理职责和检验检疫管理职责的深度融合、有机融合，以达到“1+1>2”的效果；是深化党和国家机构改革的重大举措，其目的是建设中国特色社会主义新海关，实现通关效率更高、通关成本更低、营商环境更好、监管更严密、服务更优化，将改革的成果惠及广大企业和人民。

关检业务全面融合的目标，是将检验检疫作业全面融入全国通关一体化整体框架和流程，实现“统一申报单证、统一作业系统、统一风险研判、统一指令下达、统一现场执法”。“关检融合”后，旅检监管、通关作业申报查验放行、运输工具登临检查辐射探测、邮件监管、快件监管、报关报检企业资质注册以及对外“一个窗口”办理七个业务领域完成优化整合，实现“一口对外、一次办理”，并完成业务单证及印章的统一替换，释放改革红利，提升企业和群众的获得感。

关检业务全面融合的总体工作思路是“两变两不变”，即执法内容拓宽，将检验检疫作业融入全国通关一体化整体框架和流程，在“两中心”与现场作业各岗位、各环节整合检验检疫工作职责与内容；管理手段延伸，将管理进一步延伸至进出境商品的境外和境内生产、加工、存放、使用单位等环节；业务架构不变，保持全国通关一体化“中心—现场式”基本架构；作业流程不变，保持“一次申报、分步处置”的基本流程。

（一）海关总署内设检验检疫相关业务司局

根据《海关总署职能配置、内设机构和人员编制规定》，海关总署关于检验检疫方

面的主要职责包括：负责出入境卫生检疫、出入境动植物及其产品检验检疫；负责进出口商品法定检验等。海关总署内设检验检疫相关业务司局主要包括：

1. 卫生检疫司。拟订出入境卫生检疫监管的工作制度及口岸突发公共卫生事件处置预案，承担出入境卫生检疫、传染病及境外疫情监测、卫生监督、卫生处理以及口岸突发公共卫生事件应对工作。

2. 动植物检疫司。拟订出入境动植物及其产品检验检疫的工作制度，承担出入境动植物及其产品的检验检疫、监督管理工作，按分工组织实施风险分析和紧急预防措施，承担出入境转基因生物及其产品、生物物种资源的检验检疫工作。

3. 进出口食品安全局。拟订进出口食品、化妆品安全和检验检疫的工作制度，依法承担进口食品企业备案注册和进口食品、化妆品的检验检疫、监督管理工作，按分工组织实施风险分析和紧急预防措施工作。依据多双边协议承担出口食品相关工作。

4. 商品检验司。拟订进出口商品法定检验和监督管理的工作制度，承担进口商品安全风险评估、风险预警和快速反应工作。承担国家实行许可制度的进口商品验证工作，监督管理法定检验商品的数量、重量鉴定。依据多双边协议承担出口商品检验相关工作。

5. 口岸监管司。拟订进出境运输工具、货物、物品、动植物、食品、化妆品和人员的海关检查、检验、检疫工作制度并组织实施，拟订物流监控、监管作业场所及经营人管理的工作制度并组织实施，拟订进出境邮件快件、暂准进出境货物、进出境展览品等监管制度并组织实施。承担国家禁止或限制进出境货物物品的监管工作，承担海关管理环节的反恐、维稳、防扩散、出口管制等工作，承担进口固体废物、进出口易制毒化学品等口岸管理工作。

（二）出入境检验检疫地方机构

2019 年初，随着各直属海关职能配置、内设机构和人员编制规定方案陆续出台，原国家质检总局在全国各省（自治区、直辖市）所设的直属出入境检验检疫局、海陆空口岸和货物集散地的分支局和办事处，分别并入直属海关及隶属海关，履行相应的检验检疫职能。

第三节 我国出入境检验检疫工作的内容

一、我国出入境检验检疫工作的主要目的和任务

依据我国有关法律、法规的规定，出入境检验检疫工作的主要目的和任务是：

1. 对进出口商品进行检验、鉴定和监督管理，加强进出口商品检验工作，规范进出口商品检验行为，维护社会公共利益和进出口贸易有关各方的合法权益，促进对外贸易的顺利发展。

2. 对出入境动植物及其产品，包括其运输工具、包装材料进行检疫和监督管理，防止危害动植物的病菌、害虫、杂草种子及其他有害生物由国外传入或由国内传出，

保护我国农、林、牧、渔业生产，国际生态环境与人类的健康。

3. 对出入境人员、交通工具、运输设备以及可能传播检疫传染病的行李、货物、邮包等物品实施国境卫生检疫和口岸卫生监督，防止传染病由国外传入或由国内传出，保护人类健康。

4. 海关按照《实施动植物卫生检疫措施的协议》或世界贸易组织《技术性贸易壁垒协议》建立有关制度，在保护我国人民的健康和安全以及我国动植物生命和健康的同时采取有效措施，打破国外技术壁垒。

二、我国出入境检验检疫的主要工作内容

依据我国有关法律、法规的规定，出入境检验检疫工作的主要内容包括：

（一）进出口商品检验

凡列入《必须实施检验的进出口商品目录》（以下简称《法检目录》）的进出口商品和其他法律、法规规定必须经检验的进出口商品，必须经过海关或其指定的检验检疫机构检验。规定进口商品应检验未检验的，不准销售、使用；出口商品未检验合格的，不准出口。

《法检目录》由“商品编码”“商品名称及备注”“计量单位”“海关监管条件”“检验检疫类别”五栏组成。其中，商品编码、商品名称及备注和计量单位是以《商品名称及编码协调制度》（以下简称《协调制度》）为基础，并依照海关通关业务系统“商品综合分类表”的商品编码、商品名称、商品备注和计量单位编制。

《法检目录》中商品的海关监管条件为“A”，表示须实施进境检验检疫；海关监管条件为“B”，表示须实施出境检验检疫；海关监管条件为“D”，表示海关与检验检疫联合监管。这里，需注意，《法检目录》中的海关监管条件与《中华人民共和国进出口税则》（以下简称《税则》）的海关监管条件解释不同。《税则》中，“A”表示入境检验检疫；“B”表示出境检验检疫（电子底账）；“D”表示毛坯钻石进出境检验。

《法检目录》中商品的检验检疫类别：“M”表示进口商品检验；“N”表示出口商品检验；“P”表示进境动植物、动植物产品检疫；“Q”表示出境动植物、动植物产品检疫；“R”表示进口食品卫生监督检验；“S”表示出口食品卫生监督检验；“V”表示进境卫生检疫；“W”表示出境卫生检疫；“L”表示民用商品入境验证。

以“硬粒小麦（配额内）”为例，其对应的商品编码为“1001100010”，计量单位为“千克”，海关监管条件为“A/B”（表示该商品在入境和出境时均须实施检验检疫），检验检疫类别为“M. P. R/Q. S”（表示该商品在进境时应实施商品检验、植物产品检疫和食品卫生监督检验，出境时应实施植物产品检疫和食品卫生监督检验）。

《法检目录》中，部分《协调制度》编码项下商品的检验检疫和监管条件具有特别含义，主要包括：海关监管条件为“A/B”，实施卫生检疫监管，暂不设检验检疫类别；海关监管条件为“D”，实施海关与检验检疫联合监管，暂不设检验检疫类别；部分《协调制度》编码（海关监管条件为“A”，检验检疫类别为“M”）项下的商品仅实施现场放射性检测，不实施品质检验；部分《协调制度》编码（海关监管条件为“A/B”，检验检疫类别为“L. M/”或检验检疫类别为空）项下的商品在出口时，海关

仅对进出口单位提供的非氯氟烃制冷剂、发泡剂证明（产品说明书、技术文件以及供货商的证明）进行符合性确认；部分《协调制度》编码（海关监管条件为“A/B”，检验检疫类别为“R/”或海关监管条件为“/B”，检验检疫类别为空）项下的出口商品，海关实施强制性出口检验管理，但属于临时强制措施，解除时另行公告。

按照国家法律、法规和相关规章规定应当实施出入境检验检疫的进出口部分商品，例如成套设备、食品添加剂等，难以与编码一一对应，尽管未列入《法检目录》，但均须实施出入境检验检疫。

（二）进口商品认证管理

国家对涉及人类健康和动植物健康，以及环境保护和公共安全的产品实行强制性认证制度。

自2003年5月1日起，列入《中华人民共和国实施强制性产品认证的产品目录》（以下简称《实施强制性产品认证的产品目录》）的商品，必须经过指定的认证机构认证合格，取得指定认证机构颁发的认证证书，加施认证标志后，方可进口。

（三）出口商品质量许可

国家对重要出口商品实行质量许可制度。海关单独或会同有关主管部门共同负责发放质量许可证的工作，未获得质量许可证的商品不准出口。检验检疫部门已对机械、电子、轻工、机电、玩具、医疗器械、煤炭等类商品实施出口产品质量许可制度。国内生产企业或其他代理人均可向当地检验检疫机构申请出口质量许可证。检验检疫机构对于实施质量许可制度的出口产品实行验证管理。

（四）食品卫生监督检验

进口食品（包括饮料、酒类、糖类）、食品添加剂、食品容器、包装材料、食品用工具及设备必须符合我国有关法律、法规的规定。申请人须向检验检疫机构申报并接受卫生监督检验，检验检疫机构对进口食品按危险性等级分类进行管理，依照国家卫生标准进行监督检验，检验合格的，方准进口。

一切出口食品（包括各种供人食用、饮用的成品和原料以及按照传统习惯加入药物的食品）必须经过检验，未经检验或检验不合格的不准出口。凡在我国境内生产、加工、存储相应出口食品的企业，未经备案登记的，检验检疫机构不予受理报检。出口食品生产企业需要办理境外注册的，必须建立完善可追溯的食品安全卫生控制体系，依照《出口食品生产企业申请境外注册管理办法》的有关要求，向所在地海关提出申请，由其向进口国家（地区）主管当局推荐。对需要向境外申请注册、认可的，未取得有关进口国（地区）批准或认可，不得向该国（地区）出口食品。

（五）动植物检疫

检验检疫部门依法实施动植物检疫的范围包括：出境、入境、过境的动植物、动植物产品及其他检疫物；动植物、动植物产品及其他检疫物的装载容器、包装物、铺垫材料；来自动植物疫区的运输工具，进境拆卸的废旧船舶；有关法律、行政法规、国际条约规定或者贸易合同约定应当实施进出境动植物检疫的其他货物、物品。

对进境动物、动物产品、植物种子、种苗及其他繁殖材料实行进境检疫许可制度，办理检疫审批。

对出境动植物、动植物产品或其他检疫物，检验检疫机构对其生产、加工、存放过程实施检疫监管。

对过境运输的动植物、动植物产品和其他检疫物实行检疫监管。对携带、邮寄动植物、动植物产品和其他检疫物的进境实行检疫监管。对来自疫区的运输工具，口岸检验检疫机构实行现场检疫和有关消毒处理。

（六）出口商品运输包装检验

对列入《法检目录》和其他法律、法规规定必须经检验检疫机构检验的出口商品的运输包装进行性能检验，未经检验或检验不合格的，不准用于盛装出口商品。对出口危险货物包装容器实行危险货物包装出口质量许可制度，危险货物包装容器须经检验检疫机构进行性能检验和使用鉴定后，方能生产使用。

（七）货物装载和残损鉴定

用船舶和集装箱装运粮油食品、冷冻品等易腐食品出口的，应向口岸检验检疫机构申请检验船舱和集装箱，经检验合格并发给证书后，方准装运。

对外贸易关系人及仲裁、司法等机构，对海运进口商品可向检验检疫机构申请办理监视、残损鉴定、监视卸载、海损鉴定、验残等工作。

（八）卫生检疫与处理

海关统一负责对出入境人员、交通工具、集装箱、行李、货物、邮包等实施医学检查和卫生检查。海关对未染有检疫传染病或者已实施卫生处理的交通工具，签发入境或者出境检疫证。

海关对入境、出境人员实施传染病监测，有权要求入境人员填写健康申明卡，出示预防接种证书、健康证书或其他有关证件。

海关负责对国境口岸和停留在国境口岸的出入境交通工具的卫生状况实施卫生监督，包括监督和指导对啮齿动物、病媒昆虫的防除；检查和检验食品、饮用水及其存储、供应、运输设施；监督从事食品、饮用水供应的从业人员的健康状况；监督和检查垃圾、废水、污水、粪便、压舱水的处理；可对卫生状况不良和可能引起传染病传播的因素采取必要措施。

海关负责对发现患有检疫传染病、监测传染病、疑似检疫传染病的入境人员实施隔离、留验和就地诊验等医学措施；对来自疫区、被传染病污染、发现传染病媒介的出入境交通工具、集装箱、行李、货物、邮包等物品进行消毒、除鼠、除虫等卫生处理。

（九）涉外检验、鉴定、认证的审核认可和监督

海关对拟设立的中外合资、合作进出口商品检验、鉴定、认证公司的资格信誉、

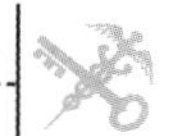

技术力量、装备设施及业务范围进行审查；合格后出具“外商投资检验公司资格审定意见书”，然后交由商务部批准；公司在工商行政管理部门办理登记手续领取营业执照后，再到海关办理“外商投资检验公司资格证书”，方可开展经营活动。

对从事进出口商品检验、鉴定、认证业务的中外合资、合作机构、公司及中资企业的经营活动实行统一监督管理。对境内外检验鉴定认证公司设在各地的办事处，实行备案管理。

（十）与境外及国际组织开展合作

海关承担世界贸易组织《技术性贸易壁垒协议》和《实施动植物卫生检疫措施的协议》咨询点业务；承担联合国、亚太经济合作组织、亚欧会议等国际组织在标准与一致化和检验检疫领域的联络点工作；负责对外签订政府部门间的检验检疫合作协议、认证认可合作协议、检验检疫协议执行议定书等，并组织实施。

第四节 我国出入境检验检疫工作的重要意义

出入境检验检疫工作在维护国家根本经济权益、打破国外技术性贸易壁垒、保证我国对外贸易顺利进行和持续发展等方面具有极其重要的意义。

第一，出口商品的检验检疫和监督认证，满足了进口国（地区）的各种规定要求。

世界各国（地区）为了保护人民身体健康，保障工农业生产、基本建设、交通运输和消费者的安全，相继制定了有关食品、药品、化妆品和医疗器械的卫生法规，各种机电与电子设备、交通运输工具和涉及安全的消费品的安全法规，动植物及其产品的检疫法规，检疫传染病的卫生检疫法规。规定有关产品进口或携带、邮寄入境，都必须持有出口国（地区）官方检验检疫机构证明，以及符合相关安全、卫生与检疫法规标准的证书。甚至规定生产加工企业的质量与安全卫生保证体系，必须经过出口国（地区）或进口国（地区）官方注册批准，并使用法规要求的产品标签和合格标志，其产品才能取得市场准入资格。许多法规或标准，已形成国际法规或标准。

第二，加强对重要出口商品质量的强制性检验，促进了中国产品质量的提高，增强了其在国际市场上的竞争能力，有利于扩大出口。

当前，世界贸易竞争日益激烈，世界各国（地区）大多奖出限进，对进口商品加强限制，消费者对商品质量的要求也越来越高。出口商品如果质量差，则会影响对外交易，卖不出去或卖不上好价，即使勉强推销出去，也会造成不良影响，导致退货或索赔，甚至会丢失国外市场，造成不良政治影响并使国家遭受经济损失。为了维护国家经济利益和对外信誉，有必要对重要的出口商品实施强制性检验。

第三，加强对进口商品的检验，保障国内生产安全与人民健康，维护国家对外贸易的合法权益。

随着对外贸易的发展，进口商品逐渐增多，如果不认真检验，不仅会遭受经济损失，还会严重影响生产建设和人民身体健康。进口商品的质量可能会存在以次充好、以旧顶新、以少冒多、掺杂使假等问题，所以有必要对其质量、规格、包装、数量等严格检验，把好进口商品质量关。

第四，通过合理利用国际通行的非关税技术壁垒手段，保证了中国对外贸易的顺利进行和持续发展。

对进出口商品的官方检验检疫和监管认证是突破国外技术性贸易壁垒和建立国家技术保护屏障的重要手段。我国海关加强对进口产品或我国生产加工企业的官方检验检疫与监管认证，突破了国外的技术性贸易壁垒，取得了国外市场准入资格，保证我国产品在国外顺利通关入境。

我国海关加强对进口产品的检验检疫，强化对相关的国外生产企业的注册登记与监督管理，采用符合国际通行的技术性贸易壁垒的做法，以合理的技术规范和措施保护国内产业和国家经济的顺利发展，保护消费者安全健康与合法权益，建立起维护国家根本利益的可靠屏障。

第五，通过对进出口商品实施检验，提供公正权威的证明文件，保障了对外贸易有关各方的合法权益。

在国际贸易中，对外贸易、运输、保险等有关各方往往要求由官方或权威的第三方，对进出口商品的质量、重量、包装、装运技术条件提供检验合格证明，作为出口商品交货、结算、计费、计税和进口商品质量与残短索赔的有效凭证。我国海关对进出口商品实施检验、提供的各种检验鉴定证明，为对外贸易有关方履行贸易、运输、保险契约和处理索赔争议提供了公正权威的必要文件。

综上所述，出入境检验检疫工作对保证国民经济的发展，消除国际贸易中的技术壁垒，维护国家权益和消费者的利益等，都具有非常重要的意义。

随着改革开放的不断深入和对外贸易的不断发展，出入我国国境的人流、物流、货流在范围、规模、数量上都在不断刷新纪录，我国海关作为“国门卫士”，必将继续发挥越来越重要的作用。

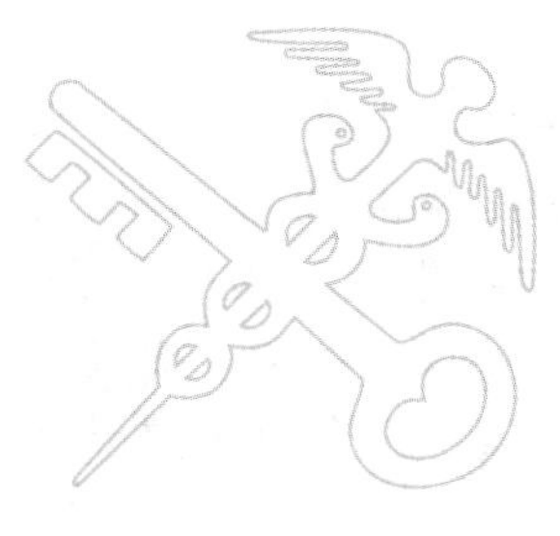

第二章 · 涉检报关单位与报关人员

DI-ER ZHANG SHEJIAN BAOGUAN DANWEI YU BAOGUAN RENYUAN

◇ 知识目标

理解报关的基本含义
了解涉检报关单位的范围
了解对报关人员的管理规定
掌握涉检报关单位及报关人员的权利和义务

◇ 能力目标

能够完成报关单位备案
能够正确选择区域代理报关单位

根据《中华人民共和国海关报关单位备案管理规定》（海关总署令第253号）和《关于企业报关报检资质合并有关事项的公告》（海关总署公告2018年第28号），海关总署对企业报关报检资质进行了优化整合，企业备案后，同时取得报关和报检资质。依照公告内容，检验检疫自理报检企业备案与海关进出口货物收发货人备案，检验检疫代理报检企业备案与海关报关企业（包括海关特殊监管区域双重身份企业）注册登记或者报关企业分支机构备案，被合并为海关报关企业备案；检验检疫报检人员备案与海关报关人员备案，被合并为报关人员备案。下文中，将称原“自理报检单位”、原“代理报检单位”为“报关单位”，称原“报检人员”为“报关人员”。

第一节　涉检报关单位

一、涉检报关单位的概念

报检，是指报关人依法向海关申报检验检疫、办理相关手续、启动检验检疫流程的行为。报检工作是由报关企业的报关人员来负责的。报关企业是发生报检行为的主体，报关企业对其报关人员的报检行为承担相应的法律责任。

海关对涉及环境、卫生、动植物健康、人身安全的出入境货物、交通工具和人员实施检验检疫通关管理。凡是法定须进行检验检疫的进出口商品、进出境动植物及其产品和其他检疫物、装载动植物及其产品和其他检疫物的装载容器和包装物、来自动植物疫区的运输工具、出入境人员、交通工具、运输设备以及可能传播检疫传染病的行李、货物、邮包等都必须向海关报检。

涉检报关单位，是指需要办理报检业务的，在海关备案的进出口货物收发货人、报关企业。进出口货物收发货人、报关企业申请备案的，应当取得市场主体资格；其中进出口货物收发货人申请备案的，还应当取得对外贸易经营者备案。

进出口货物收发货人、报关企业已办理报关单位备案的，其符合条件的分支机构也可以申请报关单位备案。

二、临时备案的涉检报关单位范围

下列单位按照国家有关规定需要从事非贸易性进出口活动的，应当办理临时备案：

1. 境外企业，新闻、经贸机构，文化团体等依法在中国境内设立的常驻代表机构；
2. 有少量货样进出境的单位；
3. 国家机关、学校、科研院所、红十字会、基金会等组织机构；
4. 接受捐赠、礼品、国际援助或者对外实施捐赠、国际援助的单位；
5. 其他可以从事非贸易性进出口活动的单位。

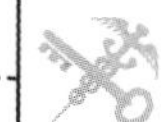

第二节 涉检报关单位与报关人员备案办理方式

涉检报关单位的备案是指报关企业或者海关进出口货物收发货人，在海关通过管理系统进行备案，其内容包括企业的基本信息、企业进出口商品情况等。备案号系企业的唯一“身份标记”，只有取得备案号，才可办理相关检验检疫申报手续。

一、新企业备案业务办理方式

自 2018 年 4 月 20 日起，企业在海关备案后，将同时取得报关报检资质。

根据《关于报关单位备案全面纳入“多证合一”改革的公告》（海关总署、国家市场监督管理总局公告 2021 年第 113 号），为进一步优化营商环境，根据《国务院关于深化“证照分离”改革 进一步激发市场主体发展活力的通知》（国发〔2021〕7号），报关单位备案（进出口货物收发货人备案、报关企业备案）全面纳入“多证合一”改革。申请人办理市场监管部门市场主体登记时，需要同步办理报关单位备案的，应按照要求勾选报关单位备案，并补充填写相关备案信息。市场监管部门按照“多证合一”流程完成登记，并在国家市场监督管理总局层面完成与海关总署的数据共享，企业无须再向海关提交备案申请。

“多证合一”改革实施后，企业未选择“多证合一”方式提交申请的，仍可通过“中国国际贸易单一窗口”（以下简称“单一窗口”）或“互联网+海关”提交报关单位备案申请。

（一）备案申请

企业在互联网上办理备案的，应当通过“单一窗口”标准版（http://www.singlewindow.cn）“企业资质”子系统填写相关信息，并向海关提交申请。企业申请提交成功后，可以到其所在地海关任一业务现场提交申请材料。

企业同时办理报关人员备案的，应当在“单一窗口”相关业务办理中，同时填写报关人员备案信息。其中，报关人员身份证件信息应当填写居民身份证相关信息，“单一窗口”暂时不支持使用其他身份证件办理报关人员备案。

此外，企业通过“单一窗口”还可向海关申请备案成为加工生产企业或者无报关权的其他企业，企业需要提交营业执照复印件。企业备案后可以办理报检业务，但不能办理报关业务。

（二）提交申请材料

报关单位申请备案时，应当向海关提交“报关单位备案信息表”。

除在“单一窗口”办理备案申请外，企业还可以携带书面申请材料到业务现场申请办理相关业务。根据企业性质或所在地海关要求，可向海关业务现场提交下列相应书面佐证材料：营业执照复印件、对外贸易经营者备案登记表（或者外商投资企业批准证书、外商投资企业设立备案回执、外商投资企业变更备案回执）复印件、报关服务营业场所所有权证明或者使用权证明、分支机构营业执照复印件等。

办理临时备案的，应当向所在地海关提交“报关单位备案信息表”，并随附主体资格证明材料、非贸易性进出口活动证明材料。

企业提交的书面申请材料应当加盖企业印章；向海关提交复印件的，应当同时交验原件。

（三）海关审核

经审核，备案材料齐全，符合报关单位备案要求的，海关应当在三个工作日内予以备案。备案信息应当通过“中国海关企业进出口信用信息公示平台”进行公布。

（四）证书发放

报关单位要求提供纸质备案证书的，海关应当提供。相关证书或者备案表加盖海关备案专用章。

二、已办理备案企业处理方式

（一）已在海关和原检验检疫部门办理了报关和报检备案的企业

企业无须再到海关办理相关手续，原报关和报检资质继续有效。

（二）只办理了报关或者报检备案的企业

海关将对现行报关和报检企业管理作业系统数据库及相关功能进行整合和修改，共享相关数据。自 2018 年 6 月 1 日起，企业可以通过“单一窗口”补录企业和报关人员备案相关信息。

1. 只取得报关资质的企业，或者只取得报检资质的代理报检企业，在补录信息后，将同时具有报关、报检资质；

2. 只取得报检资质的自理报检企业，在补录信息后，还需要向海关提交商务部门的对外贸易经营者备案登记表（或者外商投资企业批准证书、外商投资企业设立备案回执、外商投资企业变更备案回执）复印件，才能同时具有报关、报检资质。

第三节　涉检报关单位与报关人员备案相关规定

一、备案有效期

报关单位备案长期有效。

临时备案有效期为一年，届满后可以重新申请备案。

二、备案信息变更

报关单位名称、市场主体类型、住所（主要经营场所）、法定代表人（负责人）、

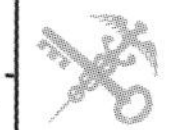

报关人员等“报关单位备案信息表”载明的信息发生变更的，报关单位应当自变更之日起30日内向所在地海关申请变更。

报关单位因迁址或者其他原因造成所在地海关发生变更的，应当到变更后的海关申请变更。

三、备案注销

报关单位有下列情形之一的，应当到所在地海关办理备案注销手续：

1. 因解散、被宣告破产或者其他法定事由终止的；
2. 被市场监督管理部门注销或者撤销登记、吊销营业执照的；
3. 进出口货物收发货人对外贸易经营者备案失效的；
4. 临时备案单位丧失主体资格的；
5. 其他依法应当注销的情形。

报关单位已在海关备案注销的，其所属分支机构应当办理备案注销手续。报关单位未按照上述规定办理备案注销手续的，海关发现后应当依法注销。

报关单位备案注销前，应当办结海关有关手续。

报关单位在办理备案、变更和注销时，应当对所提交材料的真实性、有效性负责并且承担法律责任。

四、海关对报关单位备案情况的管理

海关可以对报关单位备案情况进行监督和实地检查，依法查阅或者要求报关单位报送有关材料。报关单位应当配合，如实提供有关情况和材料。

报关单位有下列情形之一的，海关责令其改正，拒不改正的，海关可以处一万元以下罚款：

1. 报关单位名称、市场主体类型、住所（主要经营场所）、法定代表人（负责人）、报关人员等发生变更，未按照规定向海关办理变更的；
2. 向海关提交的备案信息隐瞒真实情况、弄虚作假的；
3. 拒不配合海关监督和实地检查的。

第四节 报关单位的信用管理

为了建立海关备案企业信用管理制度，推进社会信用体系建设，促进贸易安全与便利，根据《中华人民共和国海关法》《中华人民共和国海关稽查条例》《企业信息公示暂行条例》《优化营商环境条例》以及其他有关法律、行政法规的规定，海关总署发布了《中华人民共和国海关注册登记和备案企业信用管理办法》（海关总署令第251号，自2021年11月1日起实施）。海关总署主管全国海关备案企业以及企业相关人员信用信息的采集、公示，企业信用状况的认证、认定及管理等工作。海关按照诚信守法便利、失信违法惩戒、依法依规、公正公开原则，对企业实施信用管理。海关通过“中国海关企业进出口信用信息公示平台”（http://credit. customs. gov. cn）公示企业在

海关备案信息、信用等级、行政处罚信息、特定企业资质及失信企业名单等信用信息。根据《中华人民共和国海关注册登记和备案企业信用管理办法》，相关管理规定如下。

一、海关对企业实施信用管理

1. 海关按照诚信守法便利、失信违法惩戒、依法依规、公正公开原则，对企业实施信用管理。

2. 海关根据企业申请，按照《中华人民共和国海关注册登记和备案企业信用管理办法》规定的标准和程序将企业认证为高级认证企业的，对其实施便利的管理措施。

3. 海关根据采集的信用信息，按照《中华人民共和国海关注册登记和备案企业信用管理办法》规定的标准和程序将违法违规企业认定为失信企业的，对其实施严格的管理措施。

4. 海关对高级认证企业和失信企业之外的其他企业实施常规的管理措施。

5. 海关向企业提供信用培育服务，帮助企业强化诚信守法意识，提高诚信经营水平。

6. 海关根据社会信用体系建设有关要求，与国家有关部门实施守信联合激励和失信联合惩戒，推进信息互换、监管互认、执法互助。

7. 海关建立企业信用修复机制，依法对企业予以信用修复。

8. 中国海关依据有关国际条约、协定以及《中华人民共和国海关注册登记和备案企业信用管理办法》，开展与其他国家或者地区海关的“经认证的经营者”（AEO）互认合作，并且给予互认企业相关便利措施。

9. 海关建立企业信用管理系统，运用信息化手段提升海关企业信用管理水平。

二、信用信息采集和公示

（一）企业信用信息采集和公示

1. 海关可以采集反映企业信用状况的下列信息：

（1）企业备案信息以及企业相关人员基本信息；

（2）企业进出口以及与进出口相关的经营信息；

（3）企业行政许可信息；

（4）企业及其相关人员行政处罚和刑事处罚信息；

（5）海关与国家有关部门实施联合激励和联合惩戒信息；

（6）AEO 互认信息；

（7）其他反映企业信用状况的相关信息。

2. 海关应当及时公示下列信用信息，并公布查询方式：

（1）企业在海关的备案信息；

（2）海关对企业信用状况的认证或者认定结果；

（3）海关对企业的行政许可信息；

（4）海关对企业的行政处罚信息；

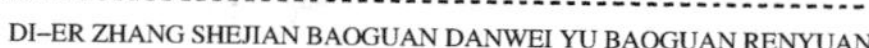
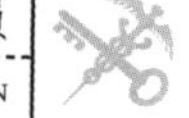

（5）海关与国家有关部门实施联合激励和联合惩戒信息；

（6）其他依法应当公示的信息。

公示的信用信息涉及国家秘密、国家安全、社会公共利益、商业秘密或者个人隐私的，应当依照法律、行政法规的规定办理。

自然人、法人或者非法人组织认为海关公示的信用信息不准确的，可以向海关提出异议，并且提供相关资料或者证明材料。海关应当自收到异议申请之日起 20 日内进行复核。自然人、法人或者非法人组织提出异议的理由成立的，海关应当采纳。

（二）高级认证企业的认证标准和程序

1. 高级认证企业的认证标准分为通用标准和单项标准。

高级认证企业的通用标准包括内部控制、财务状况、守法规范及贸易安全等内容。

高级认证企业的单项标准是海关针对不同企业类型和经营范围制定的认证标准。

2. 高级认证企业应当同时符合通用标准和相应的单项标准。通用标准和相应的单项标准可参考《关于公布〈海关高级认证企业标准〉的公告》（海关总署公告 2021 年第 88 号）。

3. 企业申请成为高级认证企业的，应当向海关提交书面申请，并按照海关要求提交相关资料。

4. 海关依据高级认证企业通用标准和相应的单项标准，对企业提交的申请和有关资料进行审查，并赴企业进行实地认证。

5. 海关应当自收到申请及相关资料之日起 90 日内进行认证并作出决定。特殊情形下，海关的认证时限可以延长 30 日。

6. 经认证，符合高级认证企业标准的企业，海关制发高级认证企业证书；不符合高级认证企业标准的企业，海关制发未通过认证决定书。高级认证企业证书、未通过认证决定书应当送达申请人，并且自送达之日起生效。

7. 海关对高级认证企业每五年复核一次。企业信用状况发生异常情况的，海关可以不定期开展复核。经复核，不再符合高级认证企业标准的，海关应当制发未通过复核决定书，并收回高级认证企业证书。

8. 海关可以委托社会中介机构就高级认证企业认证、复核相关问题出具专业结论。企业委托社会中介机构就高级认证企业认证、复核相关问题出具的专业结论，可以作为海关认证、复核的参考依据。

9. 企业有下列情形之一的，一年内不得提出高级认证企业认证申请：

（1）未通过高级认证企业认证或者复核的；

（2）放弃高级认证企业管理的；

（3）撤回高级认证企业认证申请的；

（4）高级认证企业被海关下调信用等级的；

（5）失信企业被海关上调信用等级的。

（三）失信企业的认定标准、程序和信用修复

1. 企业有下列情形之一的，海关认定为失信企业：

（1）被海关侦查走私犯罪公安机构立案侦查并由司法机关依法追究刑事责任的；

（2）构成走私行为被海关行政处罚的；

（3）非报关企业一年内违反海关的监管规定被海关行政处罚的次数超过上年度报关单、进出境备案清单、进出境运输工具舱单等单证（以下简称“相关单证”）总票数千分之一且被海关行政处罚金额累计超过100万元的；

报关企业一年内违反海关的监管规定被海关行政处罚的次数超过上年度相关单证总票数万分之五且被海关行政处罚金额累计超过30万元的；

上年度相关单证票数无法计算的，一年内因违反海关的监管规定被海关行政处罚，非报关企业处罚金额累计超过100万元、报关企业处罚金额累计超过30万元的；

（4）自缴纳期限届满之日起超过三个月仍未缴纳税款的；

（5）自缴纳期限届满之日起超过六个月仍未缴纳罚款、没收的违法所得和追缴的走私货物、物品等值价款，并且超过一万元的；

（6）抗拒、阻碍海关工作人员依法执行职务，被依法处罚的；

（7）向海关工作人员行贿，被处以罚款或者被依法追究刑事责任的；

（8）法律、行政法规、海关规章规定的其他情形。

2. 失信企业存在下列情形的，海关依照法律、行政法规等有关规定实施联合惩戒，将其列入严重失信主体名单：

（1）违反进出口食品安全管理规定、进出口化妆品监督管理规定或者走私固体废物被依法追究刑事责任的；

（2）非法进口固体废物被海关行政处罚金额超过250万元的。

3. 海关在作出认定失信企业决定前，应当书面告知企业拟作出决定的事由，企业依据和依法享有的陈述、申辩权利。海关将企业列入严重失信主体名单的，还应当告知企业列入的惩戒措施提示、移出条件、移出程序及救济措施。

4. 企业对海关拟认定失信企业决定或者列入严重失信主体名单决定提出陈述、申辩的，应当在收到书面告知之日起五个工作日内向海关书面提出。海关应当在20日内进行核实，企业提出的理由成立的，海关应当采纳。

5. 未被列入严重失信主体名单的失信企业纠正失信行为，消除不良影响，并且符合下列条件的，可以向海关书面申请信用修复并提交相关证明材料：

（1）因存在如上文“海关认定为失信企业”的（2）（6）情形满一年的；

（2）因存在如上文“海关认定为失信企业”的（3）情形满六个月的；

（3）因存在如上文“海关认定为失信企业”的（4）（5）情形满三个月的。

6. 经审核符合信用修复条件的，海关应当自收到企业信用修复申请之日起20日内作出准予信用修复决定。

7. 失信企业连续两年未发生如上文“海关认定为失信企业”的（1）~（8）规定情形的，海关应当对失信企业作出信用修复决定。

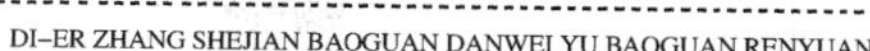
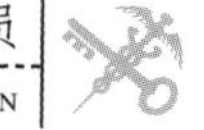

8. 法律、行政法规和党中央、国务院政策文件明确规定不可修复的，海关不予信用修复。

（四）海关对企业的管理措施

1. 高级认证企业是中国海关 AEO 的，适用下列管理措施：

（1）进出口货物平均查验率低于实施常规管理措施企业平均查验率的 20%，法律、行政法规或者海关总署有特殊规定的除外；

（2）出口货物原产地调查平均抽查比例在企业平均抽查比例的 20%以下，法律、行政法规或者海关总署有特殊规定的除外；

（3）优先办理进出口货物通关手续及相关业务手续；

（4）优先向其他国家（地区）推荐农产品、食品等出口企业的注册；

（5）可以向海关申请免除担保；

（6）减少对企业稽查、核查频次；

（7）可以在出口货物运抵海关监管区之前向海关申报；

（8）海关为企业设立协调员；

（9）AEO 互认国家或者地区海关通关便利措施；

（10）国家有关部门实施的守信联合激励措施；

（11）因不可抗力中断国际贸易恢复后优先通关；

（12）海关总署规定的其他管理措施。

2. 失信企业适用下列管理措施：

（1）进出口货物查验率 80%以上；

（2）经营加工贸易业务的，全额提供担保；

（3）提高对企业稽查、核查频次；

（4）海关总署规定的其他管理措施。

3. 办理同一海关业务涉及的企业信用等级不一致，导致适用的管理措施相抵触的，海关按照较低信用等级企业适用的管理措施实施管理。

4. 高级认证企业、失信企业有分立合并情形的，海关按照以下原则对企业信用状况进行确定并适用相应管理措施：

（1）企业发生分立，存续的企业承继原企业主要权利义务的，存续的企业适用原企业信用状况的认证或者认定结果，其余新设的企业不适用原企业信用状况的认证或者认定结果；

（2）企业发生分立，原企业解散的，新设企业不适用原企业信用状况的认证或者认定结果；

（3）企业发生吸收合并的，存续企业适用原企业信用状况的认证或者认定结果；

（4）企业发生新设合并的，新设企业不再适用原企业信用状况的认证或者认定结果。

5. 高级认证企业涉嫌违反与海关管理职能相关的法律、法规被刑事立案的，海关应当暂停适用高级认证企业管理措施。高级认证企业涉嫌违反海关的监管规定被立案调查的，海关可以暂停适用高级认证企业管理措施。

6. 高级认证企业存在财务风险，或者有明显的转移、藏匿其应税货物以及其他财产迹象的，或者存在其他无法足额保障税款缴纳风险的，海关可以暂停适用高级认证企业规定的海关管理措施。

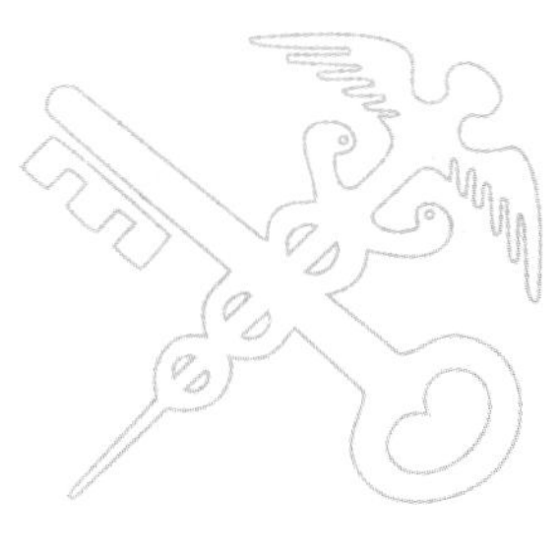

第三章 · 报检工作程序

DI-SAN ZHANG BAOJIAN GONGZUO CHENGXU

◇ **知识目标**

理解报检的范围
掌握出入境检验检疫的工作环节
掌握出入境涉检货物申报的一般规定
掌握两步申报的内容及适用条件

◇ **能力目标**

能够设计出境货物报检工作流程
能够设计入境货物报检工作流程
能够独立完成更改、撤销与重新申报

涉检信息的申报是检验检疫工作的重要环节与核心内容。依照《商检法》《动植物检疫法》《卫生检疫法》中规定的法律程序，凡属法定检验检疫的出入境货物，出入境动植物、动植物产品及其他检疫物和来自疫情传染国家和地区的运输工具、货物、人员等，必须在规定的时间向口岸海关办理申报手续，通过“单一窗口”申报涉检信息，以便及时通关验放。本章分别从报检的范围及商品检验的依据、出境和入境货物涉检申报、免验、特殊监管区的涉检申报以及鉴定业务申报等几个方面对出入境货物检验检疫申报的一般要求和基本操作进行介绍。

第一节　报检的范围及商品检验的依据

一、报检的范围

根据检验检疫相关法律、行政法规和目前我国对外贸易的实际情况，出入境检验检疫的申报范围主要包括四个方面。

（一）法律、行政法规规定必须由海关实施检验检疫的

根据《商检法》及其实施条例、《动植物检疫法》及其实施条例、《卫生检疫法》及其实施细则、《中华人民共和国食品安全法》（以下简称《食品安全法》）及其实施条例等有关法律、行政法规的规定，以下对象在出入境时必须向海关申报，由海关实施检验检疫或鉴定工作。法律、行政法规规定必须由海关实施检验检疫的商品范围：

1. 列入《法检目录》的货物；
2. 入境废物、进口旧机电产品；
3. 出口危险货物包装容器的性能检验和使用鉴定；
4. 进出境集装箱；
5. 进境、出境、过境的动植物、动植物产品及其他检疫物；
6. 装载动植物、动植物产及其他检疫物的装载容器、包装物、铺垫材料；进境动植物性包装物、铺垫材料；
7. 来自动植物疫区的运输工具；装载进境、出境、过境的动植物、动植物产品及其他检疫物的运输工具；
8. 进境供拆解的废旧船舶；
9. 出入境人员、交通工具、运输设备以及可能传播检疫传染病的行李、货物和邮包等物品；
10. 旅客携带物（包括微生物、人体组织、生物制品、血液及其制品、骸骨、骨灰、废旧物品和可能传播传染病的物品以及动植物、动植物产品和其他检疫物）和伴侣动物；
11. 国际邮寄物（包括动植物、动植物产品和其他检疫物、微生物、人体组织、生物制品、血液及其制品以及其他需要实施检疫的国际邮寄物）；
12. 其他法律、行政法规规定需经海关实施检验检疫的其他应检对象。

（二）输入国家或地区规定必须凭海关出具的证书方准入境的

有的国家要求某些来自中国的入境货物须凭海关签发的证书方可入境。例如一些国家和地区规定，来自中国的动植物、动植物产品，凭我国海关签发的动植物检疫证书及有关证书方可入境。

又如欧盟、美国、日本等一些国家或地区规定，从中国输入的木质包装货物，装运前要对包装进行热处理、熏蒸或防腐等除害处理，并由我国海关加施《国际植物保护公约》（International Plant Protection Convention，IPPC）标识或出具“熏蒸/消毒证书”，货到目的地时凭IPPC标识或“熏蒸/消毒证书”验放货物。因此，凡出口货物输入国家和地区有此类要求的，货主或其代理人须报经海关实施检验检疫或进行除害处理，取得相关证书或标识。

（三）有关国际条约规定须经检验检疫的

随着加入世界贸易组织和其他一些国际性与区域性经济组织，我国已成为一些国际条约、公约和协定的成员。此外，我国还与几十个国家缔结了有关商品检验或动植物检疫的双边协定、协议，认真履行国际条约、公约、协定或协议中的检验检疫条款是我国的义务。如根据双边协定，输往塞拉利昂、埃塞俄比亚、伊朗、苏丹等国家的商品都必须向海关申报，并取得装运前检验证书后才能出口。因此，凡是国际条约、公约或协定规定须经我国海关实施检验检疫的出入境货物，货主或其代理人须向海关申报，由海关实施检验检疫。

（四）对外贸易合同约定须凭海关签发的证书进行交接、结算的

在国际贸易中，买卖双方通常在合同中约定由第三方对货物进行检验检疫或鉴定并出具相关检验检疫或鉴定证书，买卖双方凭证书进行交接、结算。对于在合同、协议中规定以我国海关签发的检验检疫证书作为交接、结算依据的进出境货物，货主或其代理人须向海关申报，由海关按照合同、协议约定的要求实施检验检疫或鉴定并签发检验检疫证书。

二、商品检验的依据

商品检验是对商品质量进行的检查、核实行为，是使用规定的科学检测手段，检查商品是否符合规格、标准的活动。商品检验必须依照标准或技术法规的规定方法和程序进行，并判断合格与否。按照《商检法实施条例》的有关规定，商品检验的依据具体如下。

1. 法律、行政法规规定强制性标准或者其他必须执行的检验标准的，按照法律、行政法规规定的检验标准检验。

这类规定所涉及的进出口商品大多关系国家利益、人民健康安全、环境保护、社会公共利益等，我国及许多国家（地区）的政府部门为此制定了相应的法律、法规、技术标准，涉及的进出口商品按此规定进行检验，符合规定标准的准予进口或出口，不符合规定标准的不能进口或出口。执行这种检验标准是法律、法规强制性的，与商业合同中有无规定无关。进出口食品卫生检验，出口危险货物包装容器安全检验，装运出口食品的船舱、集装箱的适载检验，动植物检疫等都属于依据强制性标准进行的检验。对于出口货物，若进口国（地区）标准高于我国检验标准，依据进口国（地区）标准检验。

2. 法律、行政法规未规定强制性标准或者其他必须执行的检验标准的，按照对外贸易合同约定的检验标准检验；凭样成交的，应当按照样品检验。

对外贸易合同中关于商品品质、规格、检验方法的条款是进行商品检验的基本依据，也是贸易合同中必不可少的重要组成部分。在合同中明确凭样品成交和检验的，样品也是检验的依据。法律、行政法规规定的强制性标准或者其他必须执行的检验标准，低于对外贸易合同约定的检验标准时，按照合同中规定的检验标准检验。

3. 法律、行政法规未规定强制性标准或者其他必须执行的检验标准，对外贸易合同又未约定检验标准或者约定检验标准不明确的，按照生产国（地区）标准、有关国际标准或者出入境检验检疫部门指定的标准检验。

第二节　出入境检验检疫工作环节

出入境检验检疫工作环节如下。

一、报检/申报

报检/申报是指申请人按照法律、法规或其他规章的规定向海关申报检验检疫工作的手续。

报检人应按海关有关规定和要求提交相关资料。海关工作人员审核报检人提交的报检单内容填写是否规范、完整，应附的单据资料是否齐全、符合规定，索赔或出运是否超过有效期等，审核无误的，方可受理报检。对报检人提交的材料不齐全或不符合有关规定的，海关不予受理报检。

二、计/收费

对已受理报检的，海关工作人员按照规定计费并收费。

三、抽样/采样

对须检验检疫并出具结果的出入境货物，施检人员须到现场抽取/采取样品。

样品经检验检疫后重新封识，超过样品保存期后销毁。

四、检验检疫

海关对已报检的出入境货物，按照国家强制性标准、国际惯例或合同、信用证的要求等相关检验依据进行检验检疫，以判定所检对象的各项指标是否合格。目前，检验检疫的方式包括全数检验、抽样检验、型式试验、过程检验、登记备案、符合性验证、符合性评估、合格保证等。

五、卫生除害处理

海关对有关出入境货物、动植物、运输工具、交通工具等实施卫生除害处理。

六、签证放行

出境货物，实施检验检疫监管后，海关建立电子底账；买方要求出具检验检疫证书的，签发相关证书。经检验检疫不合格的，签发“出境货物不合格通知单”。

入境货物，海关受理报检并进行必要的卫生除害处理或检验检疫后，检验检疫合格的，签发“入境货物检验检疫证明”，作为销售、使用的凭证。检验检疫不合格的，签发“检验检疫处理通知书”。对外索赔的，签发检验检疫证书，作为向有关方面索赔的依据。

第三节 出境货物报检的一般规定

根据《关于优化出口货物检验检疫监管的公告》（海关总署公告 2018 年第 89 号），为进一步深化全国通关一体化，优化出口货物检验检疫监管，促进贸易便利化，海关对于出口货物报检操作做了较大程度的调整。自 2018 年 8 月 1 日起，实施出口检验检疫的货物，企业应在报关前向产地/组货地海关提出申请，海关实施检验检疫监管后建立电子底账，向企业反馈电子底账数据号，符合要求的按规定签发检验检疫证书；企业报关时应填写电子底账数据号，办理出口通关手续。

一、出境货物报检的时限

1. 出境货物最迟应在出口报关或装运前七天报检，对于个别检验检疫周期较长的货物，应留有相应的检验检疫时间。

2. 需隔离检疫的出境动物在出境前 60 天预报，隔离前七天报检。

二、出境货物报检的地点

实施出口检验检疫的货物，企业应在报关前向产地/组货地海关提出申请。除活动物需由口岸海关检验检疫外，原则上实施产地检验检疫。

三、出境报检基本操作

出境报检的工作流程主要包括：准备单证、电子录入与申报、配合施检、签领证单等。

（一）准备单证

报检随附单证包括基本单证和特殊单证。

1. 基本单证

基本单证主要包括外贸合同或销售确认书或订单、信用证、有关函电，生产经营部门出具的厂检结果单原件、装箱单，海关签发的“出入境货物包装性能检验结果单”（以下简称“性能检验结果单”）（正本）等。

2. 特殊单证

特殊单证是指法律、法规、行政规章规定对出口货物有特殊审批、认证、许可等检验检疫监督管理要求时，申报时须提供的证书、批件等单证材料。

（1）凭样成交的，须提供样品。

（2）出口危险货物时，必须提供“性能检验结果单”（正本）和“出境危险货物运输包装使用鉴定结果单”（以下简称“使用鉴定结果单”）（正本）。

（3）预检报检的，应提供外贸合同或注明检验检疫的项目和要求的内贸合同。

（4）按照检验检疫的要求，不同货物提供相关其他特殊证单。

货主或其代理人应首先了解出口商品的基本信息，并依照归类总规则准确确定出口商品的商品编码。然后查找《法检目录》等，确定该出口商品是否属法检商品，或者通过外贸合同等资料确定该商品是否属出境涉检范围。该出口商品属涉检范围的，根据检验检疫法律、法规、规章确定该商品是否需凭特殊单证申报。

（二）电子录入与申报

企业通过“单一窗口”录入货物信息，并扫描上传海关规定的单据，发送电子数据进行申报，需注意必须做到所申报的数据与原始单据内容一致。海关电子审单中心对申报数据进行规范性和逻辑性检控，符合要求的，系统会将回执信息推回给“单一窗口”。

（三）配合施检

货主或其代理人应主动联系配合海关对出境货物实施检验检疫，并做好以下准备工作：

1. 向海关提供进行抽样、制样、检验、检疫和鉴定等必要的工作条件，配合海关为实施检验检疫进行的现场验货、抽样及检验检疫处理等事宜。

2. 落实海关提出的检验检疫监管措施和其他有关要求。

（四）签领证单

上述手续履行完毕后，海关根据评定结果，依照进口国（地区）与进口商要求，签发相应的证单及相关检验检疫证书等。

1. 根据世界贸易组织《技术性贸易壁垒协议》《实施动植物卫生检疫措施的协议》或我国与相关国家（地区）签署的相关协定需出具有关检验检疫证书的，按照协议或协定申领相关检验检疫证书。

2. 进口国（地区）官方要求提供检验检疫证书的，按照进口国（地区）要求申领相关格式检验检疫证书。

3. 买卖双方在合同里约定由官方海关签发证书的，按照合同规定申领相关检验检疫证书。

4. 对于需凭检验证书结汇的大宗商品，按照相关要求申领“重量/数量证书”或其他相关证书。

第四节 入境货物报检的一般规定

我国检验检疫法律及其实施条例（细则）规定，入境法检货物的货主或其代理人应在规定的时间、地点向海关申报并配合海关完成相关检验检疫工作。入境法检货物未经报检或者检验检疫不合格的，不得进口。违反国家检验检疫法律、法规，逃避海关监督管理的相关责任人应承担相应的法律责任。

一、入境货物报检的时限

1. 输入微生物、人体组织、生物制品、血液及其制品或种畜、禽及其精液、胚胎、受精卵的，应当在入境前30天报检。

2. 输入其他动物的，应在入境前15天报检。

3. 输入植物、种子、种苗及其他繁殖材料的，应在入境前七天报检。

4. 入境货物需对外索赔出证的，应在索赔有效期前不少于20天内向到货口岸或货物到达地的海关报检。

二、入境货物报检的地点

全国一体化申报方式，货主或其代理人可选择在入境口岸、企业属地、境内目的地通过“单一窗口”向海关申报。

1. 审批、许可证等有关证件中规定检验检疫地点的，在规定的地点报检。

2. 大宗散装商品，易腐烂变质商品，废旧物品及在卸货时发现包装破损、重/数量短缺的商品，必须在卸货口岸海关报检。

3. 需结合安装调试进行检验的成套设备、机电仪产品以及在口岸开拆后难以恢复包装的商品，应在收货人所在地海关报检并检验。

4. 其他入境货物，应在入境前或入境时向报关地海关报检。

5. 入境的运输工具及人员应在入境前或入境时向入境口岸海关申报。

三、入境报检基本操作

入境报检的工作流程主要包括：准备单证、电子录入与申报、配合施检、签领证单等。

（一）准备单证

报检随附单证包括基本单证和特殊单证。

基本单证主要包括外贸合同、发票、装箱单、提（运）单等有关证单。

特殊单证是指法律、法规、行政规章规定对出口货物有特殊审批、认证、许可等检验检疫监督管理要求时，须提供的证书、批件等单证材料。

货主或其代理人应首先了解进口商品的基本信息，并依照归类总规则准确确定进口商品的商品编码。其次查找《法检目录》等，确定该进口商品是否属法检商品，或者通过外贸合同等资料确定该商品是否属入境涉检范围。该进口商品属涉检范围的，根据检验检疫法律、法规、规章确定该商品是否需凭特殊单证申报。

（二）电子录入与申报

企业通过“单一窗口”录入货物信息，并扫描上传海关规定的单据，发送电子数据进行申报，必须做到所申报的数据与原始单据内容一致。海关电子审单中心对申报数据进行规范性和逻辑性检控，符合要求的，系统会将回执信息推回给“单一窗口”。

（三）配合施检

货主或其代理人应主动联系、配合海关对入境应检货物实施检验检疫，并做好以下准备工作：

1. 向海关提供进行抽样、制样、检验、检疫和鉴定等必要的工作条件，配合海关为实施检验检疫而进行的现场验货、抽样及检验检疫处理等事宜。

2. 落实海关提出的检验检疫监管措施和其他有关要求。

3. 根据货物的不同属性，有些货物为口岸验货，有些货物为属地验货，还有一些货物是目的地验货。验货地点可参照“单一窗口”的系统回执信息，如回执信息不明确，也可咨询申报现场海关。

（四）签领证单

上述手续履行完毕后，海关根据评定结果签发相应的证单及相关检验检疫证书。

1. 入境货物检验检疫合格后，货主或其代理人可向海关申领“入境货物检验检疫证明”，以作为法检货物销售/使用的凭证。

2. 入境食品货主或其代理人可向海关申领“卫生证书”；入境汽车货主或其代理人可向海关一车一单申领“进口机动车辆随车检验单”。

3. 申请残损鉴定的货物，货主或其代理人需向海关申领有关检验鉴定证书。进口商可依据该检验鉴定证书向有关方面提出索赔。在换货、补发货进口通关时，进口商可凭相关检验鉴定证书免交换补货的进口关税。

4. 申请外商投资财产价值鉴定的，外商投资财产关系人需向海关申领“价值鉴定证书”，作为到所在地会计师事务所办理验资手续的凭证。

第五节　进出口货物“两步申报”

为贯彻落实国务院“放管服”改革要求，进一步优化营商环境，促进贸易便利化，海关总署发布《关于开展“两步申报”改革试点的公告》（海关总署公告 2019 年第 127 号）、《关于全面推广“两步申报”改革的公告》（海关总署公告 2019 年第 216 号），决定在海关开展进口货物“两步申报”改革试点。

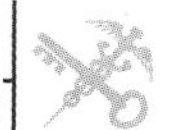

"两步申报"模式下，提货速度大大加快，凭借提单信息完成概要申报，如果货物不涉税也不需查验，即可提离；涉税货物已经提交税款担保的且需查验货物海关已完成查验的，也可以提离。涉税信息和相关随附单据可以在 14 天内进行提交，货物在码头滞留时间得以减少。传统模式下，会遇到载货船舶已抵港但商业单证未备齐而无法报关的情况。新模式下，允许企业凭提单信息先进行概要申报，不必一次性提交随附单证和全部申报项，有效减少单证准备时间，降低报关差错率。货物到港后如不涉及查验即可提离，给企业生产经营带来更多便利。"两步申报"为企业提供多元化的通关服务，有效降低企业在货物口岸通关中的经济和时间成本，进一步简化流程，提高通关效率。

一、"两步申报"内容

在"两步申报"通关模式下，第一步，企业概要申报后经海关同意即可提离货物。进口收货人或代理人可通过"单一窗口"（https://www.singlewindow.cn）或"互联网+海关"一体化网上办事平台（http：//online.customs.gov.cn）开展进口货物"两步申报"（参见图 3-1"两步申报"操作步骤图），也可通过"掌上海关"App 开展非涉证、非涉检、非涉税情况下的概要申报。第二步，企业在规定时间内完成完整申报。

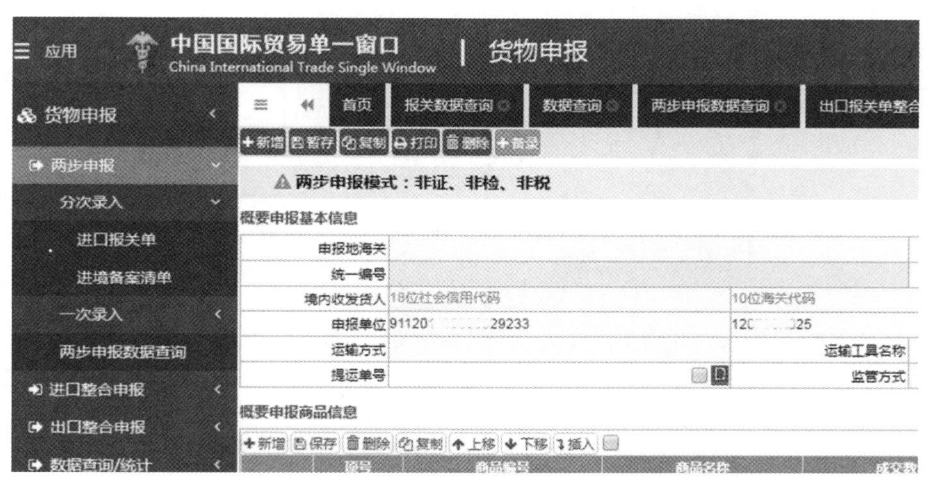

图 3-1　"两步申报"操作步骤图

对应税货物，企业需提前向注册地直属海关关税职能部门提交税收担保备案申请；担保额度可根据企业税款缴纳情况循环使用。

（一）第一步概要申报

企业向海关申报进口货物是否属于禁限管制、是否依法需要检验或检疫（是否属《法检目录》内商品及法律、法规规定需检验或检疫的商品）、是否需要缴纳税款。

不属于禁限管制且不属于依法需检验或检疫的，申报九个项目，并确认涉及物流的两个项目，应税的须选择符合要求的担保备案编号；属于禁限管制的需增加申报两个项目；依法需检验或检疫的需增加申报五个项目。参见图 3-2 概要申报项目。

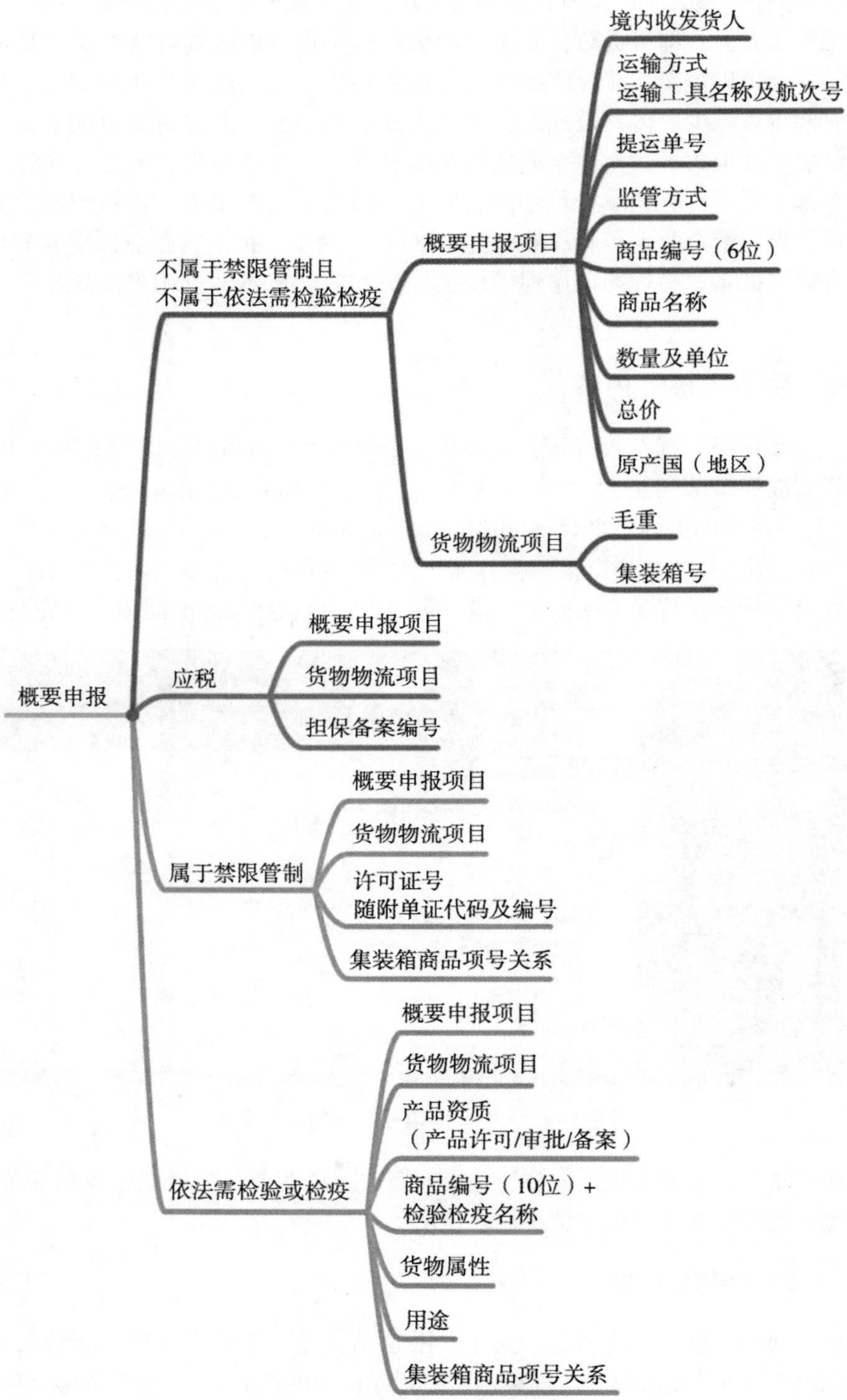

- 概要申报
  - 不属于禁限管制且不属于依法需检验检疫
    - 概要申报项目
      - 境内收发货人
      - 运输方式
运输工具名称及航次号
      - 提运单号
      - 监管方式
      - 商品编号（6位）
      - 商品名称
      - 数量及单位
      - 总价
      - 原产国（地区）
    - 货物物流项目
      - 毛重
      - 集装箱号
  - 应税
    - 概要申报项目
    - 货物物流项目
    - 担保备案编号
  - 属于禁限管制
    - 概要申报项目
    - 货物物流项目
    - 许可证号
随附单证代码及编号
    - 集装箱商品项号关系
  - 依法需检验或检疫
    - 概要申报项目
    - 货物物流项目
    - 产品资质
（产品许可/审批/备案）
    - 商品编号（10位）+
检验检疫名称
    - 货物属性
    - 用途
    - 集装箱商品项号关系

图 3-2　概要申报项目

1. 概要申报项目

境内收发货人、运输方式/运输工具名称及航次号、提运单号、监管方式、商品编号（六位）、商品名称、数量及单位、总价、原产国（地区）。

其中，商品编号（六位）填报《税则》和《中华人民共和国海关统计商品目录》确定编码的前六位；数量及单位填报成交数量、成交计量单位；总价填报同一项号下进口货物实际成交的商品总价格和币制，如果无法确定实际成交商品总价格则填报预估总价格。其他项目按照《中华人民共和国海关进出口货物报关单填制规范》要求填写。

2. 货物物流项目

毛重、集装箱号。

3. 属于禁限管理需增加的申报项目

许可证号/随附证件代码及随附证件编号、集装箱商品项号关系。

4. 属于依法需要检验或检疫需增加的申报项目

产品资质（产品许可/审批/备案）、商品编号（十位）+检验检疫名称、货物属性、用途、集装箱商品项号关系。

（二）第二步完整申报

企业自运输工具申报进境之日起 14 日内完成完整申报，办理缴纳税款等其他通关手续。税款缴库后，企业担保额度自动恢复。如概要申报时选择不需要缴纳税款，完整申报时经确认为需要缴纳税款的，企业应当按照进出口货物报关单撤销的相关规定办理。

参见图 3–3“两步申报”流程图。

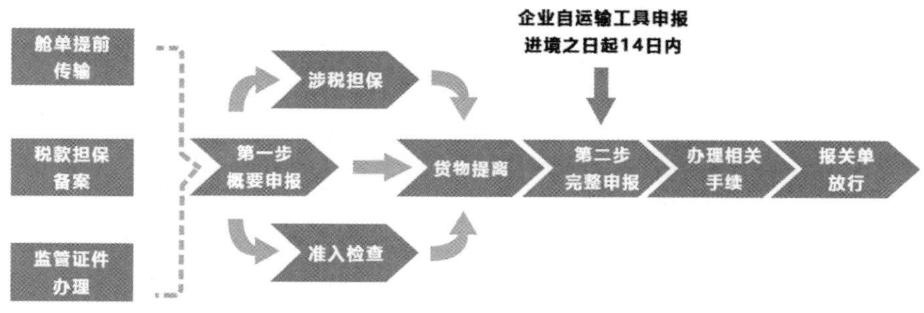

图 3–3 “两步申报”流程图

加工贸易和海关特殊监管区域内企业以及保税监管场所的货物申报在使用金关二期系统开展“两步申报”时，第一步概要申报环节不使用保税核注清单，第二步完整申报环节报关单按原有模式，由保税核注清单生成。

启动“两步申报”试点同时保留现有申报模式，企业可自行选择上述两种模式之一进行申报。

二、"两步申报"适用条件

适用"两步申报"需同时满足下列条件：

1. 境内收发货人信用等级是一般信用及以上的，实际进境的货物均可采用"两步申报"；

2. 概要申报需在自运输工具申报进境之日起 14 日内完成，否则将不可以采用"两步申报"；

3. 目前"两步申报"只限进口货物；

4. 境内收发货人已开通了汇总征税；

5. 涉及的监管证件已实现联网核查的（见表 3-1）。

转关业务暂不适用"两步申报"模式。

表 3-1　监管证件名称

序号	证件名称
1	中华人民共和国两用物项和技术进口许可证
2	中华人民共和国两用物项和技术出口许可证
3	中华人民共和国出口许可证
4	中华人民共和国进口许可证
5	中华人民共和国自动进口许可证
6	中华人民共和国技术出口许可证
7	中华人民共和国技术出口合同登记证
8	援外项目任务通知单
9	非《进出口野生动植物种商品目录》物种证明
10	《濒危野生动植物国际贸易公约》允许进出口证明书
11	中华人民共和国野生动植物允许进出口证明书
12	药品进口准许证
13	药品出口准许证
14	进口药品通关单
15	麻精药品进出口准许证（含精神药物进、出口准许证，麻醉药品进、出口准许证）
16	进口非特殊用途化妆品卫生许可批件
17	进口医疗器械注册证 进口医疗器械备案证
18	进口特殊用途化妆品卫生许可批件
19	密码产品和含有密码技术的设备进口许可证
20	黄金及黄金制品进出口准许证

续表

序号	证件名称
21	银行调运人民币现钞进出境证明文件
22	限制进口类可用作原料的固体废物进口许可证
23	有毒化学品进出口环境管理放行通知单
24	进口兽药通关单
25	农药进出口放行通知单
26	合法捕捞产品通关证明
27	农业转基因生物安全证书
28	国（境）外引进农业种苗检疫审批单 引进种子、苗木检疫审批单
29	进口广播电影电视节目带（片）提取单
30	音像制品（成品）进口批准单
31	赴境外加工光盘进口备案证明
32	民用爆炸物品进口审批单
33	民用爆炸物品出口审批单
34	人类遗传资源材料出口、出境证明
35	古生物化石出境批件
36	特种设备制造许可证 型式试验证书
37	特殊医学用途配方食品注册证书
38	保健食品注册证书或保健食品备案凭证
39	婴幼儿配方乳粉产品配方注册证书
40	强制性产品认证证书或证明文件
41	新食品原料的许可证明文件（只针对新食品原料）
42	尚无食品安全国家标准的食品暂予适用的标准（只针对尚无食品安全国家标准的食品）

第六节　更改、撤销与重新申报

依据《出入境检验检疫报检规定》（原国家出入境检验检疫局令 1999 年第 16 号）、《出入境检验检疫报检员管理规定》（原国家质检总局令第 33 号）、《关于印发〈出入境检验检疫签证管理办法〉的通知》（国质检通〔2009〕第 38 号），在进出境货物报检过程中，由于报检人员的工作失误或其他主客观原因，有时需要对已申报的涉检内容进行更改、撤销或重新申报。目前，更改、撤销等业务必须按照海关规定的程序办理。

2018年关检融合后，原报关报检信息合并为一张报关单及一套随附单证，通过"单一窗口"一同发送给海关。涉检信息的更改、撤销与重新申报，统一在"单一窗口"的修撤单系统中操作。但一些单独申报涉检信息的单据，依然要从原中国电子检验检疫主干系统中进行更改、撤销与重新申报。原报检信息审核通过后，将生成的检验检疫编号推送到"单一窗口"的回执状态栏中。

一、更改

（一）涉检申报信息更改

1. 海关受理后，货主或其代理人不得擅自更改电子数据和纸质的报检单证，确有正当理由的，须经海关审核批准后方可办理。可以向原受理报检的海关申请办理更改涉检信息的情形主要包括：涉检信息有误，并且未发现有违反检验检疫有关规定的；计算机、网络系统等方面的原因导致电子数据申报错误的等。由海关发现并需要进行更改的，应当通知货主或其代理人。

2. 海关尚未实施检验检疫，品名更改后与原申报信息不是同一种商品的，不能更改；商品HS编码改后与原申报货物名称属性和特征不相符的，不能更改；海关已实施检验检疫但尚未出具证单，品名、数（重）量、检验检疫要求、包装、收货人等重要项目更改后与原申报信息不一致的，不能更改。

3. 办理更改时，货主或其代理人登录"单一窗口"的修撤单系统，输入报关单号，调出原始数据，选择涉检信息部分，进行修改，随附单据上传有关更改内容证明文件。但关检分开单独做检验检疫申请的，依然要从原中国电子检验检疫主干系统中进行更改、撤销与重新申报，需填写"更改申请书"，说明更改的理由和更改的事项；提供有关函电等证明文件，并交还原检验检疫证单；变更合同或信用证的，需提供新的合同或信用证等。更改时不再另行编号。对接单后尚未实施检验检疫而需要更改的，在"更改申请书"的编号栏上填写检验检疫编号。

（二）证单更改

1. 检验检疫证单发出后，货主或其代理人提出更改或补充内容的，登录"单一窗口"的修撤单系统，输入报关单号，调出原始数据，选择涉检信息部分进行修改；随附单据上传有关更改内容证明文件，经海关审核批准后，予以办理。关检分开单独做检验检疫申请的，依然要从原中国电子检验检疫主干系统中进行更改、撤销与重新申报，需填写"更改申请书"，需由检验检疫部门核准。品名、数（重）量、包装、发货人、收货人等重要内容更改后与合同、信用证不符的，或者更改后与输入国（地区）、法律法规规定不符的，均不能更改。超过检验检疫证单有效期的，不予更改、补充或重发。

2. 已对外签发的证单，办理更改时应同时收回原发的证单，并在原发证单上标示"作废"，作废证单应随报检单证存档，证单签发日期为原证签发日期。因特殊原因暂时无法退回原发证单又急需更改出证的，报检人必须提出书面申请并明确保证退回原发证单的时限，由其法定代表人签字、加盖公章，经检务部门负责人审核同意后方可办理，原发证单由检务部门办理人员负责收回。更改后的证单（REVISION）在原证编号前加“R”，并在证单上加注“本证书/单系×××日签发的×××号证书/单的更正，原发×××号证书/单作废”，签发日期为原证签发日期。

3. 遗失或损坏证单等情况可以申请办理重发证单。办理重发证单时，对损坏证单的，应收回原发的证单，签发日期为原证签发日期；对遗失证单的，货主或其代理人应提出书面报告说明情况和原因，由其法定代表人签字、加盖公章，在报刊上声明作废。重发证单内容不作更改的，在原证编号前加“D”，并在证单上加注“本证书/单系×××日签发的×××号证书/单的重本，原发×××号证书/单作废”，签发日期为重发证单的实际签发日期；重发证单内容需要更改的，更改后的证单（REVISION）在原证单编号前加“R”，并在证单上加注“本证书/单系×××日签发的×××号证书/单的更正，原发×××号证书/单作废”，签发日期为更改证单的实际签发日期。

4. 签发补充证单（SUPPLEMENT），在原证编号前加“S”，并在证单上加注“本证书/单系×××日签发的×××号证书/单的补充”，签发日期为补充证单的实际签发日期。

5. 对因海关在拟稿、签证过程中出现差错而需办理更改的，由出现差错的部门负责更改，货主或其代理人无须填写“更改申请单”和提供有关材料。

二、撤销

（一）涉检申报信息撤销的范围

1. 报检人有如下正当理由的，可以向原受理报检的海关申请办理撤销报检：

（1）由于报关人员操作或者书写失误造成所申报的报关单内容有误的；

（2）由于计算机、网络系统等方面的原因导致电子数据申报错误的；

（3）其他特殊情况经海关核准同意的。

2. 报检后 30 天内未联系检验检疫事宜的，作自动撤销报检处理。

（二）涉检申报信息撤销的材料

货主或其代理人申请撤销涉检申报信息的，需提供以下书面证明材料：

1. 加盖公章或报关章的“更改申请单”；

2. 原始检验检疫单证等。

三、重新报检

（一）重新报检的范围

1. 超过检验检疫有效期限的；

2. 变更输出国家或地区，并有不同检验检疫要求的；

3. 改换包装或重新拼装的；
4. 已撤销报检的。

（二）重新报检的要求

1. 按规定重新申报，并提供相关随附单据。
2. 交还原发证单，不能交还的应按有关规定办理登报声明作废。

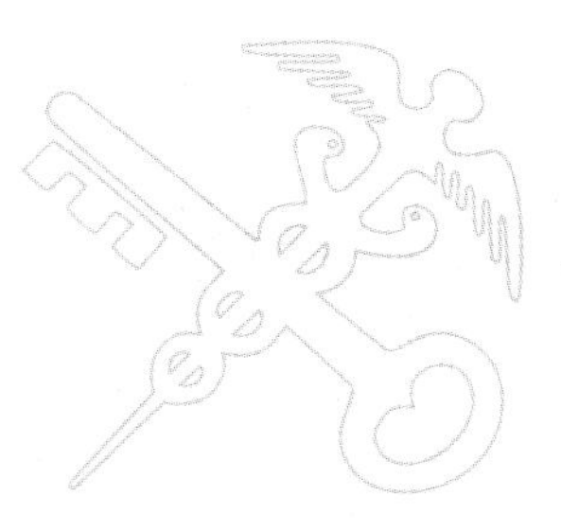

第四章·出境涉检货物的申报

DI-SI ZHANG　CHUJING SHEJIAN HUOWU DE SHENBAO

◇ **知识目标**

掌握各类出境涉检货物的报检特殊要求

理解报检随附单据、申领证单的意义和用途

掌握各类出境涉检货物的报检规范

◇ **能力目标**

能够准备各类出境涉检货物的报检随附单据

能够为各类出境涉检货物申领所需证单

第一节　出境食品、食品添加剂及原料产品的申报

为了保证出境食品的安全和卫生质量，我国海关对出境食品、食品添加剂及原料产品实施严格的检验检疫管理。对相关生产企业的备案管理是管理措施中重要的一环，这部分内容在“知识加油站”中完整呈现，出口食品生产企业同时要建立完善的质量安全管理体系。出口食品原料种植、养殖场也应当向海关备案。出境食品由出入境海关进行监督、抽检，食品生产企业未依法经过备案的，其产品出口时海关不予受理报检。

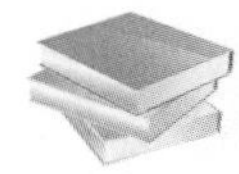

知识加油站

出口食品、食品原料等相关生产企业的备案

依据《食品安全法》《中华人民共和国海关实施〈中华人民共和国行政许可法〉办法》《中华人民共和国进出口食品安全管理办法》（以下简称《进出口食品安全管理办法》），我国海关对中华人民共和国境内出口食品生产企业实施备案制度。

一、出口食品的生产企业备案

出口食品生产企业申请备案时，可通过中国出口食品生产企业备案管理系统向所在地海关提出申请并上传材料。首次申请时，申请人向主管海关递交出口食品生产企业备案申请表（首次申请），延续申请时，递交出口食品生产企业备案申请表（延续备案），主管海关对申请人提交的备案材料进行初步审查，材料齐全并符合法定形式的，予以受理。如果材料不齐全或者不符合法定形式的，海关会一次性告知出口食品生产企业需要补正的全部内容。主管海关受理备案申请后，自受理申请之日起 20 个工作日内作出行政许可决定。准予备案的，向企业颁发“出口食品生产企业备案证明”（以下简称“备案证明”）；不予备案的，会书面告知申请人并说明理由。备案需要延期的，在“备案证明”有效期届满 30 日前，申请人向原发证海关书面提出延续申请。原发证海关在“备案证明”有效期届满前作出是否准予延续的决定。备案信息发生变更的，申请人自发生变更之日起 15 日内，向原发证海关递交申请材料，原发证海关对申请变更内容进行审核。变更申请材料齐全、说明材料真实有效的，准予变更。备案需要注销的，申请人向主管海关提出书面申请，经主管海关审核后，办理注销手续。

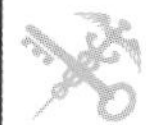

二、出口食品原料种植、养殖场备案

根据《食品安全法》规定，海关总署对出口食品原料种植、养殖场实施备案管理。出口食品原料种植、养殖场应当向所在地海关办理备案手续。实施备案管理的原料品种目录和备案条件由海关总署另行制定。

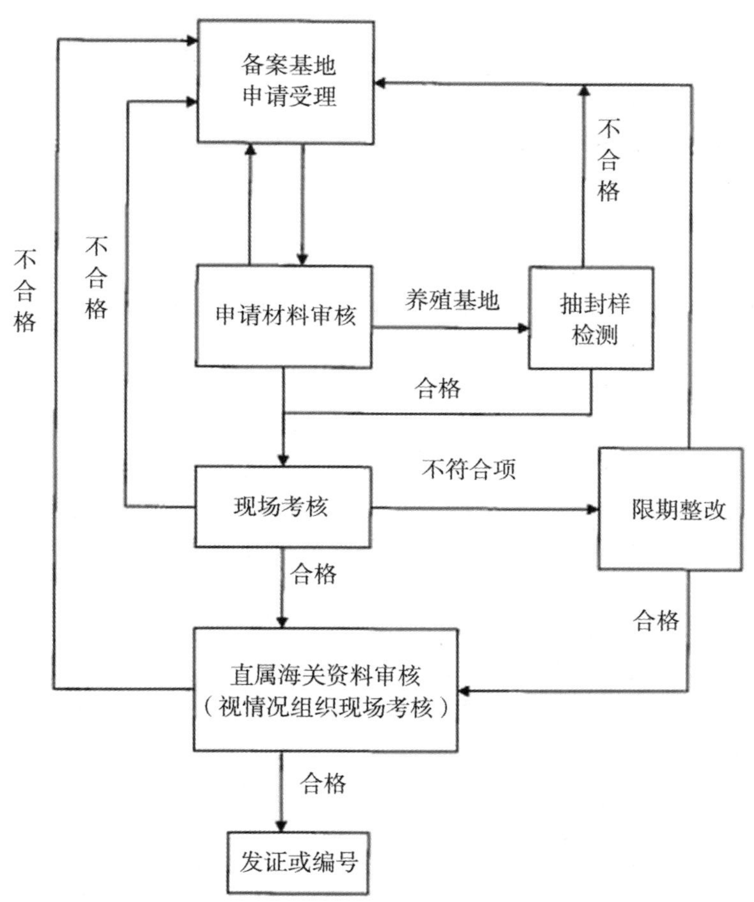

图 4-1　出口食品原料种植、养殖场备案管理权力运行流程图

（一）出口食品原料种植场备案

依据《食品安全法》第九十九条、《进出口食品安全管理办法》、《出口食品原料种植场备案管理规定》及《关于公布实施备案管理出口食品原料品种目录的公告》规定，出口食品原料种植场应向主管海关申请备案，必要时实施现场审核，审核符合条件的，予以备案。申请人需要提供的申请材料包括：

1. 出口食品原料种植场备案申请表（原件）；
2. 种植场平面图（原件）；

3. 种植场的土壤和灌溉用水的检测报告（复印件）；

4. 要求种植场建立的各项质量安全管理制度，包括组织机构、农业投入品管理制度、疫情疫病监测制度、有毒有害物质控制制度、生产和追溯记录制度等（原件）；

5. 种植场负责人或者经营者植保员身份证（复印件），植保员有关资格证明或者相应学历证书（复印件）；

6. 种植场常用农业化学品清单（原件）。

上述资料均需加盖申请单位公章。

（二）出口食品原料养殖场（畜禽原料）的备案

依据《食品安全法》第九十九条、《进出口食品安全管理办法》及《关于公布实施备案管理出口食品原料品种目录的公告》规定，出口食品原料养殖场向主管海关申请备案，主管海关受理申请后进行文件审核，必要时可以实施现场审核，审核符合条件的，予以备案。申请人需要提供的申请材料包括：

1. 出口原料畜禽养殖场备案申请表（原件）；

2. 农业行政部门颁发的防疫条件合格证（复印件）；

3. 场区平面图和行政区划位置图（原件）；

4. 动物卫生防疫管理制度，包括日常卫生管理制度、消毒制度、疫病防治制度、人员和车辆进出控制、病死动物处理、疫情报告等（原件）；

5. 饲养用药管理制度，包括饲料和添加剂使用管理制度、用药管理制度等（原件）；

6. 饲养场和出口企业签订的合同（适用于合同饲养场，复印件）。

（三）出口食品原料养殖场（水产品）的备案

依据《食品安全法》第九十九条、《进出口食品安全管理办法》及《关于公布实施备案管理出口食品原料品种目录的公告》规定，出口食品原料养殖场（水产品）向所在隶属海关申请备案，隶属海关受理申请后进行文件审核，必要时可以实施现场审核，审核符合条件的，予以备案。申请人需要提供的申请材料包括：

1. 出口水产原料养殖场备案申请表（原件）；

2. 养殖场水产养殖质量控制体系文件（原件）；

3. 养殖场法人代表/承包人的身份证（复印件）；

4. “中华人民共和国水域滩涂养殖使用证”（必要时，复印件）；

5. 养殖场平面示意图及彩色照片（包括场区全貌、养殖池、药房、饲料房、进排水设施等，原件）；

6. 养殖塘（池）分布示意图及编号（原件）；

7. 水质检测报告（复印件）；

8. 所用饲料的品名、成分、生产企业许可证号及生产企业（原件）；

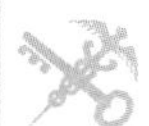

9. 所使用药物（含消毒剂）品名、成分、批准号、生产企业、停药期清单（原件）；

10. 养殖技术员、质量监督员的资质材料（复印件）。

一、出境食品的申报

（一）申报范围

我国《食品安全法》对食品的定义为：食品，指各种供人食用或者饮用的成品和原料以及按照传统既是食品又是药品的物品，但是不包括以治疗为目的的物品。

（二）申报要求

1. 申报地点

我国海关对出口食品实行产地检验检疫和口岸查验相结合的管理方式。除另有规定外，出境食品应向产地海关申报。

2. 申报单证

出口食品发货人或其代理人向海关申报时，除提供贸易合同、发票、装箱单、信用证等基本单证外，还应向海关提供食品生产企业备案证书复印件、生产企业的产品厂检合格单（正本）、出口食品加工原料供货证明文件、“出入境食品包装及材料检验检疫结果单”等。出口保健食品时还需提供国家市场监督管理总局发放的“保健食品批准证书”，原件供审核，复印件存档。出口预包装食品应保证食品标签符合进口国（地区）相关法律法规、标准或者合同要求；进口国（地区）无要求的，应符合我国相关法律法规及食品安全国家标准的要求。出口预包装食品申报时应提供标签样张及翻译件，符合相关标准和要求的声明。

3. 检验依据和内容

（1）海关对出境食品按下列要求实施检验：

①进口国家（地区）的标准或者要求。

②进口国家（地区）无相关标准且合同未有要求的，应当保证出口食品符合中国食品安全国家标准。我国海关规定，出口食品生产企业应当在运输包装上注明生产企业名称、备案号、产品品名、生产批号和生产日期。

（2）海关对出境食品实施检验的主要内容包括：

①数量、重量、包装、规格、标签、标记及唛头。

②安全卫生检验。

③特定标示成分检验。

4. 施检

（1）现场检验

海关受理报检后，检验人员应在货主或其代理人的陪同下对报检的进出口食品实施现场检验。主要内容包括：

①核查货物的品名、批号、数量、重量、外包装、规格、唛头/标记是否与检验检疫单证相符。检查有无生产日期，是否在保质期内。

②检查产品的储存现场是否清洁卫生，有无害虫和鼠害，产品外包装上有无污染等情况。产品是否按品种、批次分类存放，有无相互混杂或与有毒、有害物品或其他易腐、易燃品混装、混运的情况。

③检查包装是否完整，有无破损、渗漏或污染情况；核查包装容器是否符合产品的性能及安全卫生要求，有无其合格证明，包装材料是否为无毒和清洁。

④检验出口食品标签内容是否符合进口国（地区）的标签标准或相关要求。

⑤感官检查组织状态、色泽、气味、滋味是否正常，有无异物，液体样品有无分层及浑浊现象，粉状样品有无水湿、结块，有无霉变、腐败变质等现象。

（2）实验室检验

出口食品需进行实验室检验的，应将样品送规定实验室。实验室应在规定的流程期限完成检验工作，并出具“检验检疫结果报告单”。

（3）复验

出口食品的报检人对检验结果有异议的，可在规定时间内向作出检验结果的海关或其上级海关申请复验。复验按照《商检法》及《中华人民共和国行政复议法》、《进出口商品复验办法》执行。

5. 加施检验检疫标志

为了加强我国出口食品安全的监督管理，打击食品非法出口行为，从 2007 年开始，我国海关要求对部分经检验检疫合格的出口食品在运输包装上加施专门的检验检疫标志。从 2010 年 1 月 1 日起，进口国家（地区）没有要求的，出入境海关不再对出口食品加施检验检疫标志。

二、出境食品添加剂及原料产品的申报

（一）申报范围

食品添加剂是指为改善食品品质和色、香、味，以及为防腐、保鲜和加工工艺的需要而加入食品中的化学合成或者天然物质。为了加强对人类食品添加剂及原料产品的出口检验检疫监管，2007 年国家质检总局、商务部、海关总署联合发布公告，决定自 2007 年 5 月 15 日起将部分食品添加剂及原料产品列入《法检目录》。从 2014 年起，又将 13 个涉及食品添加剂的 HS 编码增加至《法检目录》。

（二）申报要求

1. 申报单证及内容

（1）申报单证

出口企业应当对拟出口的食品添加剂按照相关标准进行检验，并在检验合格后向产地海关申报，报检时应提供下列材料：

①注明产品用途（食品加工用）的贸易合同，或者贸易合同中买卖双方出具的用途声明（食品加工用）；

②产品检验合格证明原件，检验合格证明中应列明检验依据的标准，包括标准的名称、编号；

③出口企业是经营企业的，应提供工商营业执照或者经营许可证复印件；食品添加剂标签样张和说明书样本；

④海关总署要求的其他材料。

（2）申报内容

海关按照相关检验规程和标准对出口食品添加剂可以实施现场检验检疫，现场主要检查的内容包括：

①核对货物的名称、数（重）量、生产日期、批号、包装、唛头、出口企业名称等是否与报检时提供的资料相符。

②核对货物标签是否与报检时提供的标签样张一致，检查标签中与质量有关内容的真实性、准确性。

③包装、容器是否完好，有无潮湿发霉现象，有无腐败变质，有无异味。

④其他需要实施现场检验检疫的项目。

现场检验检疫合格后，根据需要出具检验证书。检验证书中注明判定产品合格所依据的标准，包括标准的名称和编号。检验检疫不合格的，经有效方法处理并重新检验检疫合格的，根据需要出具检验证书。无有效处理方法或者经过处理后重新检验检疫仍不合格的，出具不合格证明，不准予出口。

2. 出口食品添加剂的质量要求

出口食品添加剂应当符合：

（1）获得生产许可；

（2）2021 年 4 月 29 日第二次修正的《食品安全法》实施之前获得卫生许可，且卫生许可证在有效期内；

（3）应当获得并已经获得法律、法规要求的其他许可。

3. 出口食品添加剂的标签要求

出口食品添加剂应当有包装、标签、说明书，标签应当直接标注在最小销售单元的包装上。说明书应置于食品添加剂的外包装以内并避免与添加剂直接接触。标签、说明书和包装是一个整体，不得分离。

出口食品添加剂标签应标明名称（标准中的通用名称）、规格、净含量、生产日期（生产批次号）和保质期、成分（表）或配料（表）、产品标准代号、储存条件、“食品添加剂”字样、进口国家或者地区对食品添加剂标签的其他要求。

第二节　出境饲料和饲料添加剂的申报

依据《进出口饲料和饲料添加剂检验检疫监督管理办法》（原国家质检总局令第 118 号）中的界定，饲料是指经种植、养殖、加工、制作的供动物食用的产品及其原料，包括饵料用活动物、饲料用（含饵料用）冰鲜冷冻动物产品及水产品、加工动物蛋白及油脂、宠物食品及咬胶、饲草类、青贮料、饲料粮谷类、糠麸饼粕渣类、加工植物蛋白及植物粉类、配合饲料、添加剂预混合饲料等。饲料添加剂是指饲料加工、制作、使用过程中添加的少量或者微量物质，包括营养性饲料添加剂、一般饲料添加剂等。

由于饲料和饲料添加剂直接关系到动物和人体的健康，我国海关对饲料的出口生产企业实施注册登记制度。出口饲料须来自注册登记的出口生产企业。依据《进出口饲料和饲料添加剂检验检疫监督管理办法》、《关于实施〈进出口饲料和饲料添加剂检验检疫监督管理办法〉有关问题的通知》（国质检动〔2009〕372 号）规定，现将有关企业注册登记的相关内容在“知识加油站”中完整呈现。

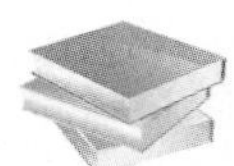
知识加油站

出境饲料生产、加工、存放企业的注册登记

海关根据进出口饲料的产品风险级别、企业诚信程度、安全卫生控制能力、监管体系有效性等，对国内出口饲料生产、加工、存放企业实施企业分类管理，采取不同的检验检疫监管模式并进行动态调整。

一、出境饲料生产、加工、存放企业的注册登记

（一）企业申请应提交的材料

申请企业向所在地直属海关提出申请。企业申请注册登记时应提交的材料包括：

1. “出口饲料生产、加工、存放企业检验检疫注册登记申请表”（随附申请注册登记的产品及原料清单）；

2. 国家饲料主管部门有审查、生产许可、产品批准文号等要求，须提供获得批准的相关证明文件；

3. 生产工艺流程图，并标明必要的工艺参数（涉及商业秘密的除外）；

4. 厂区平面图，并提供重点区域的照片或者视频资料；

5. 申请注册登记的产品及原料清单。

（二）企业申请条件

申请企业的条件从企业硬件条件到管理制度都有所涉及，具体要求为：

1. 厂房、工艺、设备和设施。

（1）厂址应当避开工业污染源，与养殖场、屠宰场、居民点保持适当距离；

（2）厂房、车间布局合理，生产区与生活区、办公区分开；

（3）工艺设计合理，符合安全卫生要求；

（4）具备与生产能力相适应的厂房、设备及仓储设施；

（5）具备有害生物（啮齿动物、苍蝇、仓储害虫、鸟类等）防控设施。

2. 具有与其所生产产品相适应的质量管理机构和专业技术人员。

3. 具有与安全卫生控制相适应的检测能力。

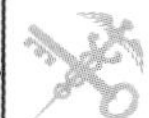

4. 管理制度。

（1）岗位责任制度；

（2）人员培训制度；

（3）从业人员健康检查制度；

（4）按照危害分析与关键控制点（HACCP）原理建立质量管理体系，在风险分析的基础上开展自检自控；

（5）标准卫生操作规范（SSOP）；

（6）原辅料、包装材料合格供应商评价和验收制度；

（7）饲料标签管理制度和产品追溯制度；

（8）废弃物、废水处理制度；

（9）客户投诉处理制度；

（10）质量安全突发事件应急管理制度。

二、饲料出口企业备案

海关对饲料出口企业（以下简称出口企业）实施备案管理。出口企业应当在首次报检前或者报检时向所在地海关备案。出口与生产为同一企业的，不必办理备案。

一、申报要求

（一）申报地点

出口饲料前，货主或者其代理人应当向产地海关申报。

（二）申报单证

出口饲料的货主或其代理人向海关申报时，除提供贸易合同、发票、信用证等基本单证外，还应向海关提供“出口饲料生产、加工、存放企业检验检疫注册登记证”（复印件）、出厂合格证明等单证。海关对所提供的单证进行审核，符合要求的受理申报。

企业在出口饲料添加剂及原料产品时，外包装上须印明产品用途（用于动物饲料加工或仅用于工业用途），所印内容必须与向海关申报内容相一致。对申报仅用于工业用途，不用于动物饲料的添加剂及原料产品，须提交贸易合同及非用于动物饲料的用途证明。

（三）检验依据

海关按照下列要求对出口饲料实施检验检疫：

1. 输入国家或者地区的检验检疫要求；

2. 双边协议、议定书、备忘录；

3. 中国法律法规、强制性标准和海关总署规定的检验检疫要求；

4. 贸易合同或者信用证注明的检疫要求。

（四）施检方式

按照检验地点不同，分为现场检验检疫和实验室检验。

1. 现场检验检疫

海关受理报检后，按照下列规定实施现场检验检疫：

（1）核对货证：核对单证与货物的名称、数（重量）、生产日期、批号、包装、唛头、出口生产企业名称或者注册登记号等是否相符；

（2）检查标签：标签是否符合要求；

（3）感官检查：包装、容器是否完好，有无腐败变质，有无携带有害生物，有无土壤、动物尸体、动物排泄物等。

2. 实验室检验

海关根据出口饲料的产品风险级别、企业诚信程度、安全卫生控制能力、监管体系有效性等，对注册登记的国内出口饲料生产、加工、存放企业实施企业分类管理，采取不同的检验检疫监管模式并进行动态调整。对来自不同类别出口生产企业的产品，海关按照相应的检验检疫监管模式抽取样品，出具"抽/采样凭证"，送实验室进行安全卫生项目的检测。

（五）结果评定与处理

经检验检疫合格的，海关出具"出境货物换证凭单"、检验检疫证书等相关证书。检验检疫不合格的，经有效方法处理并重新检验检疫合格的，可以按照规定出具相关单证，予以放行；无有效方法处理或者虽经处理但重新检验检疫仍不合格的，不予放行，并出具"出境货物不合格通知单"。

（六）出境管理

出境口岸海关按照出境货物换证查验的相关规定查验，重点检查货证是否相符。查验合格的电子转单放行。查验不合格的，不予放行。

第三节　出境化妆品的申报

依据《进出口化妆品检验检疫监督管理办法》（原国家质检总局令第 143 号）中的界定，化妆品是指以涂、擦、散布于人体表面任何部位（表皮、毛发、指趾甲、口唇等）或口腔黏膜、牙齿，以达到清洁、消除不良气味、护肤、美容和修饰目的的产品。

根据《关于调整部分进出境货物监管要求的公告》（海关总署公告 2020 年第 99 号），我国取消对出口化妆品生产企业实施备案管理的监管要求。

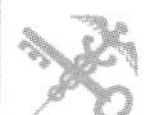

一、申报范围

列入《法检目录》及有关国际条约、相关法律、行政法规规定由海关检验检疫的出口化妆品成品和半成品应向海关报检。化妆品成品包括销售包装化妆品成品和非销售包装化妆品成品。化妆品半成品是指除最后一道“灌装”或者“分装”工序外，已完成其他全部生产加工工序的化妆品。

二、申报要求

（一）申报地点

出口化妆品应向产地海关申报，由产地海关实施检验检疫，口岸海关实施口岸查验。

（二）申报单证

出口化妆品的发货人或者其代理人应当按照海关总署相关规定申报。如果企业是首次出口化妆品，则还应当提供以下文件复印件，同时交验正本：

1. 出口化妆品企业营业执照、卫生证、生产许可证、生产企业备案材料及法律法规要求的其他证明；

2. 自我声明，声明企业已经取得化妆品生产许可证，且化妆品符合进口国家（地区）相关法规和标准的要求，正常使用不会对人体健康产生危害等内容；

3. 销售包装化妆品成品应当提交外文标签样张和中文翻译件。

（三）检验检疫

海关受理申报后，对出口化妆品进行检验检疫，包括现场查验、抽样留样、实验室检验、出证等。海关对出口化妆品实施检验的项目包括标签、数量、重量、规格、包装、标记及品质卫生等。出口化妆品经检验检疫合格的，由海关按照规定出具通关证明，进口国家（地区）对检验检疫证书有要求的，应当按照要求同时出具有关检验检疫证书。出口化妆品经检验检疫不合格的，可以在海关的监督下进行技术处理，经重新检验检疫合格的，方准出口。不能进行技术处理或者技术处理后重新检验仍不合格的，不准出口。

来料加工全部复出口的化妆品，来料进口时，能够提供符合拟复出口国家（地区）法规或标准的证明性文件的，可免于按照我国标准进行检验；加工后的产品，按照进口国家（地区）的标准进行检验检疫。

第四节　出境危险货物的申报

危险货物是具有自燃、易燃、爆炸、腐蚀、毒害、放射性等性质的货物，一般分为以下几种：爆炸品、氧化剂、压缩气体、自燃物体、遇水燃烧物体、易燃液体、毒害品、腐蚀性品、放射性物品等。本节以出口危险货物中的烟花爆竹、出口打火机和点火枪类商品及危险化工品为例，介绍法定检验的申报具体程序。

一、出口烟花爆竹的申报

烟花爆竹是我国传统的出口商品，同时烟花爆竹又属易燃易爆危险品，在生产、储存、装卸、运输各环节极易发生安全事故。为保证其安全运输出口，我国对出口烟花爆竹的生产企业实施登记管理制度。出口烟花爆竹的经营企业，应当向依据《烟花爆竹安全管理条例》的规定获得登记代码的出口烟花爆竹生产企业采购烟花爆竹；获得登记代码的出口烟花爆竹生产企业应当向取得“烟花爆竹经营许可证”的出口烟花爆竹经营企业供应烟花爆竹。

（一）申报范围

商品编码为 36041000 的烟花爆竹产品。

（二）申报地点

我国海关对出境烟花爆竹产品采取产地检验和口岸查验相结合的办法进行检验和监管。

（三）申报单证

出境申报时，货主或其代理人除提供外贸合同、信用证、发票、装箱单等基本单证外，还应当提供以下材料：

1. 性能检验结果单；
2. 使用鉴定结果单；
3. 生产企业对出口烟花爆竹的质量和安全作出承诺的声明（样本见图 4–2）；

出口烟花爆竹生产企业声明

（企业名称）（登记代码为）生产的（名称、型号、批号）产品共______箱出口至______国家，该批产品______已按______标准进行生产并自我检验合格，产品及包装均符合出口要求。

上述内容真实无误，如有虚假，愿承担全部责任。

特此声明。

法定代表人（签字）：

出口企业（盖章）：

年　　月　　日

图 4–2　“出口烟花爆竹生产企业声明”样本

4. 生产企业的厂检合格单、经营企业的质量验收单；

5. 海关指定检测中心出具的烟火药物安全性能检验合格报告；

6. 出口规格为6英寸及以上的礼花弹产品时，在口岸查验时，需提供海关出具的分类定级试验报告和12米跌落试验合格报告。

（四）施检

1. 出口烟花爆竹的检验应当严格执行国家法律、法规规定的标准，对进口国家（地区）以及贸易合同高于我国法律、法规规定标准的，按其标准进行检验。出口烟花爆竹的检验内容主要包括：共同性检验项目（包括危险品包装使用鉴定）、燃放检验项目、安全性检验项目。

2. 海关对首次出口或者原材料、配方发生变化的烟花爆竹应当实施烟火药剂安全稳定性能检测。对长期出口的烟花爆竹产品，每年应当进行不少于一次的烟火药剂安全性能检验。

3. 凡经检验合格的出口烟花爆竹，由海关在其运输包装明显部位加贴验讫标志。

4. 出口烟花爆竹的包装，根据不同的出口运输方式（海运、铁路运输、公路运输和航空运输等），按照相应的国际危险品运输和检验检疫行业标准进行性能检验和使用鉴定；盛装出口烟花爆竹的运输包装，应当标有联合国规定的危险货物包装标记和出口烟花爆竹生产企业的登记代码标记。

5. 出口烟花爆竹的查验内容主要包括：货物包装是否完好、是否加贴检验检疫验讫标志、危险货物包装标记及危险货物标志是否完好并与危险货物包装检验结果单一致、批次标记和唛头标记以及货物数量是否与单据一致等。对装运出口烟花爆竹的集装箱加施检验检疫封识的，还应检查封识是否完好、封识序号等是否与单据一致。必要时，可打开货物包装（或集装箱）核查货物品种是否与单据一致。经检查上述内容不一致的，不予放行。

二、出境打火机、点火枪类商品的申报

我国对出口打火机、点火枪类商品的生产企业实施登记管理制度。

（一）申报范围

依据《商检法》，对商品编码为96131000的一次性袖珍气体打火机、96132000的可充气袖珍气体打火机、96133000的台式打火机、96138000的其他类型打火机（包括点火枪）实施法定检验。

（二）申报地点

我国海关对出境打火机、点火枪类商品采取产地检验和口岸查验相结合的办法进行检验和监管。

（三）申报单证

出境申报时，货主或其代理人除提供外贸合同、信用证、发票、装箱单等基本单证外，还应当提供以下材料：

1. 出口打火机、点火枪类商品生产企业登记证；

2. 出口打火机、点火枪类商品生产企业自我声明（样本见图 4-3）；

出口打火机、点火枪类商品
生产企业自我声明

(企业名称)（登记代码）生产的打火机/点火枪（名称/型号/批号）产品共＿＿＿＿＿箱/＿＿＿＿＿只出口到＿＿＿＿＿国家。该批产品已按企业产品标准进行生产并自我检验合格，产品及包装符合出口要求。

上述内容真实无误，如有虚假，愿承担全部责任。

特此声明。

法定代表人（签字）：

出口企业（盖章）：

年　　月　　日

图 4-3　“出口打火机、点火枪类商品生产企业自我声明”样本

3. 出口打火机、点火枪类商品的型式试验报告；

4. 性能检验结果单；

5. 使用鉴定结果单。

（四）施检

1. 依据《关于加强出口打火机、点火枪类商品检验监管的紧急通知》（国质检检函〔2007〕756 号）的规定，出口打火机、点火枪类商品检验应严格依照国家技术规范的强制性要求和有关标准进行，对于进口国家（地区）技术法规和标准的要求高于我国标准的，要按进口国技术法规和标准进行检验。对于我国与进口国家（地区）有危险品检验备忘录或协议的，应符合备忘录或协议的要求。

2. 海关对出口打火机、点火枪类商品的检验实施批次检验，同时对其包装实施性能检验和使用鉴定。

3. 出口打火机、点火枪类商品上应铸有海关颁发的企业登记代码，其外包装须印有登记代码和批次，在外包装的明显部位要贴有海关的验讫标志。

4. 经口岸海关查验不合格的出口打火机、点火枪类商品，由口岸海关出具“出境货物不合格通知单”，出口商须将货物退原产地海关处理。

三、出口危险化学品

（一）申报范围

危险化学品是指具有毒害、腐蚀、爆炸、燃烧、助燃等性质，对人体、设施、环

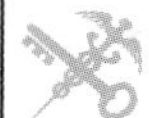

境具有危害的剧毒化学品和其他化学品。《危险化学品目录》由国务院安全生产监督管理部门会同国务院工业和信息化、公安、环境保护、卫生、质量监督检验检疫、交通运输、铁路、民用航空和农业主管部门，根据化学品危险特性的鉴别和分类标准确定、公布，并适时调整。根据2011年12月1日实施，2013年12月7日《国务院关于修改部分行政法规的决定》修订的《危险化学品安全管理条例》，《危险化学品目录》中的货品，由我国海关负责对进出口危险化学品及其包装实施检验监管。

（二）申报地点

我国海关对出口危险化学品采取产地检验和口岸查验相结合的办法进行检验和监管。

（三）申报单证

出口危险化学品的发货人或者其代理人应按照检验检疫规定申报，申报时按照《危险化学品目录》中的名称申报，同时还应提供下列材料：

1. 出口危险化学品生产企业符合性声明（样本见图4–4）；

出口危险化学品生产企业符合性声明

（要素）

（企业名称）申报的（商品名称）（HS编码：__________，化学品正式名称：______________，联合国UN编号：______________），共____________（桶/袋/箱等）__________（吨/千克），包装UN标记__________，出口至__________国家（或地区），与提交的危险化学品分类鉴别报告（报告编号：__________）检测的产品一致，并经自我检验合格。

以上申报货物的安全数据单及危险公示标签符合联合国《全球化学品统一分类和标签制度》（GHS）基本要求，使用包装符合联合国《关于危险货物运输的建议书规章范本》（TDG）的相关要求。

上述内容真实无误，本企业对以上声明愿意承担相应的法律责任。

特此声明。

法定代表人或其授权人（签字）：

企业（盖章）：

年 月 日

图4–4 “出口危险化学品生产企业符合性声明”样本

2. “性能检验结果单”（散装产品及国际规章豁免使用危险货物包装的除外）；

3. 危险特性分类鉴别报告；

4. 危险公示标签（散装产品除外）、安全数据单样本，如是外文样本，应提供对应的中文翻译件；

5. 对需要添加抑制剂或稳定剂的产品，应提供实际添加抑制剂或稳定剂的名称、数量等情况说明。

第五节　出境市场采购货物的申报

一、申报范围

市场采购出口商品是指出口商品发货人或者其代理人在国内市场以现货方式采购，并由采购地海关检验的法定检验出口商品。食品、化妆品、压力容器、危险品和实施许可证管理的商品，不得以市场采购的形式出口。

海关对市场采购出口商品供货单位和发货人、代理人按照自愿原则实行备案管理。海关参照《出口工业产品企业分类管理办法》（原国家质检总局令第113号）对市场采购出口商品供货单位和发货人代理人实施分类管理，并确定特别监管、严密监管、一般监管、验证监管、信用监管五种不同检验监管方式。海关对来源于未经备案单位的市场采购出口商品实施批批检验，按照特别监管或者严密监管的检验监管方式实施出口监管。

二、申报要求

（一）申报地点

市场采购出口商品发货人或其代理人应当向商品采购地海关办理申报手续，由采购地海关实施检验，口岸海关查验放行。

（二）申报单证

发货人应当对市场采购的出口商品进行验收后，按照海关总署《出入境检验检疫报检规定》向海关申报，并提供外贸合同、信用证、发票、装箱单等基本单证外，还应当提供以下资料：

1. 符合性声明。发货人声明其报检的出口商品符合进口国家（地区）技术法规和标准要求，进口国家（地区）无明确规定的，发货人声明其申报的出口商品符合我国国家技术规范强制性要求及相关标准或者合同约定。
2. 出口商品质量合格验收报告。
3. 商品采购票据等市场采购凭证。
4. 采购备案单位的商品的，需提供备案证明复印件。

（三）施检

1. 市场采购出口商品应当按照进口国家（地区）技术法规、标准要求实施检验；进口国家（地区）没有技术法规、标准要求的，按照我国国家技术规范强制性要求及相关标准检验；我国没有国家技术规范强制性要求及相关标准的，按照合同约定的要求检验。

合同约定的要求高于进口国家（地区）技术法规、标准要求或者我国国家技术规

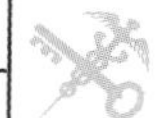

范强制性要求及相关标准的，按照合同约定实施检验。

2. 市场采购出口商品经检验合格的，海关签发有关检验检疫单证，在单证中注明“市场采购”。

3. 市场采购出口商品经检验不合格的，签发不合格通知单，在海关监督下进行技术处理，经重新检验合格后，方准出口；不能进行技术处理或者经技术处理后重新检验仍不合格的，不准出口。

4. 对法定检验以外的出口商品，海关根据海关总署相关规定实施抽查检验。

第六节 其他与出境货物相关的检验检疫事务

一、出境货物木质包装检疫

木质包装是有害生物传播和扩散的重要途径，而且木质包装往往重复使用，产地难以确定，很难通过风险分析来确定采取措施的必要性。为了防止林木有害生物随货物使用的木质包装传入传出，2002 年 3 月《国际植物保护公约》发布了国际植物检疫措施标准第 15 号出版物《国际贸易中木质包装材料管理准则》（Regulation of Wood Packaging Material in International Trade），简称第 15 号国际标准，即国际木质包装检疫措施标准，建议所有国家或地区采取统一的木质包装管理措施，降低有害生物传播和扩散的风险。

为了规范出境货物木质包装检疫管理，参照木质包装检疫措施国际标准，原国家质检总局发布了《出境货物木质包装检疫处理管理办法》，该办法于 2005 年 3 月 1 日起实施，根据 2018 年 5 月 29 日海关总署令第 240 号《海关总署关于修改部分规章的决定》第二次修正。

（一）检疫范围

依据《出境货物木质包装检疫处理管理办法》规定，出境木质包装是指用于承载、包装、铺垫、支撑、加固货物的木质材料，如木板箱、木条箱、木托盘、木框、木桶、木轴、木楔、垫木、枕木、衬木等。经人工合成或者经加热、加压等深度加工的包装用木质材料（如胶合板、纤维板等）和薄板旋切芯、锯屑、木丝、刨花等以及厚度等于或者小于六毫米的木质材料除外。

出境货物木质包装应当按照列明的检疫除害处理方法实施处理，并按照规定要求加施专用标识。海关对出境货物使用的木质包装实施抽查检疫的检验检疫监管模式。

（二）出境木质包装标识加施企业的资格管理

企业如要获得对木质包装实施除害处理并加施标识的资格，需向隶属海关提出申请，由直属海关进行审批。具体办理要求与流程参见“知识加油站”。

知识加油站

除害处理标识加施资格申请

依据《出境货物木质包装检疫处理管理办法》规定，提出除害处理标识加施资格申请需要提供以下材料："出境货物木质包装除害处理标识加施申请考核表"、厂区平面图（包括原料库、生产车间、除害处理场所、成品库平面图）、热处理或者熏蒸处理等除害设施及相关技术、管理人员的资料、木质包装生产防疫及质量控制体系文件，以及海关要求的其他材料。

隶属海关受理申请材料后，上报直属海关业务管理处，由业务管理处成立考核组，对企业进行现场考核。考核情况填入"出境货物木质包装标识加施企业考核报告"。经现场考核合格或在限定期限内整改验证合格的企业，予以通过，颁发"出境货物木质包装除害处理标识加施资格证书"；经现场考核不合格或在整改期限内仍达不到要求的，不予通过，并书面告知不合格原因。隶属海关负责对获得资质企业的日常检疫监管、换证及改（扩）建考核、使用企业的监管等。

直属海关对标识加施企业颁发除害处理标识加施资格证书的，会公布标识加施企业名单，同时报海关总署备案，标识加施资格有效期为三年。未取得资格证书的，不得擅自加施除害处理标识。

（三）出境木质包装检疫处理

1. 除害处理申报

出境货物木质包装应由木质包装标识加施企业在实施检疫处理前向海关申报。海关接受申请后，采用电子监管或现场监管形式对木质包装全过程进行监管。

2. 除害处理方法

出境货物木质包装除害处理主要有热处理和溴甲烷熏蒸处理两种方法，具体要求如下：

（1）热处理

①必须保证木材中心温度至少达到 56 ℃，并持续 30 分钟以上。

②窑内烘干、化学加压浸透或其他处理方法只要达到热处理要求，可以视为热处理。如化学加压浸透可通过蒸汽、热水或干热等方法达到热处理的技术指标要求。

（2）溴甲烷熏蒸处理

①常压下，按表 4-1 标准处理。

表 4-1 常压下溴甲烷的熏蒸处理标准温度

温度（℃）	剂量（g/m³）	最低浓度要求（g/m³）			
		0.5 h	**2** h	**4** h	**16** h
≥21	48	36	24	17	14
≥16	56	42	28	20	17
≥11	64	48	32	22	19

②最低熏蒸温度不应低于 10 ℃，熏蒸时间最低不应少于 16 小时。

3. 加施标识

除害处理完成后，标识加施企业出具处理结果报告单。经海关认定除害处理合格的，标识加施企业按照规定加施标识（见图 4-5）。再利用、再加工或者经修理的木质包装应当重新验证并重新加施标识，确保木质包装材料的所有组成部分均得到处理。

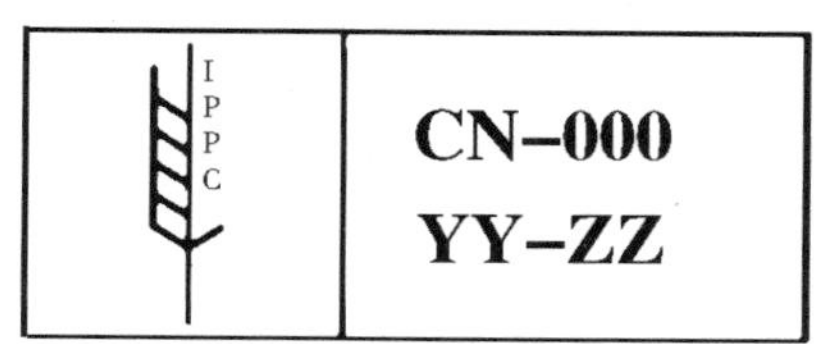

图 4-5 出境货物木质包装除害处理标识样例

标识式样中，IPPC 是《国际植物保护公约》的英文缩写，CN 是国际标准化组织（ISO）规定的中国国家编码，000 是出境货物木质包装标识加施企业的 3 位数登记号，按直属海关分别编号，YY 是除窖处理方法，其他的处理方法，如 MB 是溴甲烷熏蒸，HT 是热处理。ZZ 是各直属海关两位数代码。

标识颜色应为黑色，采用喷刷或电烙方式加施于每件木质包装两个相对面的显著位置，保证其永久性且清晰易辨。

标识为长方形，规格有 3 种：3 cm × 5.5 cm、5 cm × 9 cm 及 10 cm × 20 cm，标识加施企业可根据木质包装大小任选一种。

4. 申报提供的单证

使用加施标识木质包装的出口企业，在货物出口申报时，除提供相关报检随附单证材料外，还应向海关出示出境货物木质包装除害处理合格凭证，供现场检验检疫人员查验放行和核销。

未获得标识加施资格的木质包装使用企业，可以从海关公布的标识加施企业购买木质包装，并要求标识加施企业提供出境货物木质包装除害处理合格凭证。

对未使用木质包装的出境货物，在出境报检时应按规定格式备好“无木质包装声明”，以方便检验检疫查验。

二、出境货物运输包装容器的检验

出境货物运输包装根据所装货物的类别不同，在运输过程中的检验要求也不一样。

根据检验的性质和要求，出境货物运输包装容器可分为一般货物运输包装容器、危险货物运输包装容器、食品包装等几大类。

（一）出境一般货物运输包装容器

1. 申报范围

对列入《法检目录》及其他法律、行政法规规定须经海关检验检疫并且检验检疫监管条件为“N”或“S”的出口货物的运输包装容器，必须进行性能检验，未经商检机构检验合格，不准用于盛装出口商品。目前海关实施性能鉴定的出境货物运输包装容器包括：钢桶、铝桶、镀锌桶、钢塑复合桶、纸板桶、塑料桶（罐）、纸箱、集装袋、塑料编织袋、麻袋、纸塑复合袋、钙塑瓦楞箱、木箱、胶合板箱（桶）、纤维板箱（桶）等。

2. 申报要求

（1）申报人

出境一般货物运输包装容器的性能检验一般由运输包装容器的生产企业向所在地海关提出。

（2）申报单证

申请包装容器性能检验时，应按规定填写“出入境货物包装检验申请单”，并提交以下单证：

①生产单位出具的该批包装容器检验结果单；

②包装容器规格清单；

③客户订单及对包装容器的有关要求；

④该批包装容器的设计工艺、材料检验标准等技术材料。

申请界面见图 4-6。

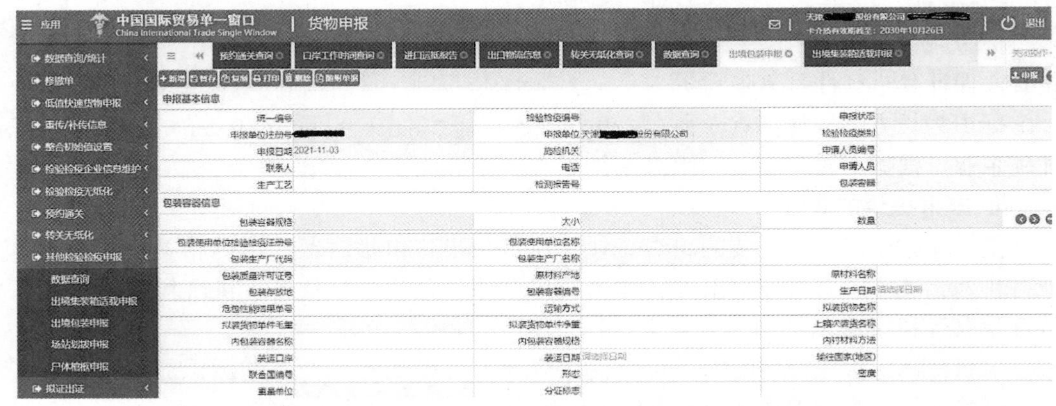

图 4-6 “单一窗口”中关于出境货物包装检验申请界面

（3）性能检验

海关抽取代表性样品，按合同要求或有关性能检验规程进行运输包装容器的性能检验，对经鉴定合格的出口货物运输包装容器，签发“性能检验结果单”。“性能检验结果单”的用途主要有：

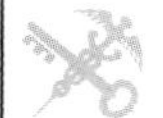

①出境货物生产企业或经营单位向生产单位购买包装容器时，生产包装容器的单位应提供“性能检验结果单”正本；

②出境货物生产企业或经营单位向海关申请出境货物检验检疫时，应提供“性能检验结果单”正本，以便海关核销；

③对于同一批号不同单位使用的或同一批号多次装运出境货物的运输包装容器在“性能检验结果单”有效期内，包装容器的生产企业可凭此单向海关申请分单。

（二）出境危险货物运输包装容器

出口危险货物关系到人员、运输工具、港口码头、仓库的安全，为此，国际上对运输危险货物有完整的规则，如《国际海运危险货物规则》《国际铁路危险货物运输规则》《危险品安全航空运输技术细则》等。各国出口危险货物，必须符合国际运输规则的要求。出口危险货物运输包装容器必须依法经海关实施检验。盛装危险物的包装容器均列入法定检验范围。对出口危险货物运输包装容器的检验分为性能检验和使用鉴定两种。

1. 出境危险货物运输包装容器的性能检验

（1）申报人

国家对出口危险货物的运输包装容器的生产单位实行质量许可制度。出口危险货物的运输包装容器必须产自获出口危险货物包装容器质量许可证的企业。为出口危险货物生产运输包装容器的企业，必须向所在地海关申请运输包装容器性能检验。

（2）申报单证

申请危险货物运输包装容器的性能检验时，应按规定填写“出入境货物包装检验申请单”，并提交以下单证：

①包装容器周期检测报告；

②生产企业厂检合格单或者产品符合性声明；

③出口危险货物包装销售合同。

（3）性能检验

海关按照相关规定和标准对出口危险货物运输包装容器实行强制性检验。经检验合格，签发“性能检验结果单”，方可用于包装危险货物。

（4）“性能检验结果单”的用途

“性能检验结果单”的用途主要体现在：

①在“性能检验结果单”的有效期内，同一批号、不同使用单位的出口危险货物运输包装容器，可以凭该单向海关申请办理分证。

②出口危险货物的经营单位购买危险货物运输包装容器时，必须要求运输包装容器的供应商提供危险货物运输包装容器生产企业所在地海关签发的“性能检验结果单”。

③出口危险货物的经营单位向海关申请出口危险货物运输包装容器的使用鉴定时，须提供“性能检验结果单”正本或分单正本。

④出口危险货物的经营单位向海关申请出口危险货物品质检验时，须提供“性能检验结果单”正本或分单正本。

2. 出境危险货物运输包装容器的使用鉴定

性能检验良好的运输包装容器，如果使用不当，仍达不到保障运输安全及保护商品的目的。为此，我国检验检疫相关法律、行政法规、规章规定，危险货物运输包装容器须经海关鉴定合格并取得“使用鉴定结果单”后，方可包装危险货物出境。

（1）申报人

生产出口危险货物的企业必须向所在地海关申请包装容器的使用鉴定。

（2）申报单证

申请危险货物运输包装容器的使用鉴定时，除应按规定填写“出入境货物包装检验申请单”外，同时一并提交以下单证：

①“性能检验结果单”正本或分单正本；

②生产企业厂检合格记录单或者产品符合性声明；

③出口危险货物危险特性分类鉴别报告；

④出口危险货物销售合同。

（3）鉴定

经鉴定合格的危险货物运输包装容器，由海关出具“使用鉴定结果单”，表明所列运输包装容器经海关鉴定，可按规定盛装危险货物出境。

（4）“使用鉴定结果单”的用途

“使用鉴定结果单”的用途主要体现在：

①出口经营单位凭“使用鉴定结果单”验收危险货物；

②对同一批号、分批出口的危险货物运输包装容器，在“使用鉴定结果单”有效期内，可凭该单在出口所在地海关办理分证手续；

③出口危险货物的经营单位向海关申请出口报检时，应提供“使用鉴定结果单”或分单正本；

④“使用鉴定结果单”是出口企业向港务部门办理出口装运手续的有效证件，港务部门凭该单安排出口危险货物的装运，对未经鉴定合格并取得“使用鉴定结果单”的货物，港务部门将拒绝办理出口货物装运手续。

3. 出境海运危险货物小型气体容器

（1）申报范围

实施检验的海运出口危险货物小型气体容器是指充灌有易燃气体的打火机、点火器、气体充灌容器；容量不超过 1 000 立方厘米、工作压力大于 0.1 兆帕（100 千帕）的气体喷雾器及其他充灌有气体的容器。

（2）申报要求

①生产出口危险货物小型气体容器的生产企业经海关考核合格并获得出口商品质量许可证后，方可从事出口危险小型气体容器的生产。

②已获准生产出口危险货物小型气体容器的生产企业对本企业产品检验合格后，向所在地海关申请出口危险小型气体容器的包装检验。

③海关按照相关要求对海运出口危险货物小型气体容器进行性能检验，经检验合格的签发“性能检验结果单”。

（三）出境食品包装

依据《关于实施〈进出口食品包装容器、包装材料检验监管工作规范（试行）〉的补充通知》（质检检函〔2006〕151号）的规定，为了保证出口食品安全，保护消费者身体健康，海关对出口食品包装实施备案，进行周期检验检测，对未经备案企业生产的食品包装实施批批检验检测，对已经获得了国家卫生主管部门颁发的食品卫生注册的出口食品包装企业，其备案手续可以简化。

1. 申报范围

出境食品包装检验包括出口的包装容器和包装材料的检验。出口食品的包装容器、包装材料是指已经与食品接触或预期会与食品接触的出口食品内包装、销售包装、运输包装及包装材料。

2. 申报人

食品包装生产企业在提供出口食品包装给出口食品生产企业前，应到所在地海关申请对该出口食品包装的检验检疫。

3. 申报单证

申请食品包装检验检疫时，申报人应按规定填写“出入境货物包装检验申请单”，并提交以下单证：

（1）生产企业厂检合格单；

（2）销售合同；

（3）该食品包装的周期检测报告及原辅料检测报告。

4. 检验检疫

海关根据相关规程和标准对出口食品包装实施检验检疫，经检验检疫合格的，签发“性能检验结果单”，并注明出口国别。“性能检验结果单”有效期为一年。未经海关检验检疫或经检验检疫不合格的食品包装不得用于包装、盛放出口食品。

三、出口货物的装运前检验

《装运前检验协议》是世界贸易组织管辖的一项多边贸易协议，该项协议适用于由成员方政府通过政府授权或政府合同的方式，指定专门检验机构对进口产品的数量、质量、价格、货物的税则分类等，在出口方境内进行装运前的检验活动。装运前检验证书是进口国海关征收关税和进口商申请外汇的重要依据，同时也是作为进口国办理进口手续的有效凭证。如果没有装运前检验证书，进口商可能会被进口国海关处以1~2倍货物船上交货价（FOB）价值的罚款，或被责令将货物退运。

依据《对中华人民共和国出口塞拉利昂共和国的商品实施装运前检验的公告》（原国家质检总局公告2004年第7号）、《关于对出口埃塞俄比亚产品实施装运前检验的公告》（原国家质检总局公告2006年第102号）、《关于出口伊朗工业产品实施装运前检验》（原国家质检总局公告2011年第161号）、《国家质检总局关于出口也门工业产品实施装运前检验的公告》（原国家质检总局公告2014年第11号），2018年3月1日以后，我国对出口塞拉利昂、埃塞俄比亚、伊朗、苏丹四国的出口工业产品实施装运前检验工作。

原国家质检总局与苏丹标准计量组织协商决定，自 2018 年 3 月 1 日起对出口苏丹商品不再实施装运前检验，各地海关不再受理出口商申请，苏方也不再要求进口商提供装运前检验证书。

（一）申报范围

依据上述原国家质检总局发布的关于四国实施出口装运前检验的公告，有关实施检验的产品范围分别为：

出口至也门：《协调制度》（HS 编码）第 25~29 章和第 31~97 章的产品。

出口至伊朗：《出入境检验检疫机构实施检验检疫的进出境产品目录》中第 25~29 章、第 31~97 章，海关监管条件为 B、检验检疫类别为 N 的所列产品。

出口至塞拉利昂：每批次价值在 2 000 美元以上的贸易性质商品。

出口至埃塞俄比亚：货物的批次价值在 2 000 美元以上的贸易性质商品。

（二）申报人

出口货物装运前检验的申报人为出口货物的出口商或其代理人。

（三）报检时间和地点

买卖双方签订出口合同后，在规定的时间内，申报人到所在地海关申报。

（四）申报单证

申报人应提交报检单、合同、信用证等相关申报单证。

（五）检验内容

装运前检验工作包括产品检验、价格核实和监督装载三项内容。其中，产品检验活动是对出口产品的品名、质量、数量、安全、卫生和环保等项目的检验；价格核实是对该批货物在进出口贸易活动中公平合理价值的确定，目的是为对方海关征收进口关税提供依据；监督装载或装箱是对出口货物装载过程的监督，以保证出口货物批次的相符性。

（六）检验证书

经装运前检验的出口货物由海关出具“装运前检验证书”（Certificate for Pre-shipment Inspection，PSI），作为该批货物进口清关的重要单证之一。

第七节　出境动物及动物产品的申报

一、出境动物的申报

“动物”是指饲养、野生的活动物，如畜、禽、兽、蛇、龟、鱼、虾、蟹、贝、

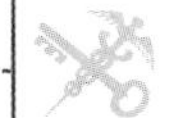

蚕、蜂等。由于动物的进出口直接关系到一个国家（地区）农、牧、渔业生产和人体健康，各个国家（地区）都规定了严格的检疫制度。特别是近年来，严苛的动物检疫制度已经成为各个国家（地区）常用的贸易措施。正因为如此，动物贸易与其他货物贸易有很大不同，政府间动物检疫和动物卫生合作协议往往是动物贸易的前提和基础，而优质、健康的动物则是国际间动物贸易成交与否的关键。我国是一个农牧业大国，畜禽、水产等养殖业在我国农牧业生产和外贸出口中占有重要地位。保持动物出口贸易稳定增长，在巩固传统出口市场的同时开拓新的市场对于我国农牧业发展具有重要意义。动物饲养（养殖）、经营、运输等与出口动物相关的企业能否在生产经营活动中严格遵守出境动物检疫法律、法规和规章，不仅关系到企业自身的经济利益，也关系到国家的整体利益。

（一）出境动物申报的一般规定

海关对出境动物的检疫管理包括注册登记管理、检疫监督管理、报检管理、隔离检疫和抽样检验、运输监管、离境检疫和签发证单等若干环节。其中报检是动物出境检疫的核心环节之一。

1. 申报范围

目前，我国向境外国家或地区输出的动物主要有供食用、种用、养殖、观赏、演艺、科研实验等用途的家畜、禽鸟类、伴侣动物、观赏动物、水生动物、两栖动物、爬行动物、野生动物和实验动物等。根据《动植物检疫法》的规定，我国对所有出境动物均实施检疫管理。检疫内容依据输入国家（地区）与我国签订的双边检疫协定、我国有关检验检疫规定以及贸易合同中订明的检验检疫要求确定。

2. 申报时间

需隔离检疫的出境动物，货主或其代理人应在动物出境前60天向启运地海关预报检，隔离前七天向启运地海关正式报检。需隔离检疫的情况主要有：进口国家（地区）要求隔离检疫的；根据贸易合同的规定需对出境动物进行隔离检疫的；在对出境动物进行检疫过程中发现传染病的；我国政府对出境动物有隔离检疫规定的。

3. 申报地点

（1）出境观赏动物（观赏鱼除外），货主或其代理人应在观赏动物出境前30天向出境地口岸海关申报。

（2）出境养殖水生动物（包括观赏鱼），货主或其代理人应在水生动物出境前七天向注册登记养殖场、中转场所在地海关申报。

（3）出境野生捕捞水生动物，货主或其代理人应在水生动物出境前三天向出境地口岸海关报检。

4. 申报单证

（1）基本单证

需隔离检疫的出境动物，向启运地预报检时应提交输入国家（地区）法定和贸易合同规定的动物检验检疫要求以及与所输出动物有关的资料。同时提供合同或销售确认书、信用证、发票、装箱单等基本商业单证。

（2）特殊单证

输出动物正式报检时，除按规定申报，并提供合同/销售确认书、信用证、发票、装箱单等基本单证外，视不同情况还应提供以下特殊单证：

①所有出境饲养（养殖）动物均必须来自经海关注册的养殖场，并在报检时向海关提交出口动物饲养场卫生注册登记证等资料；

②输出属于国家规定的保护动物的，应提交国家濒危物种进出口管理机构核发的"允许出口证明书"；

③输出种用畜禽的，应提交农牧部门出具的种用动物允许出口批件；

④输出实验动物的，应提交国家科技行政主管部门核发的允许出口批件；

⑤输出观赏动物的，应提供贸易合同或展出合约、产地检疫证书；

⑥实行检疫监督的输出动物的，须出示生产企业的输出动物检疫许可证；

⑦出境养殖水生动物的，除提供"出境水生动物养殖场/中转场检验检疫注册登记证"外，还应提供出境水生动物养殖场/中转场出具的"出境水生动物供货证明"。

（3）对出境野生捕捞水生动物的特殊单证要求

出境野生捕捞水生动物的，应提供下列单证：

①所在地县级以上渔业主管部门出具的捕捞船舶登记证和捕捞许可证；

②捕捞渔船与出口企业的供货协议（应有捕捞船只负责人签字）；

③进口国家（地区）对捕捞海域有特定要求的，报检时应当申明捕捞海域。

5. 事前行政审批

依据 1996 年 12 月 2 日发布的国务院令第 206 号《动植物检疫法实施条例》，以及《供港澳活羊检验检疫管理办法》《供港澳活牛检验检疫管理办法》《供港澳活禽检验检疫管理办法》《供港澳活猪检验检疫管理办法》《出境水生动物检验检疫监督管理办法》《进出境非食用动物产品检验检疫监督管理办法》等的规定，出境动物及其产品、其他检疫物的生产、加工、存放单位须进行注册登记（见图 4-7）。主要包括：供港澳活羊中转场，供港澳活牛育肥场、中转仓，供港澳活禽饲养场，供港澳活猪饲养场，出境水生动物养殖场、中转场（包括出境食用水生动物非开放性水域养殖场、中转场，出境食用水生动物开放性水域养殖场、中转场，出境观赏用和种用水生动物养殖场、中转场），出境非食用动物产品生产、加工、存放企业。由于涉及企业类型较多，管理要求不尽相同，详细情况将在后续章节的"知识加油站"中完整呈现。

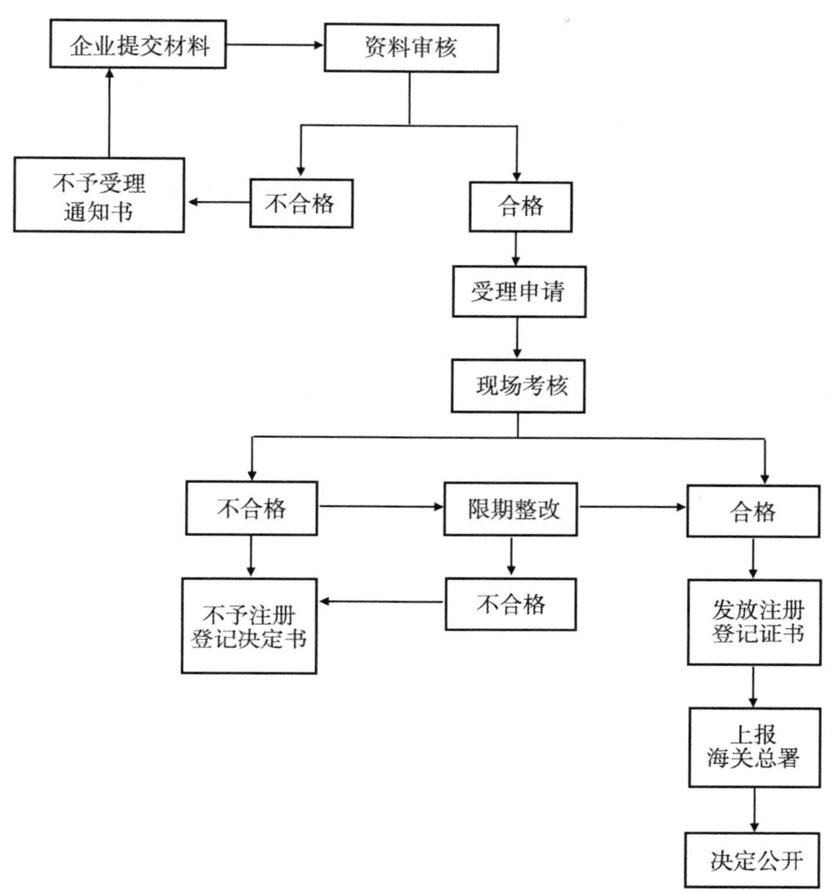

图 4-7　出境动植物及其产品、其他检疫物的生产、加工、存放单位注册登记行政审批事项流程图

（二）供港澳活牛的申报

1. 供港澳活牛的注册登记

依据 1999 年 11 月 24 日发布的《供港澳活牛检验检疫管理办法》［原出入境检验检疫局令第 4 号），依据 2018 年 4 月 28 日《海关总署关于修改部分规章的决定》第一次修正（海关总署令第 238 号），依据 2018 年 5 月 29 日《海关总署关于修改部分规章的决定》第二次修正（海关总署令第 240 号）］中的规定，供港澳活牛按照供港澳活牛育肥场、中转仓两种不同类型的企业进行注册登记审批，有关详细内容见“知识加油站”中的介绍。

知识加油站

供港澳活牛育肥场、中转仓企业注册登记

供港澳活牛育肥场、中转仓向属地直属海关提出注册登记申请，由直属海关直接审批。首次申请时需提交注册申请表、场（仓）平面图、重点区域的照片或者视频资料。所在地海关受理申请后，应当根据法定条件和程序进行全面审查，自受理之日起20个工作日内作出决定。经审查符合许可条件的，依法作出准予注册登记许可的书面决定，并送达申请人，同时核发注册登记证书。经审查不符合许可条件的，出具不予许可决定书。

一、供港澳活牛育肥场的注册登记审批

（一）基本条件

1. 具有独立企业法人资格；

2. 在过去六个月内育肥场及其周围十公里范围内未发生过口蹄疫，场内未发生过炭疽、结核病和布氏杆菌病；

3. 育肥场设计存栏数量及实际存栏量均不得少于200头；

4. 建立动物卫生防疫制度、饲养管理制度。

（二）动物卫生防疫要求

除满足上述基本条件外，还要符合下列供港澳活牛育肥场的动物卫生防疫要求：

1. 育肥场周围500米范围内无其他动物饲养场、医院、牲畜交易市场、屠宰场；

2. 设有以育肥场负责人为组长的动物卫生防疫领导小组及相应职责；

3. 须配备有经海关培训、考核、认可的兽医；

4. 具有健全的动物卫生防疫制度（包括日常卫生管理制度、疫病防治制度、用药管理制度）和饲养管理制度（包括活牛入出场管理制度、饲料及添加剂使用管理制度）、相应的记录表册；

5. 场区设置有兽医室和日常防疫消毒及诊疗用器械；

6. 育肥场周围设有围墙（围栏或铁丝网），并设有专人看守的大门；

7. 场区整洁，生产区与人员生活区严格分开，生产区内设置有饲料加工及存放区分开、进出场隔离检疫区、育肥区、兽医室、病畜隔离区等，不同功能区分开，布局合理；

8. 设有入场架子牛和出场育肥牛隔离检疫区，入场隔离检疫区为专用或兼用检疫圈舍，距离育肥区至少50米；

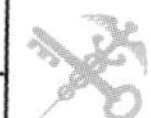

9. 生产区出入口须设置与门同宽、长2~3米、深10~15厘米的车辆消毒池及喷雾消毒设施，淋浴室或更衣室，人行通道入口设有消毒池或消毒垫；

10. 场区工作人员无结核病、布氏杆菌病等人畜共患病；

11. 育肥场内水源充足、水质符合国家规定的饮用卫生标准；

12. 场区内具有粪便、污水处理设施；

13. 生产区内不得有除牛及守卫犬以外的其他动物，用于守卫的犬必须拴住；

14. 所有饲料及饲料添加剂不含违禁药品。

二、供港澳活牛中转仓的注册登记审批

（一）基本条件

1. 具有独立企业法人资格。不具备独立企业法人资格者，由其具有独立法人资格的主管部门提出申请；

2. 中转仓过去21天内未发生过一类传染病；

3. 中转仓设计存栏数量不得少于20头；

4. 建立动物卫生防疫制度、饲养管理制度。

（二）动物卫生防疫要求

除满足上述基本条件外，还要符合下列供港澳活牛中转仓的动物卫生防疫要求：

1. 中转场周围500米范围内无其他动物饲养场、医院、牲畜交易市场、屠宰场；

2. 中转仓周围设有围墙，内设用实心墙相互隔离并编有顺序号（1号圈、2号圈……）的圈舍，用于隔离来自不同注册育肥场的牛；

3. 设有以中转仓负责人为组长的动物卫生防疫领导小组，至少配备一名经海关培训、考核、认可的兽医；

4. 中转仓工作人员无结核病、布氏杆菌病等人畜共患病；

5. 具有健全的动物卫生防疫制度（包括疫情报告制度、防疫消毒制度、用药制度）和饲养管理制度（包括活牛出入仓登记制度、饲料及饲料添加剂使用登记制度）；

6. 中转仓内清洁卫生；中转仓大门设置有车辆消毒池及喷雾消毒设施；人行通道入口设有消毒池或消毒垫；

7. 中转仓内水源充足，水质符合国家规定的饮用水卫生标准；

8. 具有符合无害化处理要求的死畜、粪便和污水处理设施；

9. 中转仓内不得饲养除牛及守卫犬以外的其他动物，用于守卫的犬必须拴住；

10. 所有饲料及饲料添加剂不含违禁药品。

2. 申报范围

供港澳活牛应出自经直属海关注册的育肥场，育肥场购入的架子牛须来自安全非疫区的健康动物群，并附有产地县级以上动物防疫监督部门出具的检疫证书及非疫区证明等有效证明材料。

3. 申报要求

（1）启运地报检

货主或其代理人在供港澳活牛出场前7~10天向启运地海关申报。按要求申报时除提供贸易合同、发票、信用证等基本单证外，还须向海关提供“供港澳活牛育肥场/中转场检验检疫注册证”，以及供港澳活牛的耳牌号和活牛所处育肥场隔离检疫栏舍号等资料。

启运地海关对拟供港澳活牛在出场隔离区进行出场隔离检疫，实施临床检查，必要时采取血样进行实验室检查。经隔离检疫合格的，出场隔离期满，由启运地海关或其授权的认可兽医监督对活牛进行体表清洗消毒和运输车辆的消毒后，监装发运。

经检验检疫合格的供港澳活牛由启运地海关签发“动物卫生证书”“运输工具检疫处理证书”等相关证书。证书有效期，广东省内为三天，长江以南其他地区为六天，长江以北地区为7~15天。

（2）境内运输

供港澳活牛由启运地到出境口岸运输途中，须由经海关培训考核合格的押运员实施押运。押运员必须认真做好活牛运输途中的饲养管理和防疫消毒工作，并不得串车，不得沿途随意抛弃病牛、残牛、死牛，不得随意抛弃饲料、粪便、铺垫物等，不得与其他动物接触，不得将活牛随意卸离运输工具。在整个押运过程中，做好押运记录。

（3）出境申报

出境口岸地申报供港澳活牛运抵出境口岸时，货主或其代理人须于当日持启运地海关签发的“动物卫生证书”“运输工具检疫处理证书”向出境口岸海关申报。如需卸入出境口岸中转仓的，须向海关申报，经现场检疫合格方可卸入中转仓。受理申报后，出境口岸海关根据下列情况分别处理：

①在“动物卫生证书”有效期内抵达出境口岸、不变更运输工具出境的，经审核证单、核对耳牌号并实施临床检查合格后，在“动物卫生证书”上加签实际出口数量，准予出境；

②在“动物卫生证书”有效期内抵达出境口岸、变更运输工具出境的，经审核证单、核对耳牌号并实施临床检查合格后，重新签发“动物卫生证书”，并附原证书复印件，准予出境；

③经检验检疫不合格的，无启运地海关签发的“动物卫生证书”，超过“动物卫生证书”有效期的、无检疫耳牌的，伪造、变造检疫证单、耳牌的，不准出境。

（三）出境水生动物的申报

出境水生动物的养殖场、中转场需进行注册登记，具体情况在“知识加油站”中完整呈现。

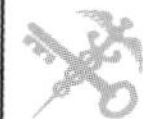

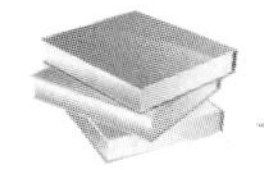
知识加油站

出境水生动物的养殖场、中转场注册登记

一、出境水生动物的养殖场、中转场注册登记的申请材料

出境水生动物的养殖场、中转场需进行注册登记，申请时应提交的材料包括：出境水生动物养殖场、中转场注册登记申请表，养殖许可证或者海域使用证（不适用于中转场），场区平面示意图，并提供重点区域的照片或者视频资料，水质检测报告，专业人员资质证明，废弃物、废水处理程序说明材料，进口国家或者地区对水生动物疾病有明确检测要求的，需提供有关检测报告。

二、出境水生动物的养殖场、中转场注册登记的条件

出境水生动物养殖场、中转场一般应该具备如下条件，才可以提出申请：

1. 周边和场内卫生环境良好，无工业、生活垃圾等污染源和水产品加工厂，场区布局合理，分区科学，有明确的标识；

2. 养殖用水符合国家渔业水质标准，具有政府主管部门或者海关出具的有效水质监测或者检测报告；

3. 具有符合检验检疫要求的养殖、包装、防疫、饲料和药物存放等设施、设备和材料；

4. 具有符合检验检疫要求的养殖、包装、防疫、疫情报告、饲料和药物存放及使用、废弃物和废水处理、人员管理、引进水生动物等专项管理制度；

5. 配备有养殖、防疫方面的专业技术人员，有从业人员培训计划，从业人员持有健康证明；

6. 中转场的场区面积、中转能力应当与出口数量相适应。

1. 申报范围

水生动物是指活的鱼类、软体类、甲壳类及其他在水中生活的无脊椎动物等，包括其繁殖用的精液、卵、受精卵。养殖和野生捕捞出境水生动物均须向海关报检。除捕捞后直接出口的野生捕捞水生动物外，出境水生动物必须来自经直属海关注册登记养殖场或者中转场。

2. 申报要求

（1）野生捕捞水生动物的申报

出境野生捕捞水生动物的货主或者其代理人应当在水生动物出境前三天向出境口岸海关申报。报检时除提供贸易合同、发票、信用证等基本单证外，还须向海关提供所在地县级以上渔业主管部门出具的捕捞船舶登记证和捕捞许可证、捕捞渔船与出口企业的供货协议（含捕捞船只负责人签字）。口岸海关受理报检后，经检验检疫合格

的，海关对装载容器或者运输工具加施检验检疫封识，并按照进口国家或者地区的要求出具“动物卫生证书”。

（2）养殖水生动物的申报

出境养殖水生动物的货主或者其代理人应当在水生动物出境前七天向注册登记养殖场、中转场所在地海关报检。报检时除提供贸易合同、发票、信用证等基本单证外，还须提供“出境水生动物养殖场/中转场检验检疫注册登记证”（复印件）、养殖场或中转场出具的“出境水生动物供货证明”等单证。不能提供“注册登记证”的，海关不予受理申报。

产地海关受理后，应当查验注册登记养殖场或者中转场出具的“出境水生动物供货证明”，根据疫病和有毒有害物质监控结果、日常监管记录、企业分类管理等情况，对出境养殖水生动物进行检验检疫。经检验检疫合格的，按照进口国家或者地区的要求出具“动物卫生证书”。海关根据企业分类管理情况对出口水生动物实施不定期监装。

经检验检疫合格的出境水生动物，不更换原包装异地出口的，经离境口岸海关现场查验，货证相符、封识完好的准予放行。需在离境口岸换水、加冰、充氧、接驳更换运输工具的，应当在离境口岸海关监督下，在海关指定的场所进行，并在加施封识后准予放行。

（3）注意事项

①出境养殖水生动物外包装或者装载容器上应当标注出口企业全称、注册登记养殖场和中转场名称和注册登记编号、出境水生动物的品名、数（重）量、规格等内容。来自不同注册登记养殖场的水生动物，应当分开包装。

②出境水生动物用水、冰、铺垫和包装材料、装载容器、运输工具、设备应当符合国家有关规定、标准和进口国家或者地区的要求。

二、出境动物产品申报

（一）出境动物产品申报的一般规定

1. 申报范围

我国《动植物检疫法》规定，对出境的动物产品实施检疫。这里所称的“动物产品”是指来源于动物未经加工或者虽经加工但仍有可能传播疫病的产品，如生皮张、毛类、肉类、脏器、油脂、动物水产品、奶制品、蛋类、血液、精液、胚胎、骨、蹄、角等。出境的动物产品应来自经海关注册登记的生产企业并存放于经注册登记的冷库和仓库。

2. 出境动物产品相关企业的注册登记

出境动物产品的相关企业涉及出口非食用动物产品的生产企业和出口食品的生产企业，出口食品生产企业应当建立和实施以危害分析和预防控制措施为核心的食品安全卫生控制体系，该体系还应当包括食品防护计划。出口食品生产企业应当保证食品安全卫生控制体系有效运行，确保出口食品生产、加工，储存过程持续符合我国相关法律法规和出口食品生产企业安全卫生要求，以及进口国家（地区）相关法律法规

要求。

依据《食品安全法》（2009 年 2 月 28 日第十一届全国人民代表大会常务委员会第七次会议通过，2015 年 4 月 24 日第十二届全国人民代表大会常务委员会第十四次会议修订）、《中华人民共和国海关行政许可管理办法》（海关总署令第 246 号）及《进出口食品安全管理办法》（海关总署令第 249 号）规定，有关企业的注册登记具体情况在“知识加油站”中完整呈现。

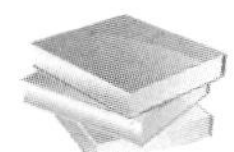

知识加油站

相关企业的注册登记

一、出口非食用动物产品的生产企业的注册登记

出口非食用动物产品的生产企业向直属海关提出注册登记的申请，申请时需要提交“出境非食用动物产品生产、加工、存放企业检验检疫注册登记申请表”、厂区平面图，并提供重点区域的照片或者视频资料、工艺流程图，包括生产、加工的温度、使用化学试剂的种类、浓度和 pH 处理的时间和使用的有关设备等情况。同时，生产企业应符合进境国家或者地区的法律法规有关规定外，还应具备下列申请条件：

1. 建立并维持进境国家或者地区有关法律法规规定的注册登记要求；
2. 按照建立的兽医卫生防疫制度组织生产；
3. 按照建立的合格原料供应商评价制度组织生产；
4. 建立并维护企业档案，确保原料、产品可追溯；
5. 如实填写《出境非食用动物产品生产、加工、存放注册登记企业监管手册》；
6. 符合中国其他法律法规规定的要求。

二、出口食品的生产企业备案

中华人民共和国境内出口食品生产、加工、储存企业需进行备案，但不包括出口食品添加剂、食品相关产品的生产、加工、储存企业。企业向主管海关提出备案申请时，需提交出口食品生产企业备案申请书，主管海关在受理备案申请后，组织专家完成评审工作，出具专家评审报告。主管海关自受理行政许可申请之日起 20 个工作日内作出行政许可决定。准予备案的，向企业颁发“出口食品生产企业备案证明”，不予备案的，会书面告知申请人并说明理由。

3. 申报时间

除另有规定外，出境动物产品最迟应在出境前七天报检；须作熏蒸消毒处理的，应在出境前 15 天报检。

4. 申报单证

除提供合同、发票、装箱单、信用证等基本单证外，还应提供以下单证：

（1）出境动物产品生产企业（包括加工厂、屠宰厂、冷库、仓库）的卫生注册登记证；

（2）出境动物产品如来源于国家规定保护动物的，还应提供国家濒危物种管理部门出具的“允许出口证明书”。

（二）出口肉类产品的申报

1. 申报范围

肉类产品是指动物屠体的任何可供人类食用部分，包括胴体、脏器、副产品以及以上述产品为原料的制品，不包括罐头产品。出口肉类产品须来自经海关备案的生产企业。输入国家或者地区对中国出口肉类产品生产企业有注册要求，出口肉类产品须来自已经在输入国家（地区）办理注册的生产企业。出口肉类产品加工用动物应当来自经海关备案的饲养场，加工用动物备案饲养场或者屠宰场应当为其生产的每一批出口肉类产品原料出具供货证明。

2. 申报要求

发货人或者其代理人应当在出口肉类产品启运前，向出口肉类产品生产企业所在地海关报检。报检时除提供贸易合同、发票、信用证等基本单证外，还须向海关提供生产企业的“卫生注册证书”、本批出口肉类产品的有效检验报告（自检后出具或经有资质的检验机构检验后出具）等单证材料。

海关对申报的出口肉类产品的检验报告、装运记录等进行审核，结合日常监管、监测和抽查检验等情况进行合格评定。符合规定要求的，签发有关检验检疫证单；不符合规定要求的，签发不合格通知单。出口肉类产品的运输工具应当有良好的密封性能和制冷设备，装载方式能有效避免肉类产品受到污染，保证运输过程中所需要的温度条件，按照规定进行清洗消毒，并做好记录。发货人应当确保装运货物与报检货物相符，做好装运记录。

出口肉类产品运抵中转冷库时应当向其所在地海关申报。中转冷库所在地海关凭生产企业所在地海关签发的检验检疫证单监督出口肉类产品入库。

3. 注意事项

（1）出口冷冻肉类产品应当在生产加工后六个月内出口，冰鲜肉类产品应当在生产加工后72小时内出口。输入国家或者地区另有要求的，按照其要求办理。

（2）用于出口肉类产品包装的材料应当符合食品安全标准，包装上应当按照输入国家或者地区的要求进行标注，运输包装上应当注明目的地国家或者地区。

（3）用于出口肉类产品加工用的野生动物，应当符合输入国家或者地区和中国有关法律法规要求，并经国家相关行政主管部门批准。

（三）出口水产品的申报

1. 申报范围

水产品是指供人类食用的水生动物产品及其制品，包括水母类、软体类、甲壳类、

棘皮类、头索类、鱼类、两栖类、爬行类、水生哺乳类动物等其他水生动物产品以及藻类等海洋植物产品及其制品，不包括活水生动物及水生动植物繁殖材料。

出口水产品须来自经海关备案的生产企业。输入国家或者地区对中国出口水产品生产企业有注册要求，出口水产品须来自已经在输入国家（地区）办理注册的生产企业。

出口水产品生产企业所用的原料应当来自已备案的养殖场、经渔业行政主管部门批准的捕捞水域或者捕捞渔船，并符合拟输出国家或者地区的检验检疫要求。出口水产品备案养殖场应当为其生产的每一批出口水产品原料出具供货证明。

2. 申报要求

出口水产品生产企业或者其代理人应向产地海关报检。报检时除提供贸易合同、发票、信用证等基本单证外，还须向海关提供生产企业的“卫生注册证书”、本批出口水产品生产企业检验报告（出厂合格证明）、出货清单、“出入境食品包装及材料检验检疫结果单”等有关单证，并需提供所用原料中药物残留、重金属、微生物等有毒有害物质含量符合进口国家或者地区以及我国要求的书面证明。

海关应当对出口水产品中致病性微生物、农兽药残留和环境污染物等有毒有害物质在风险分析的基础上进行抽样检验，并对出口水产品生产加工全过程的质量安全控制体系进行验证和监督。没有经过抽样检验的出口水产品，海关应当根据输入国家或者地区的要求对出口水产品的检验报告、装运记录等进行审核，结合日常监管、监测和抽查检验等情况进行综合评定。符合规定要求的，签发有关检验检疫证单；不符合规定要求的，签发不合格通知单。

出口水产品生产企业应当确保出口水产品的运输工具有良好的密封性能，装载方式能有效地避免水产品受到污染，保证运输过程中所需要的温度条件，按规定进行清洗消毒，并做好记录。出口水产品生产企业应当保证货证相符，并做好装运记录。海关将随机抽查。

经产地检验检疫合格的出口水产品，口岸海关在口岸查验时发现单证不符的，不予放行。

3. 注意事项

（1）出口水产品检验检疫有效期为：冷却（保鲜）水产品七天；干冻、单冻水产品四个月；其他水产品六个月。出口水产品超过检验检疫有效期的应当重新报检。输入国家或者地区另有要求的，按照其要求办理。

（2）出口水产品包装上应当按照输入国家或者地区的要求进行标注，在运输包装上注明目的地国家或者地区。

（3）向欧盟成员国家出口的海捕水产品在附具“卫生证书”的同时，还必须附具“捕捞证书”“再出口证书”“加工厂申明”等合法捕捞证明文件，否则将被拒绝入境。

（四）出口乳品的申报

1. 申报范围

乳品包括初乳、生乳和乳制品。初乳是指奶畜产犊后七天内的乳；生乳是指从符合中国有关要求的健康奶畜乳房中挤出的无任何成分改变的常乳，奶畜初乳、应用抗生素期间和休药期间的乳汁、变质乳不得用作生乳；乳制品是指由乳为主要原料加工而成的食品，如巴氏杀菌乳、灭菌乳、调制乳、发酵乳、干酪及再制干酪、稀奶油、奶油、无水奶油、炼乳、乳粉、乳清粉、乳清蛋白粉和乳基婴幼儿配方食品等。其中，由生乳加工而成、加工工艺中无热处理杀菌过程的产品为生乳制品。

出口乳品应当来自经海关备案的出口乳品生产企业。出口生乳的奶畜养殖场应当获得海关备案，具体备案情况在“知识加油站”中呈现。

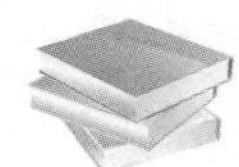

知识加油站

奶畜养殖场备案

依据《食品安全法》第九十九条、《进出口食品安全管理办法》等，出口生乳奶畜养殖场备案需向隶属海关提出申请，申请材料包括：出口生乳奶畜饲养场海关备案申请表，种养殖场示意图、平面图，证照复印件（包括企业依法应取得的经营证照和兽医技术人员资质证明），饲养管理制度（包括人员管理、防疫消毒、药物使用控制、饲料使用控制、挤奶卫生控制等），管理体系认证证书复印件（如有），照片（显示场名的大门、出入口消毒更衣设施、栏舍、隔离区、兽医室、药物存放室、检验室、青贮和饲料生产区、挤奶厅等）。

海关受理申请后，根据审查标准和提交材料进行审核。符合条件的，予以备案，按照“四位机构编码+DF+5位流水号”的规则进行备案编号。不符合条件的，不予备案。

2. 申报要求

出口乳品的发货人或者其代理人应向出口乳品生产企业所在地海关报检。报检时除提供贸易合同、发票、信用证等基本单证外，还须向海关提供生产企业的“卫生注册证书”、出口乳品加工用原辅料及成品检验报告、“出入境食品包装及材料检验检疫结果单”等单证。

海关根据出口乳品的风险状况、生产企业的安全卫生质量管理水平、产品安全卫生质量记录、既往出口情况、进口国家（地区）要求等，制定出口乳品抽检方案，并按规定要求对出口乳品实施检验。经检验检疫符合相关要求的，根据进口方需要出具检验检疫证书；经检验检疫不合格的，出具“出境货物不合格通知单”，不得出口。

出口乳品的包装和运输方式应当符合安全卫生要求，经检验检疫合格的准予出口；查验不合格的，不准出口。

3. 注意事项

出口乳品的生产者、销售者应当保证其出口乳品符合中国食品安全国家标准的同时还应符合进口国家（地区）的标准或者合同要求。

（五）出口蛋及蛋制品的申报

1. 申报范围

蛋及蛋制品是指禽蛋以及以禽蛋为原料加工而制成的蛋制品。蛋制品主要包括再制蛋类、干蛋类、冰蛋类和其他类。再制蛋类是指以禽蛋为原料，经腌制或糟腌或卤制等工艺加工制成的蛋制品；干蛋类是指以禽蛋为原料，取其全蛋、蛋白或蛋黄部分，经加工处理（可发酵）、干燥制成的蛋制品；冰蛋类是指以禽蛋为原料，取其全蛋、蛋白或蛋黄部分，经加工处理、冷冻制成的蛋制品；其他类是指以禽蛋或上述蛋制品为主要原料，经一定加工工艺制成的其他蛋制品。

出口蛋及蛋制品应当来自经海关备案的生产企业。出口蛋及蛋制品禽养殖场应经海关备案。

2. 申报要求

出口蛋及蛋制品的发货人或者其代理人应向生产企业所在地海关申报。申报时除提供贸易合同、发票、信用证等基本单证外，还须向海关提供生产企业的“卫生注册证书”“出入境食品包装及材料检验检疫结果单”等单证。

海关对出口的蛋及蛋制品进行货证核对、检查或实验室检测；对其装载容器、包装物、铺垫材料、运输工具（集装箱）进行检验检疫及检疫处理。经检验检疫符合相关要求的，根据进口方需要出具检验检疫证书；经检验检疫不合格的，出具“出境货物不合格通知单”，不得出口。

出境口岸海关按照出境货物换证查验的相关规定，检查货证是否相符。查验合格的准予出口；查验不合格的，由口岸海关出具不合格证明，不准出口。

（六）出口蜂产品的申报

1. 申报范围

出口蜂产品应来自经海关注册的加工企业。未经检验检疫或经检验检疫不合格的蜂产品，不准出口。有关备案情况详见“知识加油站”。

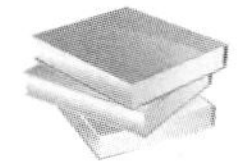

知识加油站

出口蜂产品企业的备案

依据《食品安全法》第九十九条、《进出口食品安全管理办法》对出口食品原料养殖场（蜂产品）的规定，对出口食品原料养殖场（蜂产品）的企业需要进行备案，备案申请向所在隶属海关提出，隶属海关受理申请后应当进行文件审核，必要时可以实施现场审核，审核符合条件的，予以备案。

2. 申报要求

出口蜂产品的发货人或者其代理人应向加工企业所在地海关申报。申报时除提供贸易合同、发票、信用证等基本单证外，还须向海关提供生产企业的“卫生注册证书”“出入境食品包装及材料检验检疫结果单”等单证。

产地海关应按规定的检验标准或方法抽取有代表性的样品进行检验检疫。对于农、兽药残留等卫生项目及海关总署规定的其他特殊项目需进行委托检验检疫的，由海关将签封样品寄送至认可的检测机构进行检验检疫。经检验检疫发现蜂产品中农、兽药残留和重金属、微生物等卫生指标以及其他特殊项目不符合进口国或地区规定或合同要求的，判为不合格，签发出境货物不合格通知单，不允许返工整理。必要时由海关加施封识，按有关规定处理。

海关对出口蜂产品的包装进行卫生及安全性能鉴定。出口蜂产品包装桶应符合有关的国家标准规定，包装桶的内涂料应符合食品包装的卫生要求。

产地海关应严格按照出口批次进行检验检疫，出具的检验检疫证书上除列明检验项目和结果外，还应注明生产批次及数量。

离境口岸海关凭产地海关签发的相关证单进行查验，经查验合格的予以放行。未经产地海关检验的出口蜂产品，口岸海关不得放行。

出口蜂产品检验检疫结果的有效期为60天。

第八节　出境植物及植物产品的申报

一、出境植物及植物产品报检的一般规定

（一）报检范围

根据《动植物检疫法》及其实施条例的规定，国家对出境植物、植物产品应实施检疫管理，出境植物、植物产品的发货人或其代理人必须按规定向海关报检。

依据《动植物检疫法》第四十六条（三）（四），这里所称的“植物”是指栽培植物、野生植物及其种子、种苗及其他繁殖材料等；“植物产品”是指来源于植物未经加工或者虽经加工但仍有可能传播病虫害的产品，如粮食、豆、棉花、油、麻、烟草、籽仁、干果、鲜果、蔬菜、生药材、木材、饲料等；依据《动植物检疫法实施条例》第六十四条（一），“植物种子、种苗及其他繁殖材料”是指栽培、野生的可供繁殖的植物全株或者部分，如植株、苗木（含试管苗）、果实、种子、砧木、接穗、插条、叶片、芽体、块根、块茎、鳞茎、球茎、花粉、细胞培养材料等。

（二）检验检疫依据

海关对输出植物、植物产品的检验检疫依据如下：

1. 输入国家或者地区和中国有关动植物检疫规定；
2. 双边检疫协定；
3. 贸易合同中订明的检疫要求。

（三）申报要求

除另有规定外，出境植物、植物产品最迟应于报关或装运前七天向产地海关申报。申报时，除提供合同、信用证、发票、装箱单等基本单证外，还应提供如下相应单证：

1. 法律、法规、行政规章规定植物、植物产品的生产、加工、存放单位需注册登记的，应提供相关注册登记证明；

2. 出境濒危和野生植物资源的，须出示国家濒危物种管理机构签发的允许出境证明文件；

3. 出境植物、植物产品的包装、标签等应符合规定要求。

（四）行政审批事项

出境植物及其产品、其他检疫物的生产、加工、存放单位需要进行注册登记。主要包括出境粮食（包括稻谷、小麦、大麦、黑麦、玉米、大豆、油菜籽、薯类等）加工，仓储企业，出境种苗花卉生产企业，出境新鲜水果（含冷冻水果）果园和包装厂，出境烟叶加工，仓储企业，出境竹木草制品生产加工企业，出境饲料生产、加工、存放企业，出境货物木质包装除害处理标识加施企业。

二、常见出境植物、植物产品的报检

（一）出境种苗花卉的申报

依据《关于加强进出境种苗花卉检验检疫工作的通知》（国质检动函〔2007〕831号），对出境种苗花卉生产经营企业全面实施注册登记管理，推行“公司+基地+标准化”管理模式，具体要求详见“知识加油站”。

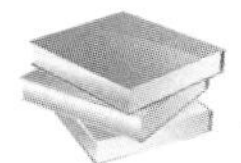

知识加油站

出境种苗花卉生产企业的注册登记

出境种苗花卉生产经营企业向隶属海关提交“注册登记申请表”，提出注册登记申请，由直属海关进行审批。随同申请表，还要提供种植基地及加工包装厂布局示意图、检测实验室平面图，以及主要生产加工区域、除害处理设施的照片；植保专业技术人员、质量监督员及企业实验室检测人员培训证明及相应资质、资格证件等资料供考核。

一、出境种苗花卉种植基地的注册登记

出境种苗花卉种植基地注册登记的具体要求为：

1. 应符合我国和输入国家或地区规定的植物卫生防疫要求；

2. 近两年未发生重大植物疫情，未出现重大质量安全事故；

3. 应建立完善的质量管理体系。质量管理体系文件包括组织机构、人员培训、有害生物监测与控制、农用化学品使用管理、良好农业操作规范、溯源体系等有关资料；

4. 建立种植档案，对种苗花卉来源流向、种植收获时间，有害生物监测防治措施等日常管理情况进行详细记录；

5. 应配备专职或者兼职植保专业技术人员，负责基地有害生物监测、报告、防治等工作；

6. 符合其他相关规定。

二、加工包装厂及储存库的注册登记

出境种苗花卉种植基地相关的加工包装厂及储存库注册登记的具体要求为：

1. 厂区整洁卫生，有满足种苗花卉储存要求的原料场、成品库。

2. 存放、加工、处理、储藏等功能区相对独立、布局合理，且与生活区采取隔离措施并有适当的距离。

3. 具有符合检疫要求的清洗、加工、防虫防病及必要的除害处理设施。

4. 加工种苗花卉所使用的水源及使用的农用化学品均须符合我国和输入国家或地区有关卫生环保要求。

5. 建立完善的质量管理体系，包括对种苗花卉加工、包装、储运等相关环节疫情防控措施、应急处置措施、人员培训等内容。

6. 建立产品进货和销售台账，种苗花卉各个环节溯源信息要有详细记录。

7. 出境种苗花卉包装材料应干净卫生，不得二次使用，在包装箱上标明货物名称、数量、生产经营企业注册登记号、生产批号等信息。

8. 配备专职或者兼职植保专业技术人员，负责原料种苗花卉验收、加工、包装、存放等环节防疫措施的落实、质量安全控制、成品自检等工作。

9. 有与其加工能力相适应地提供种苗花卉货源的种植基地，或与经注册登记的种植基地建有固定的供货关系。

10. 符合其他相关规定。

1. 申报范围

未经海关备案的企业，不得从事出境种苗花卉生产经营业务；出境种苗花卉必须来自经海关注册登记的种苗花卉基地。

2. 申报要求

（1）申报地点

出境种苗花卉实施产地检验检疫、口岸查验放行制度。

（2）申报单证

种苗花卉出境申报时，除提供贸易合同、发票、信用证等基本单证外，还应向海

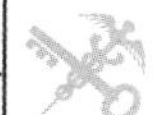

关提交经营企业检疫注册登记证书等单证材料。

（3）施检依据

海关根据下列要求对出境种苗花卉实施检验检疫：

①我国与输入国家或者地区签订的双边检疫协定（含协议、备忘录等）；

②输入国家或者地区的种苗花卉检疫规定；

③我国有关出境种苗花卉的检疫规定；

④贸易合同、信用证等订明的检疫要求。

（二）供港澳蔬菜的申报

依据《供港澳蔬菜检验检疫监督管理办法》（原国家质检总局令第120号）第四条规定，为保障供港澳蔬菜的质量安全和稳定供应，海关对供港澳新鲜和保鲜蔬菜实施检验检疫管理。海关对供港澳蔬菜种植基地和供港澳蔬菜生产加工企业实施备案管理。供港澳蔬菜应来自经海关备案的生产加工企业。除海关总署另有规定的小品种蔬菜外，非备案基地的蔬菜不得作为供港澳蔬菜的加工原料。有关备案的管理内容见“知识加油站”。

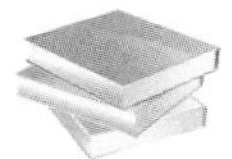

知识加油站

供港澳蔬菜的生产加工企业备案

依据《食品安全法》第九十九条、《进出口食品安全管理办法》、《供港澳蔬菜检验检疫监督管理办法》，供港澳蔬菜的生产加工企业向所在地的隶属海关提出备案申请，同时提供加盖申请单位公章的供港澳蔬菜生产加工企业备案申请表、生产加工企业厂区平面图、车间平面图、工艺流程图、关键工序及主要加工设备照片、生产加工用水的水质检测报告。海关受理申请后，根据审查标准和提交材料进行审核。符合条件的，予以备案，按照“省（自治区、直辖市）行政区划代码+GC+五位数字”的规则进行备案编号，发放备案证书。不符合条件的，不予备案，海关书面通知生产加工企业。

海关对备案的审查标准包括：

1. 申报材料真实有效；

2. 企业周围无影响蔬菜质量安全的污染源，生产加工用水符合国家有关标准要求；

3. 厂区有洗手消毒、防蝇、防虫、防鼠设施，生产加工区与生活区隔离。生产加工车间面积与生产加工能力相适应，车间布局合理，排水畅通，地面用防滑、坚固、不透水的无毒材料修建；

4. 有完善的质量安全管理体系，包括组织机构、产品溯源制度、有毒有害物质监控制度等；

5. 蔬菜生产加工人员符合食品从业人员的健康要求；

6. 有农药残留检测能力。

供港澳蔬菜种植基地备案

依据《食品安全法》第九十九条、《进出口食品安全管理办法》、《供港澳蔬菜检验检疫监督管理办法》规定，供港澳蔬菜种植基地向所在地隶属海关提出备案申请，需要提交的材料包括：供港澳蔬菜种植基地备案申请表、种植基地示意图、平面图、种植基地负责人或者经营者身份证复印件。海关受理申请后，根据审查标准和提交材料进行审核。符合条件的，予以备案，按照“省（自治区、直辖市）行政区划代码+SC+五位数字”的规则进行备案编号，发放备案证书。不符合条件的，不予备案，海关书面通知种植基地备案主体。

海关对备案的审查标准包括：

1. 申报材料真实有效；

2. 有合法用地的证明文件；

3. 土地固定连片，周围具有天然或者人工的隔离带（网），符合各地海关根据实际情况确定的土地面积要求；

4. 土壤和灌溉用水符合国家有关标准的要求，周边无影响蔬菜质量安全的污染源；

5. 有专门部门或者专人负责农药等农业投入品的管理，有专人管理的农业投入品存放场所；有专用的农药喷洒工具及其他农用器具；

6. 有完善的质量安全管理体系，包括组织机构、农业投入品使用管理制度、有毒有害物质监控制度等；

7. 有植物保护基本知识的专职或者兼职管理人员；

8. 有农药残留检测能力。

1. 申报地点

供港澳蔬菜的生产加工企业对供港澳蔬菜进行检测，检测合格后向所在地海关报检。

2. 申报单据

报检时除提供贸易合同、发票、信用证等基本单证外，还须向海关提交种植基地或生产加工企业备案证书、供港澳蔬菜加工原料证明文件、出货清单以及出厂合格证明等。

生产加工企业在其供港澳蔬菜的运输包装和销售包装的标识上要注明：生产加工企业名称、地址、备案号、产品名称、生产日期和批次号等内容。

供港澳蔬菜出货清单实行一车（柜）一单制度。

3. 海关检验检疫流程

海关依据香港、澳门特别行政区或者内地的相关检验检疫要求对供港澳蔬菜进行抽检。海关根据监管和抽检结果，签发“出境货物换证凭单”等有关检验检疫证单。

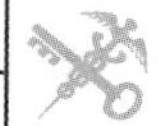

广东、深圳、拱北海关出具的通关单证有效期为三个工作日；其他海关出具的通关单证有效期为七个工作日。

境内运输、生产加工企业应当向海关申领铅封，并对装载供港澳蔬菜的运输工具加施铅封，建立台账，实行核销管理。海关根据需要可以派员或者通过视频等手段对供港澳蔬菜进行监装，并对运输工具加施铅封。

供港澳蔬菜需经深圳或者珠海转载到粤港或者粤澳直通货车的，应当在口岸海关指定的场所进行卸装，并重新加施铅封。

出境口岸海关对供港澳蔬菜实施分类查验制度。未经海关监装和铅封的，除核查铅封外，还应当按规定比例核查货证，必要时可以进行开箱抽查检验。经海关实施监装和铅封的，在出境口岸核查铅封后放行。

（三）出境水果的申报

依据《出境水果检验检疫监督管理办法》（原国家质检总局令第 91 号）第四条等要求，为提高出境水果质量和安全性，我国海关对出境新鲜水果（含冷冻水果）实施检验检疫管理。我国海关对出境水果果园、包装场实行注册登记管理，有关内容详见“知识加油站”。

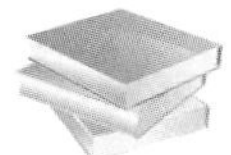

知识加油站

出境新鲜水果（含冷冻水果）果园的注册登记

出境新鲜水果（含冷冻水果）果园向隶属海关提出注册登记申请，由直属海关进行审批。申请时应提交的材料包括“出境水果果园注册登记申请表”，果园示意图、平面图。

出境新鲜水果（含冷冻水果）果园需符合下列申请条件：

1. 连片种植，面积在 100 亩以上；
2. 周围无影响水果生产的污染源；
3. 有专职或者兼职植保专业技术人员，负责果园有害生物监测防治等工作；
4. 建立完善的质量管理体系。质量管理体系文件包括组织机构、人员培训、有害生物监测与控制、农用化学品使用管理、良好农业操作规范等有关资料；
5. 近两年未发生重大植物疫情 ；
6. 双边协议、议定书或输入国家或地区法律法规对注册登记有特别规定的还须符合其规定。

出境新鲜水果（含冷冻水果）包装厂的注册登记

出境新鲜水果（含冷冻水果）包装厂向隶属海关提出注册登记申请，由直属海关进行审批。申请时应提交的材料包括“出境水果包装厂注册登记申请表”，包装厂厂区平面图，包装厂工艺流程及简要说明，提供水果货源的果园名单及包装厂与果园签订的有关水果生产、收购合约复印件。

出境新鲜水果（含冷冻水果）包装厂需符合下列申请条件：

1. 厂区整洁卫生，有满足水果储存要求的原料场、成品库；

2. 水果存放、加工、处理、储藏等功能区相对独立、布局合理且与生活区采取隔离措施并有适当的距离；

3. 具有符合检疫要求的清洗、加工、防虫防病及除害处理设施；

4. 加工水果所使用的水源及使用的农用化学品均须符合有关食品卫生要求及输入国家或地区的要求；

5. 有完善的卫生质量管理体系，包括对水果供货、加工、包装、储运等环节的管理；对水果溯源信息、防疫监控措施、有害生物及有毒有害物质检测等信息有详细记录；

6. 配备专职或者兼职植保专业技术人员，负责原料水果验收、加工、包装、存放等环节防疫措施的落实、有毒有害物质的控制、弃果处理和成品水果自检等工作；

7. 有与其加工能力相适应的提供水果货源的果园，或与供货果园建有固定的供货关系；

8. 双边协议、议定书或者输入国家或地区法律法规对注册登记有特别规定的，还须符合其规定。

1. 申报地点、单据

出境水果应由货主或其代理人向其所在地海关申报。申报时除提供贸易合同、发票、信用证等基本单证外，还应当提供果园、包装厂的注册登记证书复印件，来自本辖区以外其他注册果园的，须由注册果园所在地海关出具水果产地供货证明。来自非注册果园和包装厂的水果，不予受理报检。

2. 海关施检标准

海关根据下列要求对出境水果实施检验检疫：

（1）我国与输入国家或者地区签订的双边检疫协议（含协定、议定书、备忘录等）；

（2）输入国家或者地区进境水果检验检疫规定或要求；

（3）国际植物检疫措施标准；

（4）我国出境水果检验检疫规定；

（5）贸易合同和信用证等订明的检验检疫要求。

出境水果经检验检疫合格的，按照有关规定签发检验检疫证书、电子底账等有关检验检疫证单，准予出境。未经检验检疫或者检验检疫不合格的，不准予出境。

3. 其他注意事项

（1）我国与输入国家或地区签订的双边协议 、议定书等明确规定，或者输入国家

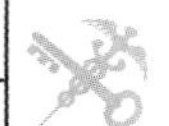

或地区法律法规要求对输入该国家或地区的水果果园和包装厂实施注册登记的，出境水果果园、包装厂应当经海关总署集中组织推荐，获得输入国家或地区检验检疫部门认可后，方可向有关国家（地区）输出水果。

（2）注册登记果园对运往所在地海关辖区以外的包装厂的出境水果，应当到所在地海关申请产地供货证明，注明水果名称、数量及果园名称或注册登记编号等信息。

（3）根据我国与输入国家或地区签订的双边协议、议定书等，部分国家（地区）对水果包装箱有明确要求，如对输往智利的水果，要求所有水果包装箱应统一用英文标注“水果种类、出口国家、产地（区或省）、果园名称及其注册号、包装厂及出口商名称”等信息；对输往秘鲁的柑橘，包装箱上应用英文标出产地（省份）、果园名称或其注册号、包装厂名称或其注册号、“中国输往秘鲁”的字样等。

（四）出境竹木草制品的申报

我国海关对竹木草制品生产企业实行注册登记管理，所有出境竹木草制品必须来自注册登记企业。有关注册登记详细情况见“知识加油站”。

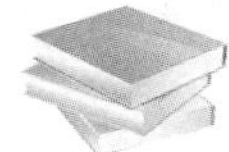

知识加油站

出境竹木草制品生产加工企业的注册登记

出境竹木草制品生产加工企业向隶属海关提出注册登记的申请，由直属海关进行审批。申请企业进行申请时应提交的材料包括出境竹木草制品生产企业注册登记及分类管理申请表、企业厂区平面图及简要说明、生产工艺流程图，包括各环节的技术指标及相关说明、生产加工过程中所使用主要原辅料清单、自检自控计划。

出境竹木草制品生产加工企业应具备下列条件：

1. 厂区整洁卫生、道路及场地地面硬化、无积水；

2. 厂区布局合理，原料存放区、生产加工区、包装及成品存放区划分明显，相对隔离；

3. 有相对独立的成品存放场所，成品库/区干净卫生，产品堆垛整齐，标识清晰；

4. 具备相应的防疫除害处理措施，防疫除害处理能力与出口数量相适应；

5. 配备经海关培训合格的厂检员，熟悉生产工艺，并能按要求做好相关防疫和自检工作；

6. 建立质量管理体系或制度，包括卫生防疫制度、原辅料合格供方评价制度、溯源管理制度、厂检员管理制度、自检自控制度等。

1. 申报范围

依据《出境竹木草制品检疫管理办法》（原国家质检总局令第45号）规定，出境竹木草制品包括竹、木、藤、柳、草、芒等制品，需要实施出境检验检疫管理。

2. 申报地点、单据

出境竹木草制品应由货主或其代理人在产地海关申报。海关对出境竹木草制品实行产地检验检疫、口岸查验的监管原则，不接受异地申报。

报检时除提供贸易合同、发票、信用证等基本单证外，还须向海关提供生产企业注册登记证书、“出境竹木草制品厂检记录单”等单证材料。

3. 海关施检依据

我国海关根据下列要求对出境竹木草制品实施检验检疫：

（1）我国与输入国家或者地区签订的双边检疫协定（含协议、备忘录等）；

（2）输入国家或者地区的竹木草制品检疫规定；

（3）我国有关出境竹木草制品的检疫规定；

（4）贸易合同、信用证等订明的检疫要求。

（五）出境木制品及木质家具的申报

为确保我国出口木制品及木制家具产品质量安全，维护对外贸易正常发展，从2007年开始，我国检验检疫部门对《实施出口木制品及木制家具检验监管的目录》所列的出口木制品及木制家具产品，除实施检疫监管外，同时实施检验监管。

出口木制品及木制家具的生产企业需要在海关进行备案登记，海关通过对出口生产企业的现场评审和对出口产品质量安全的检测等评定活动对企业作出是否准予备案的决定。对符合条件的准予备案登记，按规定对出口产品实施检验检疫监管；对不符合条件的不予备案登记，暂停出口，限期整改。同时，海关按照《出口工业产品分类管理办法》和《出境竹木草制品检疫管理办法》的规定，对出口木制品及木制家具企业分类管理。

1. 申报地点

出口木制品及木制家具实行产地检验、口岸查验的原则，不接受异地申报。

2. 申报单证

出口木制品及木制家具的货主或其代理人向海关报检时，除提供贸易合同、发票、信用证等基本单证外，还应向海关提供“出口木制品及木制家具生产企业备案登记证书”，其产品符合输入国家或地区的技术法规、标准，或国家强制性标准质量的“出口木制品及木制家具生产企业符合性声明”等单证材料。

3. 检验依据

检验依据（见表4-2）包括：

（1）输入国家（地区）有法律、行政法规及标准的，按输入国家法律、行政法规及标准检验；

（2）输入国家（地区）法律、行政法规及标准未有规定要求的，按我国现行的技术规范及强制性标准检验；

（3）输入国家（地区）法律、行政法规及标准未有规定要求的，我国现行的技术规范及强制性标准也未有规定要求的，按对外贸易合同约定的标准检验；

（4）需凭样成交的，按照样品检验。

表 4-2 有关国家和地区及我国的木制品、家具产品甲醛、重金属、阻燃等项目的技术法律和标准

产品名称	检测项目与限量要求	输入国家和地区	法规/要求	检测方法
木制品	甲醛：E1 级、E2 级	欧盟	89/106/EEC 2003/02/EC	BS 13986
	五氯苯酚：≤5×10^{-6}			CEN/TR 14823 或 BS 5666.6
	砷（砒霜）：禁用≤5×10^{-6}			BS 5666.3
软体家具	英国防火阻燃	英国	英国防火法规	BS 5852/ EN 1021
木制品、家具	木制品甲醛：≤0.2×10^{-6} 或≤0.3×10^{-6} 家具甲醛：≤0.3×10^{-6}	美国	40 CFR P63、EPA、CPSC	ASTM D 5582
	油漆涂层中：总铅≤600×10^{-6}		16 CFR1303	ASTM F 963
软体家具	防火阻燃		CAL 117	CAL 117
木制品和家具	甲醛：E1 级、E2 级	澳大利亚	参照 89/106/EEC	参照 BS 13986
木制品、家具	木制品甲醛：AV /MAX F☆☆☆☆0.3/0.4 mg/L；F☆☆☆0.5/0.7 mg/L；F☆☆1.5/2.1，F☆5.0/7.0 mg/L 家具：F☆☆☆以上	日本	BSL	JIS 1460
木制品	甲醛： AV /MAX F1：0.3/ 0.4 mg/L；F2：0.5/0.7 mg/L；F3：1.5/2.1 mg/L	中国台湾	CNS 11818	CNS 11818
木制品	甲醛：E1 级、E2 级	中国大陆	GB 18580	GB 18580
家具	甲醛：E1 级		GB 18584	GB 18584
	重金属			

（六）出境粮食的申报

依据《进出境粮食检验检疫监督管理办法》（原国家质检总局令第 177 号）第二十五条规定，输入国家或者地区要求中国对向其输出粮食生产、加工、存放企业注册登记的，直属海关负责组织注册登记，并向海关总署备案。有关详细内容在“知识加油站”中呈现。

知识加油站

出境粮食生产加工企业的注册登记

出境粮食加工、仓储企业应当向所在地直属海关申请注册登记。申请时应提交的材料包括出境粮食生产、加工、存放企业注册登记申请表，企业厂区平面图及简要说明，涉及本企业粮食业务的全流程管理制度，质量安全控制措施和溯源管理体系说明，有害生物监测与控制措施（包括配备满足防疫需求的人员，具有对虫、鼠、鸟等的防疫措施及能力）。

出境粮食加工、仓储企业申请注册登记需要具备下列条件：

1. 具有法人资格，在工商行政管理部门注册，持有企业法人营业执照，并具有粮食仓储经营的资格。

2. 仓储区域布局合理，不得建在有碍粮食卫生和易受有害生物侵染的区域，仓储区内不得兼营、生产、存放有毒有害物质。具有足够的粮食储存库房和场地，库场地面平整、无积水，货场应硬化，无裸露土地面。

3. 在装卸、验收、储存、出口等全过程建立仓储管理制度和质量管理体系，并运行有效。仓储企业的各台账记录应清晰完整，能准确反映出入库粮食物流信息及在储粮食信息，具备追溯性。台账在粮食出库后保存期限至少两年。

4. 建立完善的有害生物监控体系，制定有害生物监测计划及储存库场防疫措施（如垛位间隔距离、场地卫生、防虫计划、防虫设施等），保留监测记录；制定有效的防鼠计划，储存库场及周围应当具备防鼠、灭鼠设施，保留防鼠记录；具有必要的防鸟设施。

5. 制定仓储粮食检疫处理计划，出现疫情时应及时上报海关，在海关的监管下由海关认可的检疫处理部门进行除害处理，并做好除害处理记录。

6. 建立质量安全事件快速反应机制，对储存期间及出入库时发现的撒漏、水湿、发霉、污染、掺伪、虫害等情况，能及时通知货主、妥善处理、做好记录并向海关报告，未经海关允许不得将有问题的货物码入垛内或出库。

7. 仓储粮食应集中分类存放，离地、离墙、堆垛之间应保留适当的间距，并以标牌示明货物的名称、规格、发站、发货人、收货人、车号、批号、垛位号及入库日期等。不同货物不得混杂堆放。

8. 应具备与业务量相适应的粮食检验检疫实验室，实验室具备品质、安全卫生常规项目检验能力及常见仓储害虫检疫鉴定能力。

9. 配备满足需要的仓库保管员和实验室检验员。经过海关培训并考核合格，能熟练完成仓储管理、疫情监控及实验室检测及检疫鉴定工作。

1. 申报范围

依据《进出境粮食检验检疫监督管理办法》（原国家质检总局令第 177 号）第二条

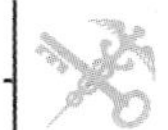

规定，粮食是指用于加工、非繁殖用途的禾谷类、豆类、油料类等作物的籽实以及薯类的块根或者块茎等。

2. 申报地点、单据

货主或者其代理人应当在粮食出境前向当地海关申报。申报时除提供贸易合同、发票、信用证等基本单证外，还须向海关提供“出口植物产品生产、加工、存放企业注册登记证书”和贸易合同或信用证约定的检验检疫依据等单证材料。

装运出境粮食和饲料的船舶和集装箱，承运人、装箱单位或者其代理人应当在装运前向海关申请适载检验，经检验检疫合格后方可装运。

出境粮食检验有效期最长不超过两个月，检疫有效期一般为 21 天，黑龙江、吉林、辽宁、内蒙古和新疆地区冬季（11 月至次年 2 月底）可酌情延长至 35 天。

3. 海关施检标准

海关对出境粮食按照下列标准实施检验检疫：

（1）中国政府与输入国家或地区政府签订的双边检验检疫协议、议定书、备忘录等规定的检验检疫要求；

（2）中国法律、行政法规和海关总署规定的检验检疫要求；

（3）输入国家或地区入境粮食检疫要求和强制性检验要求；

（4）贸易合同或信用证注明的其他检验检疫要求。

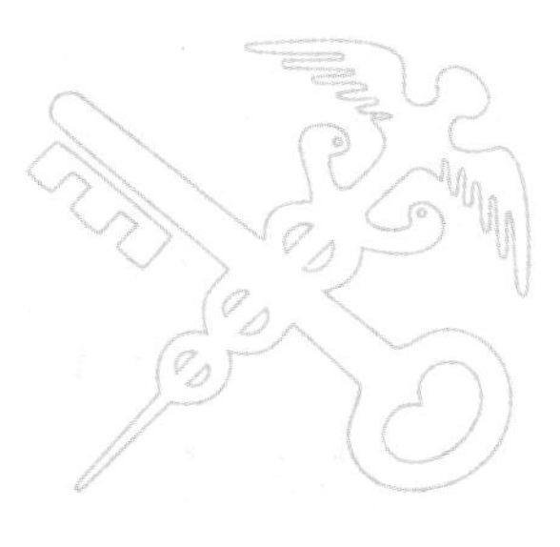

第五章 · 入境涉检货物的申报

DI-WU ZHANG RUJING SHEJIAN HUOWU DE SHENBAO

◇ **知识目标**

掌握各类入境涉检货物的报检特殊要求
理解报检随附单据、申领证单的意义和用途
掌握各类入境涉检货物的报检规范

◇ **能力目标**

能够准备各类入境涉检货物的报检随附单据
能够为各类入境涉检货物申领所需证单

为了促进国家经济的发展，保护人民生命和生活环境的安全与健康，国家对一些重要的商品实施强制性检验检疫。本章主要介绍部分重要商品在入境申报时的特殊报检要求及相关制度等。

第一节 入境食品、食品添加剂和食品相关产品的申报

依据《进出口食品安全管理办法》（海关总署令第249号）、《关于〈中华人民共和国进口食品境外生产企业注册管理规定〉和〈中华人民共和国进出口食品安全管理办法〉实施相关事宜的公告》（海关总署公告2021年第103号）的规定，我国海关对入境食品、食品添加剂和部分与食品相关的产品实施入境检验检疫监督管理。口岸海关依法依规对进口食品实施检验；海关总署对进口食品的境外生产企业实施注册管理，对向我国境内出口食品的出口商或者代理商、我国境内经营食品进口业务的进口商和收货人实施备案管理，相关规定的内容在“知识加油站”中完整呈现。

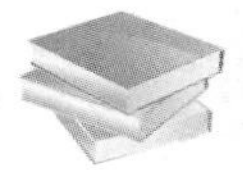

知识加油站

食品相关企业的注册登记或备案

一、境外食品生产企业卫生注册登记

1. 我国对进出口食品生产企业实施卫生注册登记管理，获得卫生注册登记的进出口食品生产企业生产，方可进口或者出口食品。在进口业务中，对进口食品的境外生产企业实施卫生注册登记管理，拟向我国出口食品的境外企业应当按照我国相关规定向中国海关总署申请卫生注册登记，取得注册登记号后，方可向我国出口食品。

2. 海关总署定期公布已经通过注册的境外食品生产企业名单，名单实行动态管理。

3. 对已经注册的境外食品生产企业提供虚假材料，或者因其自身的原因致使进口食品发生重大食品安全事故的，海关总署依法撤销注册登记，取消其注册登记号并予以公告。

4. 未取得我国卫生注册登记的境外生产企业生产的食品，不得进口。

二、进口食品境外出口商或者代理商备案

1. 向我国境内出口食品的境外出口商或者代理商应按照我国海关的规定，依法依规向中国海关进行备案。

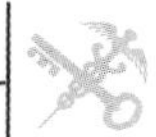

2. 海关核实企业提供的信息后，符合要求的，准予备案。具体流程参见后文“进口食品进口商（收货人）备案”。

3. 海关总署定期公布已经备案的境外出口商、代理商名单。备案名单实行动态管理，对不符合要求的企业随时剔除出备案名单、取消备案号。

三、进口食品进口商（收货人）备案

（一）我国海关对进口食品的进口商或收货人实行备案制管理，未取得备案的企业不得进口食品。

（二）申请材料：

1. “进口商备案申请表”电子版（可在海关总署网站下载）；

2. 工商营业执照、统一社会信用代码、法定代表人身份证明、对外贸易经营者备案登记表等的复印件并交验正本；

3. 企业质量安全管理制度；产品追溯管理制度、不合格产品召回和处理制度等；

4. 与食品安全相关的组织机构设置、部门职能和岗位职责、负责进口肉类的部门和岗位职责；

5. 拟经营的食品种类、存放地点；

6. 两年内曾从事食品进口、加工和销售的，应当提供相关说明（食品品种、数量）；

7. 自理报检的，应当提供自理报检单位备案登记证明书复印件并交验正本。

（三）办理流程：

1. 境内进口食品进口商通过进口食品化妆品进出口商备案系统提交电子“进口商备案申请表”的同时，还要向工商注册地海关（以下简称“属地海关”）提交“申请材料”（上文1至7项纸质备案申请材料）。

2. 属地海关企管科，自受理申请之日起五个工作日内作出准予备案或不予备案的决定。符合备案标准的，通过备案系统发放备案编号并在网上公布备案名单；不符合备案标准的，通过备案系统告知备案不通过原因并退回备案申请。

备案流程图如图5-1所示。

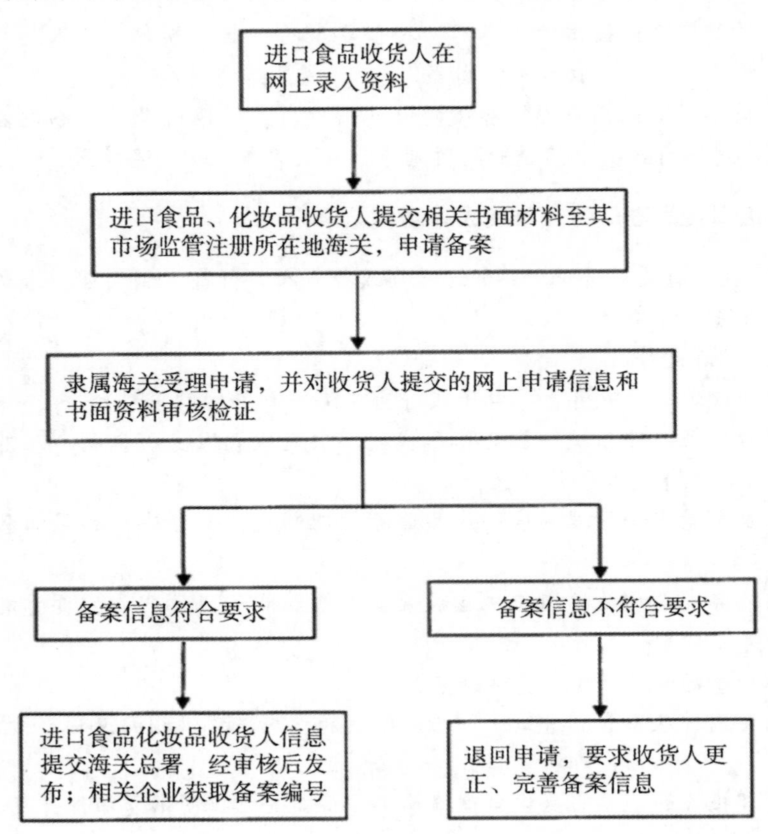

图 5-1　进口食品进口商（收货人）备案流程图

（四）审查标准：

进口食品进口商应当于食品进口前向工商注册地海关申请备案。属地海关对企业提供的下述信息进行核实：

1. 工商营业执照、组织机构代码证书、法定代表人身份证明、对外贸易经营者备案登记表等的复印件并交验正本；

2. 企业质量安全管理制度；建立并有效实施进口食品质量安全管理制度（包括食品进口及销售记录产品追溯管理制度、不合格食品召回、处理等制度）；

3. 与食品安全相关的组织机构设置、部门职能和岗位职责；

4. 拟经营的食品种类、存放地点；

5. 两年内曾从事食品进口、加工和销售的，应当提供相关说明（食品品种、数量）；自理报检的，应当提供自理报检单位备案登记证明书复印件并交验正本。

一、申报范围

进口食品、食品添加剂和部分与食品相关产品应如实向口岸海关申报。食品是指各种供人食用或者饮用的成品和原料以及按照传统既是食品又是药品的物品，但是不包括以治疗为目的的物品（如药物等）；食品添加剂是指为改善食品品质和色、香、味，以及为防腐、保鲜和加工工艺的需要而加入食品中的化学合成或天然物质；食品相关产品，指用于食品的包装材料、容器、消毒剂、洗涤剂和用于食品生产经营的设备、工具。

二、入境食品申报要求

（一）申报时限和地点

进口商或其代理人在食品进境前或进境时应向口岸海关申报，口岸海关对入境食品实施检验检疫。我国对进口可能存在动植物疫情疫病或有毒有害物质的高风险食品实行指定口岸入境。指定口岸条件及名录由海关总署制定并定期公布。

（二）申报单证

1. 货主或其代理人在办理入境申报手续时，除按一般要求通过“单一窗口”上传必备的商业基本单据（合同、发票、装箱单、提运单等）外，还应提供以下单证：

（1）相关批准文件（如：涉及进口保健食品应提供国家市场监督管理总局出具的“保健食品批准文件”）；

（2）法律法规、双边协定、议定书以及其他规定要求提交的输出国家（地区）官方检疫（卫生）证书；

（3）原产地证书；

（4）首次进口预包装食品，应当提供进口食品中文标签样张、外文标签样张以及翻译件；

（5）首次进口尚无食品安全国家标准的食品，应当提供国务院卫生行政部门出具的许可证明文件；

（6）进口食品应当随附的其他证书或者证明文件。

入境申报时，进口商或者其代理人应当依法依规将拟进口食品的相关信息［如：品名、品牌、原产国（地区）、生产企业、生产企业注册号、规格、数（重）量、总值、生产日期、生产批号、进口商或收货人备案号等］向海关如实申报。进口动植源性食品需要办理进境动植物检疫审批的，取得“中华人民共和国进境动植物检疫许可证”后方可进口。

2. 首次进口的预包装食品报检时，口岸海关对标签进行严格审核，报关单位除应按申报规定提供单证资料外，还应提供标签检验有关资料并加盖公章：

（1）预包装食品中文标签样张、原外文标签样张和翻译件；

（2）标签中所列进口商、经销商或者代理商工商营业执照复印件；

（3）当进口预包装食品标签中强调某一内容，如获奖、获证、法定产区、地理标识及其他内容的，或者强调含有特殊成分的，应提供相应佐证材料；标注营养成分含量的，应提供符合性证明材料（如成分分析报告等）；

（4）应当随附的其他证书或者证明文件。

3. 进口保健食品，还应向申报地口岸海关提供国家市场监督管理总局签发的“进口保健食品批准证书”。

4. 进口转基因食品，还应提供国家农业农村部出具的“农业转基因生物安全证书”“农业转基因生物标识审查认可批准文件”。

（三）检验检疫

1. 检验标准

进口食品、食品添加剂以及食品相关产品应符合我国食品安全国家标准。

2. 现场检验检疫

（1）现场检验检疫的内容包括：食品有无与农药、化肥及其他化学品混装，食品有无污染、腐败、异物、霉变、异味、虫蛀，以及其他感官性状异常，冷冻食品是否解冻、包装是否完整、是否符合卫生要求等。对包装食品必要时可增加开箱倒包比例。小批量定型包装食品还要检查商标标签、生产日期、保质期限、品种、数量与报检是否一致等。

（2）标签检验：检验预包装进口食品中文标签标注的内容是否符合我国预包装食品标签的规定。

3. 采样

根据食品的不同种类、品种、包装形式和检验要求采样。涉及取样的货物，取样海关为货主出具“中华人民共和国出入境检验检疫抽/采样凭证”。

4. 实验室检验

实验室应在规定的流程期限完成检验工作，并出具“检验检疫结果报告单”。

（四）检疫放行和处理

检验检疫机构依据国家的法律、法规、规定及标准，对现场检验检疫情况、要求提供的材料和实验室的检测结果进行综合判定。

进口食品经检验检疫合格的，由主管海关出具“入境检验检疫证明”，准予销售、使用。

进口食品经检验检疫不合格的，由海关出具不合格证明。涉及安全、健康、环境保护等项目的，海关责令当事人退运或销毁货物。

其他项目不合格的（如中文标签不合格），可以在海关的监督下进行技术处理，经重新检验合格后，方可销售、使用。

三、进口食品添加剂的申报要求

（一）申报范围

凡列入《法检目录》的进口食品添加剂，需向口岸海关申报，由海关进行监管。

（二）申报要求

1. 进口食品添加剂应当符合下列条件之一：

（1）有食品安全国家标准的；

（2）经国务院卫生行政管理部门批准、发布列入我国允许使用食品添加剂目录的；

（3）列入《食品添加剂使用标准》（GB 2760）、《食品营养强化剂使用标准》（GB 14880）的；

（4）列入“《食品安全法》实施前已有进口记录但尚无食品安全国家标准的食品添加剂目录”的。

除符合上列四项条件之一外，涉及办理进境动植物检疫许可的，还应在进境前取得“中华人民共和国进境动植物检疫许可证”。进口食品添加剂必须有包装、中文标签、中文说明书。中文标签、中文说明书应当符合我国相关法律、行政法规的规定和食品安全国家标准的要求。食品添加剂说明书应置于食品添加剂的外包装以内，并避免与添加剂直接接触。进口食品添加剂标签、说明书和包装不得分离。

2. 食品添加剂的标签应直接标注在最小销售单元包装上，食品添加剂标签应用中文标明以下事项：

（1）名称（相关标准中的通用名称）、规格、净含量；

（2）成分（表）或配料（表），采用相关标准中的通用名称；

（3）原产国（地）及境内代理商的名称、地址、联系方式；

（4）生产日期（批号）和保质期；

（5）产品标准代号；

（6）属经国务院卫生行政管理部门批准、发布列入我国允许使用食品添加剂目录的食品添加剂标签，应标明卫生部门准予进口的证明文件号和经卫生部门批准或认可的产品质量标准；

（7）储存条件；

（8）使用范围、用量、使用方法；

（9）复合添加剂中各单一品种的通用名称、辅料的名称和含量，按含量由大到小排列（各单一品种必须具有相同的使用范围）；

（10）“食品添加剂”字样；

（11）中国食品安全法律、法规或者食品安全国家标准规定必须标明的其他事项。

3. 食品添加剂进口企业（以下简称进口企业）应按照规定向口岸海关申报，申报时应当提供以下资料：

（1）注明产品用途（食品加工用）的贸易合同，或者贸易合同中买卖双方出具的用途声明（食品加工用）；

（2）食品添加剂完整的成分说明；

（3）进口企业是经营企业的，应提供加盖进口企业公章的工商营业执照或经营许可证复印件；进口企业是食品生产企业的，应提供加盖进口企业公章的食品生产许可证复印件；

（4）特殊情况下还应提供下列材料：需办理进境检疫审批的，应提供进境动植物检疫许可证；首次进口食品添加剂新品种，应提供卫生部门准予进口的有关证明文件和经卫生部门批准或认可的产品质量标准和检验方法标准文本；首次进口食品添加剂，应提供进口食品添加剂中文标签样张、说明书，并应在申报前经海关审核合格；进口食品添加剂全部用来加工后复出口的，应提供输入国家或者地区的相关标准或技术要求，或者在合同中注明产品质量安全项目和指标要求；

（5）海关要求的其他资料。

4. 海关对进口企业提交的申报材料进行审核，符合要求的，受理报检，按照相关要求、程序和标准对进口食品添加剂实施现场检验检疫。

5. 现场检验检疫有下列情形之一的，海关可直接判定为不合格：

（1）不属于海关规定的食品添加剂品种的；

（2）无生产、保质期，超过保质期或者腐败变质的；

（3）感官检查发现产品的色、香、味、形态、组织等存在异常情况，混有异物或被污染的；

（4）容器、包装密封不良、破损、渗漏严重，内容物受到污染的；

（5）使用来自国际组织宣布为严重核污染地区的原料生产的；

（6）货证不符；

（7）标签及说明书内容与报检前向检验检疫机构提供的样张和样本不一致；

（8）其他不符合中国法律法规规定、食品安全国家标准或者检验检疫要求的情况。

6. 海关按照相关检验规程、标准进行取样化验，抽取样品检测，送实验室对质量规格、安全卫生项目和标签内容的真实性、准确性进行检测验证。取样量应满足检测及存样的需要。为保证所检样品的真实性，检测样品的采集、传递、制备、储存等全过程应受控，不应有污染。

7. 经检验检疫合格的，出具合格证明。合格证明中应注明判定产品合格所依据的标准，包括标准的名称、编号。经检验检疫不合格的，按以下方式处理：

（1）涉及安全卫生项目不合格的，出具不合格证明，责令进口企业按规定程序实施退运或销毁。不合格证明中应注明判定产品不合格所依据的标准，包括标准的名称、编号；

（2）非安全卫生项目不合格的，可在海关的监督下进行技术处理（如中文标签整改）或改作他用，经重新检验合格后，方可销售、使用。

（三）注意事项

1. 进口食品添加剂的内外包装和运输工具应符合相关食品质量安全要求，并经检验检疫合格。进口食品添加剂属于危险品的，其包装容器应符合危险货物包装容器管理的相关要求。

2. 进口食品添加剂分港卸货的，先期卸货港海关应以书面形式将检验检疫结果及处理情况及时通知其他分卸港海关；需要对外出证的，由卸毕港海关汇总后出具证书。

3. 进口企业应当建立食品添加剂质量信息档案，如实记录以下内容：

（1）进口时向海关申报的报检号、品名、数（重）量、包装、生产和输出国家或者地区、生产日期、保质期等内容；

（2）国外出口商、境外生产企业名称及其在所在国家或者地区获得的资质证书号；
（3）进口食品添加剂中文标签样张、中文说明书样本；
（4）海关签发的检验检疫证单；
（5）进口食品添加剂流向等信息。

四、进口食品接触材料的申报要求

（一）申报范围

依据《进境食品接触材料检验检疫管理办法》中的界定，食品接触材料是指食品或食品添加剂接触的纸、金属、竹木、陶瓷、搪瓷、橡胶、塑料、玻璃、天然纤维、化学纤维等材质及其复合材质的容器、用具和餐具、食品机械等。海关对食品接触材料实施检验监督管理。

（二）申报要求

1. 申报除提供必备的商业基本单据（合同、发票、装箱单、提运单等）外，还应提交“符合性声明”。
2. 经检验合格的，海关出具“入境货物检验检疫证明”，方可用于包装、盛放食品。
3. 对经检验不合格的进口食品接触材料，海关出具“检验检疫处理通知单”，不准销售、使用。

第二节 入境化妆品的申报

我国海关根据《法检目录》、相关法律、行政法规、有关国际条约等，对入境化妆品（包括成品和半成品）实施检验检疫及监督管理。

一、申报范围

依据《进出口化妆品检验检疫监督管理办法》（原国家质检总局令第143号）中的界定，化妆品是指以涂、擦、散布于人体表面任何部位（表皮、毛发、指/趾甲、口唇等）或者口腔黏膜、牙齿，以达到清洁、消除不良气味、护肤、美容和修饰目的的产品。

实施入境检验检疫管理的化妆品包括化妆品成品和化妆品半成品。化妆品成品包括销售包装化妆品成品和非销售包装化妆品成品；化妆品半成品是指除最后一道“灌装”或“分装”工序外，已完成其他全部生产加工工序的化妆品。根据相关国际条约、相关法律、行政法规规定，进口化妆品（无论成品还是半成品）都应向海关进行申报，通过海关部门的检验检疫方可销售、使用。入境化妆品报检范围见表5-1。

表 5-1　入境化妆品报检范围

商品编码为入境化妆品报检范围
3303000000 香水及花露水；3304100010 含濒危植物成分唇用化妆品；3304100090 其他唇用化妆品；3304200010 含濒危植物成分眼用化妆品；3304200090 其他眼用化妆品；3304300000 指（趾）用化妆品；3304910001 爽身粉、痱子粉；3304910090 香粉（不论是否压紧）；3304990010 护肤品（包括防晒油或晒黑油，但药品除外）；3304990091 其他含濒危植物成分美容品或化妆品；3304990099 其他美容品或化妆品；3305100010 含濒危植物成分洗发剂（香波），3305100090 其他洗发剂（香波）；3305200000 烫发剂；3305300000 定型剂；3305900000 其他护发品；3306101010 含濒危植物成分牙膏；3306101090 其他牙膏；3306900000 其他口腔及牙齿清洁剂（包括假牙模膏及粉）

二、申报要求

（一）报检时限及地点

进口化妆品原则上由口岸海关实施检验检疫。海关总署根据贸易便利化和进口检验工作的实际需要，也可指定在其他地点进行检验。

（二）申报单证

进口化妆品的收货人或者其代理人应当按照相关规定向口岸海关如实申报，提供必备的商业基本单据（合同、商业发票、提单和装箱单等）以及海关规定的其他单证。

其中，首次进口的化妆品应符合以下要求：

1. 国家实施卫生许可管理的化妆品，货物进口前应当取得国家相关主管部门批准的进口化妆品卫生许可批件，货物进口申报时，海关对进口化妆品卫生许可批件的电子数据进行系统自动比对验核。

2. 国家实施备案管理的化妆品，应当凭备案凭证办理报检手续。

3. 除上述 1、2 所涉及的其他化妆品，应当提供以下材料：

（1）具有相关资质的机构出具的可能存在安全性风险物质的有关安全性评估资料；

（2）在生产国家（地区）允许生产、销售的证明文件或者原产地证明。

4. 进口销售包装化妆品成品的，除前三项外，还应当提交中文标签样张、外文标签及翻译件。

（三）检验检疫

口岸海关受理申报后，对进口化妆品进行检验检疫，主要包括现场查验、抽样留样、实验室检验、出证等。

1. 进口化妆品在取得检验检疫合格证明之前，应当存放在检验检疫机构指定或海关认可的场所，未经海关许可，任何单位和个人不得擅自调离、销售、使用。

2. 离境免税化妆品也应实施进口检验，但可免于加贴中文标签，免于进行标签符合性检验。海关将在“入境货物检验检疫证明”上注明该批产品仅用于离境免税店销售。首次进口的离境免税化妆品，收货人应当提供供货人出具的产品质量安全符合我国相关规定的声明、国外官方或者有关机构颁发的自由销售证明、原产地证明、具有相关资质的机构出具的可能存在安全性风险物质的有关安全性评估资料、化妆品的产品配方等。

3. 进口化妆品的收货人应做好销售记录，构建健全的召回机制。当进口化妆品存在安全问题时（可能或者已经对人体健康和生命安全造成损害），收货人应当主动召回产品并立即向所在地海关报告。与此同时，还应当及时向社会公布有关信息，通知销售商停止销售，告知消费者停止使用，做好召回记录。收货人不执行召回义务的，海关将责令召回。

第三节　入境玩具的申报

一、申报范围

根据《商检法》《国务院关于加强食品等产品安全监督管理的特别规定》《进出口玩具检验监督管理办法》以及相关法律法规，海关对进出口玩具实施检验检疫和监督管理。从事进出口玩具生产、经营的企业应依法向海关如实申报。海关对列入《法检目录》内的玩具依法依规实施检验检疫，无检验检疫监管要求的进出口玩具按照海关总署的规定实施抽查检验。

二、申报要求

（一）申报时限和地点

进口玩具的收货人或其代理人应在货物进境前或进境时向口岸海关申报。

（二）申报单证

进口玩具的收货人或其代理人在申报时，应按报检的一般要求在“单一窗口”申报并上传必备的商业基本单据（合同、商业发票、提单和装箱单等）。对列入《强制性产品认证目录》的进口玩具还应当取得强制性产品认证证书。

（三）检验检疫

1. 海关按照我国国家技术规范的强制性要求对进口玩具实施检验。

2. 海关对列入《强制性产品认证目录》内的进口玩具，按照《进口许可制度民用商品入境验证管理办法》的规定实施验证管理。

3. 对未列入《强制性产品认证目录》内的进口玩具，报检人已提供进出口玩具检测实验室出具的合格检测报告的，海关对报检人提供的有关单证与货物是否符合进行审核。对未能提供检测报告或者经审核发现有关单证与货物不相符的，海关对该批货物实施现场检验并抽样送玩具实验室检测。

（四）检验放行及处理

1. 进口玩具经检验合格的，海关出具检验证明，准许销售、使用。

2. 进口玩具经检验不合格的，由检验检疫机构出具检验检疫处理通知书。涉及人身财产安全、健康、环境保护项目不合格的，海关责令当事人退货或销毁货物；其他项目不合格的，可在海关监督下进行技术处理，经重新检验合格后，方可销售或者使用。

第四节　入境机电产品的申报

一、申报范围

机电产品是指机械设备、电气设备、交通运输工具、电子产品、电器产品、仪器仪表、金属制品等及其零部件、元器件。列入《法检目录》以及法律、行政法规规定必须经检验检疫机构检验的进口机电产品和所有进口旧机电产品应向海关检验检疫机构报检。

二、报检要求

国家对涉及人类健康、动植物生命和健康以及环境保护和公共安全的产品实行强制性认证制度。列入《强制性产品认证目录》的机电产品，除另有规定外，必须经过指定的认证机构认证合格、取得指定认证机构颁发的认证证书（CCC 证书）并加施认证标志（产品加贴 CCC 认证标识）后，方可进口。

实施强制性产品认证机电产品的收货人或其代理人在申报时除提供必备的商业基本单据（合同、商业发票、提单和装箱单等）外，还应提供强制性认证证书或其编号，实施无纸化比对，在产品上加施认证标志。

海关对列入《法检目录》的进口强制性产品认证机电产品实施入境验证管理，查验认证证书、认证标志等证明文件，核对货证是否相符等，并按规定实施检验。

不同类别的机电产品报检要求也有所不同。

（一）进境旧机电产品

1. 申报范围及地点

依据《进口旧机电产品检验监督管理办法》《进口旧机电产品装运前检验监督管理实施细则》中的界定，进口旧机电产品是指具有下列情形之一的机电产品：（1）已经使用（不含使用前测试、调试的设备），仍具备基本功能和一定使用价值的；（2）未经使用，但超过质量保证期（非保修期）的；（3）未经使用，但存放时间过长，部件产生明显有形损耗的；（4）新旧部件混装的；（5）经过翻新的。进口旧机电产品均须由目的地海关实施检验。

进口旧机电产品应当实施口岸查验、目的地检验以及监督管理（一般情况为：口

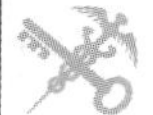

岸海关查验单货、单证是否相符，货物的新旧程度；目的地海关查验货物是否符合我国的安全标准）。价值较高、涉及人身财产安全、健康、环境保护项目的高风险进口旧机电产品，还需实施装运前检验。进口旧机电产品装运前检验应当按照国家技术规范的强制性要求实施。需实施装运前检验的进口旧机电产品清单由海关总署制定并在海关总署网站上公布。

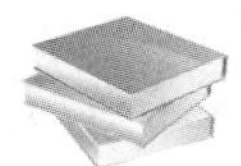

知识加油站

进口旧机电产品的管理

我国对进口旧机电实施负面清单管理，经营旧机电的进口商应在外贸合同签订前，对拟进境旧机电产品进行仔细甄别，以确定是否可以进口。情况主要分为以下三类：

一、国家禁止进口的旧机电产品。对凡列入《禁止进口货物目录》内的旧机电产品，如旧压力容器、旧医疗设备、旧游艺设备等，一律不得进口。

二、需实施装运前检验检疫的旧机电产品。货主可通过海关总署网站公布的“需实施装运前检验的进口旧机电产品清单”进行查询，凡涉及清单内的旧机电产品，应当于启运前，在其境外装货地或者发货地，按照我国法律法规和技术规范的强制性要求实施装运前检验。取得装运前检验证书后，方可进口。

三、免于进行装运前检验检疫的旧机电产品。未涉及前文（一）（二）所列的其他旧机电产品，可直接进口。

2. 入境申报

进口旧机电产品运抵口岸后，收货人或者其代理人应当凭必备的商业基本单据（合同、商业发票、提单和装箱单等）向口岸海关办理报检手续。需实施装运前检验的，报检前还应当取得装运前检验证书。

3. 口岸检验

口岸海关对进口旧机电产品实施口岸查验（一般为外观查验）。口岸海关对报检资料进行逐批核查。必要时，对进口旧机电产品与报检资料是否相符进行现场核查。口岸查验涉及的其他工作按口岸查验的相关规定执行。经口岸查验无问题的货物，海关准予调离，待货物运至目的地后，进行目的地查验。

4. 目的地查验

货物运至目的地后，收货人应第一时间联系目的地海关进行下厂查验，按照海关查验的要求，装配、调试机器。目的地海关按照国家技术规范的强制性要求查验货物。

经目的地检验，涉及人身财产安全、健康、环境保护项目不合格的，由海关责令收货人销毁或者退运；其他项目不合格的，可以在海关的监督下进行技术处理（如加贴警示标识、安全性标识等），经重新检验合格的，方可销售或者使用。

经目的地检验不合格的进口旧机电产品，属成套设备及其材料的，签发“不准安装使用通知书”。经技术处理，并经海关重新检验合格的，方可安装使用。

（二）入境汽车

1. 申报范围及地点

根据《进口汽车检验管理办法》，海关总署主管全国进口汽车检验监管工作，入境口岸海关负责进口汽车入境检验工作，用户所在地海关负责进口汽车质保期内的检验管理工作。对转关到内地的进口汽车，视通关所在地为口岸，由通关所在地海关按照本办法负责检验。

2. 报检单证

进口汽车的收货人或其代理人在货物运抵入境口岸后，应持合同、发票、提（运）单、装箱单（列明车架号）及有关技术资料向口岸海关申报。

3. 检验结果

经检验合格的进口汽车，由口岸检验检疫机构签发“入境货物检验检疫证明”，并一车一单签发“进口机动车辆随车检验单”；对进口汽车实施品质检验的，“入境货物检验检疫证明”须加附“品质检验报告”。经检验不合格的，检验检疫机构出具检验检疫证书，供有关部门对外索赔。

4. 其他规定

（1）对大批量进口汽车，外贸经营单位和收用货主管单位应在对外贸易合同中约定在出口国装运前进行预检验、监造或监装，海关可根据需要派出检验人员参加或者组织实施在出口国的检验。

（2）进口汽车必须获得国家强制性产品认证证书，加贴认证标志，并须经检验检疫机构验证及检验合格。

（3）用户在国内购买原装进口汽车时必须取得海关签发的“进口机动车辆随车检验单”和购车发票。在办理正式牌证前，到所在地海关登检、换发“进口机动车辆检验证明”，作为到车辆管理机关办理正式牌证的依据。

（4）根据《道路车辆　车辆识别代码（VIN）》（GB 16735—2019）的要求，对VIN（车辆识别码）不符合上述标准的进口机动车，海关将禁止其进口，公安机关不予办理注册登记手续，国家特殊需要并经批准的，以及常驻我国的境外人员、我国驻外使领馆人员自带的车辆除外。为便利进口机动车产品报检通关，在进口前，强制性产品认证证书（CCC证书）的持有人或其授权人可向签发CCC证书的认证机构提交拟进口的全部机动车VIN（车辆识别码）和相关结构参数资料进行备案，认证机构在对上述资料进行核对、整理后，上报海关总署及认监委，以便口岸海关对进口机动车产品进行VIN（车辆识别码）入境验证。

（5）海关在进口汽车检验中发现安全质量问题，海关总署发布公告，要求制造商召回有缺陷的产品。

（三）进口成套设备

成套设备是指完整的生产线、成套装置设施，包括工程项目和技术改造项目中的成套装置设施和与国产设备配套组成的成套设备中的进口关键设备。成套设备是一项特殊的法定检验检疫商品，有时无法与商品编码一一对应。

1. 需结合安装调试进行检验的成套设备应在收货人所在地海关申报并检验。

2. 对于大型成套设备，应按照对外贸易合同约定监造、装运前检验或者监装。收货人应保留到货后的最终检验和索赔的权利。海关可以根据需要派出检验人员参加或组织实施监造、装运前检验或者监装。

3. 海关对检验不合格的进口成套设备及其材料，签发“不准安装使用通知书”。经技术处理，并经海关重新检验合格的，方可安装使用。

4. 成套设备对外签约注意事项：合同是进口成套设备检验工作的重要依据，在签订合同时必须考虑到检验形式、检验方法、检验标准等，还必须考虑卖方应提供专用设备和非标设备的设计、制造工艺、检验规程及材料试验方法等标准资料，涉及安全、卫生和环境污染的设备要订明卖方必须提供经安全监察机构符合标准的证明文件等。

（四）进口家用电器和压缩机等机电产品

根据《禁止进口货物目录》的规定，我国禁止进口、出口以氯氟烃物质为制冷剂的工业、商用压缩机；我国禁止进口、出口以氯氟烃物质为制冷剂、发泡剂的家用电器产品和以氯氟烃物质为制冷剂的家用电器产品压缩机，并将相关产品纳入《法检目录》管理。

在进口上述以非氯氟烃物质为制冷剂、发泡剂的相关机电产品时，进口经营单位应向检验检疫机构提供产品为非氯氟烃为制冷剂、发泡剂的证明（产品说明书、技术文件以及供货商的证明）。

第五节 进口医疗器械的申报

一、申报范围

进口医疗器械是指从境外进入我国境内，单独或组合使用于人体的仪器、设备、器具、材料或其他物品（包括所配套使用的软件）。这些产品的使用旨在对疾病进行预防、诊断、治疗、监护、缓解，对损伤或者残疾进行诊断、治疗、监护、缓解、补偿，对解剖或者生理过程进行研究、替代、调节，对妊娠进行控制等。进口（包括捐赠）医疗器械应依法依规向海关申报。

二、申报地点及单证

进口医疗器械的收货人或者其代理人应在货物进口时，向口岸海关申报，并提供下列材料：

1. 必备的商业基础单据（合同、商业发票、提单、装箱单等）；
2. 属于《强制性产品认证目录》内的医疗器械，应当提供强制性认证证书；
3. 国务院药品监督管理部门审批注册的进口医疗器械注册证书；
4. 医疗器械进口单位为一、二类监管等级的，应当提供检验检疫机构签发的进口单位分类证明文件。

三、检验检疫

1. 口岸海关对报检材料进行审查，不符合要求的，应当通知报检人；符合要求的货物，口岸放行后，货主或其代理人应当及时向目的地海关申请检验。

2. 目的地海关按照国家技术规范的强制性要求对进口医疗器械进行检验；进口尚未制定国家技术规范强制性要求的医疗器械，可以参照海关总署指定的国外有关标准进行检验。

3. 海关对实施强制性产品认证制度的进口医疗器械实行入境验证，查验单证，核对证货是否相符，必要时可抽取样品送至指定实验室检测，检测结果应符合强制性产品认证制度和国家规定的相关标准。

4. 进口医疗器械经检验未发现不合格的，目的地主管海关出具“入境货物检验检疫证明”。经检验发现不合格的，海关出具“检验检疫处理通知书”，需要索赔的应当出具检验证书。涉及人身安全、健康、环境保护等项目不合格的，或经技术处理后经检验仍不合格的进口医疗器械，由海关责令当事人销毁或退运处理，并上报海关总署。

第六节　入境石材、涂料的申报

一、申报范围

依据《法检目录》中的界定，进口石材是指《协调制度》中 HS 编码前四位是 2515、2516、6801、6802 的商品；进口涂料主要是指《协调制度》中 HS 编码前四位是 3208、3209 的商品。由于进口涂料的质量安全将直接影响人体的生命健康，我国海关对进口涂料产品实施备案管理，具体内容在本节“知识加油站”中完整呈现。

二、进口石材的报检

（一）报检地点及单证

货主或其代理人在入境口岸海关申报。除提供必备的商业基本单据（合同、商业发票、提单和装箱单等）外，还应提供符合《建筑材料放射性核素限量》（GB 6566—2010）分类要求的石材说明书，说明书中应明确注明进口石材原产地、用途、放射性水平类别和适用范围等信息；未能提供说明书或者说明书中未注明的，均视为使用范围不受限制，检验时将依据 GB 6566—2010 规定的最严格限量要求进行验收，例如：进口石材荒料按建筑主体材料要求验收、进口石材板料按 A 类装修材料要求验收。

（二）检验要求

1. 检验检疫机构对进口石材实施放射性检验，采取现场抽查检测和实验室核素分析相结合的检验模式，并逐步实行分类管理。

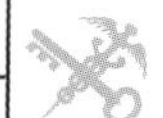

2. 口岸海关受理申报后，因受限于场地无法实施现场检测的，应告知报检人将进口石材实施转场检验。

3. 口岸海关依据 GB 6566—2010 和天然放射性核素分析报告判断：

（1）符合使用范围不受限制的建筑材料要求的，出具“入境货物检验检疫证明”；同时，可以在“入境货物检验检疫证明”中注明相应放射性分类等级和适用范围。

（2）不符合使用范围不受限制的建筑材料要求，但符合石材说明书用途，也可出具“入境货物检验检疫证明”，同时可注明石材放射性分类等级、用途或使用范围。

（3）不符合使用范围不受限制的建筑材料要求或石材说明书用途的，出具检验证书并注明限制使用范围。

三、进口涂料的报检

（一）报检地点及单证

货主或其代理人应当在进口涂料入境时，向入境口岸检验检疫机构申请办理申报手续。除提供必备的商业基本单据（合同、商业发票、提单和装箱单等）外，已经备案的涂料还应同时提交“进口涂料备案书”（复印件）。

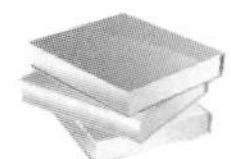

知识加油站

进口涂料产品备案

一、申请材料：

1. “进口涂料备案申请表”；

2. 进口涂料的境外生产商对其涂料产品中有害物质含量符合中华人民共和国国家技术规范要求的声明；

3. 关于进口涂料产品的基本组成成分、型号、产地、品牌、外观、标签及标记、分装厂商和地点、分装产品标签等有关材料（以中文文本为准）。

二、办理流程：

1. 备案申请人在涂料进口至少两个月前向备案机构（直属海关指定业务现场）申请备案；

2. 备案海关收到备案申请后，应在 5 个工作日内审查备案申请人资格、备案申请表和所附资料，并出具“进口涂料备案申请受理情况通知书”；

3. 专项检测实验室应当在接到样品 15 个工作日内，完成对涂料样品的专项检测及进口涂料专项检测报告；

4. 备案海关收到专项检测报告后，应在3个工作日内，根据相关规定和标准对专项检测结果进行判定，判定合格的，向备案人出具“进口涂料备案书”；结果判定不合格的，出具“进口涂料备案情况通知书”。

三、审查标准：

1.《木器涂料中有害物质限量》（GB 18581—2020）；

2.《建筑用墙面涂料中有害物质限量》（GB 18582—2020）；

3.《车辆涂料中有害物质限量》（GB 24409—2020）；

4.《玩具用涂料中有害物质限量》（GB 24613—2020）。

（二）检验要求

主管海关按照以下规定对进口涂料实施检验：

1. 核查“进口涂料备案书”的符合性。核查内容包括品名、型号、品牌、原产地、生产厂商、标签等。

2. 进行专项检测项目抽查。同一品牌涂料的年度抽查比例不少于进口批次的10%，每个批次抽查不少于进口规格型号种类的10%，所抽取样品送专项检测实验室进行专项检测。

3. 对未经备案的进口涂料，主管海关按照有关规定抽取样品，封样后由报检人送样至专项检测实验室检测，检验检疫机构结合专项检测报告进行符合性核查。

4. 经检验合格的进口涂料，主管海关签发“入境货物检验检疫证明”。经检验不合格的进口涂料，主管海关出具检验检疫证书，责令收货人将不合格产品退运出境或按照有关部门要求妥善处理，并报海关总署。

第七节　出入境尸体骸骨卫生检疫的申报

一、报检范围

依据《出入境尸体骸骨卫生检疫管理办法》中的界定，出入境尸体、骸骨包括：

1. 需要入境或者出境进行殡葬的尸体、骸骨；

2. 出入境及过境途中死亡人员的尸体、骸骨；

3. 因医学科研需要，由境外运进或者由境内运出的尸体、骸骨，按照出入境特殊物品管理；

4. 除以上三种情形外，不得由境内运出或者由境外运入尸体和骸骨。

二、报检要求

（一）报检时限及地点

尸体、骸骨入境时，货主或其代理人应向口岸海关申报。尸体、骸骨出境的，出境前应向口岸海关或属地海关申报。

（二）报检单证

1. 入境尸体、骸骨，托运人或者其代理人应当向入境口岸海关如实申报，按照要求提供以下材料：

（1）尸体、骸骨入出境卫生检疫申报单；

（2）死者身份证明（如护照、海员证、通行证、身份证或者使领馆等相关部门出具的证明）；

（3）出境国家或者地区官方机构签发的死亡报告或者医疗卫生部门签发的死亡诊断书；

（4）入殓证明；

（5）防腐证明；

（6）托运人或者其代理人身份证明（如护照、通行证或者身份证等）。

2. 需要运送尸体、骸骨出境的，托运人或者其代理人应当取得国务院殡葬主管部门认可的从事国际运尸服务单位出具的尸体、骸骨入出境入殓证明、防腐证明和尸体、骸骨入出境卫生监管申报单，并向属地海关申报。

三、检验检疫

1. 入境尸体、骸骨由入境口岸海关进行材料核查并实施现场查验；

2. 出境尸体、骸骨由入殓地海关进行材料核查并实施现场查验；出境口岸海关负责在出境现场核查是否与申报内容相符，检查外部包装是否完整、破损、渗漏等。

第八节　出入境特殊物品的申报

一、申报范围

依据《出入境特殊物品卫生检疫管理规定》（原国家质检总局令第 160 号）中的界定，出入境特殊物品是指入境、出境的微生物，人体组织，生物制品，血液及其制品等，出入境特殊物品应依法依规向海关报检并接受检疫。

二、申报要求

（一）申报时限及地点

出入境特殊物品的货主或者其代理人应在货物进出境前向直属海关办理出入境特殊物品的卫生检疫审批，进出境时，应如实向口岸海关申报。

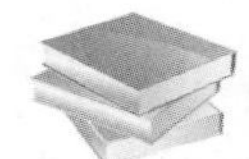

知识加油站

出入境特殊物品卫生检疫审批

一、审批依据

以《中华人民共和国国境卫生检疫法实施细则》为审批依据。以《出入境特殊物品卫生检疫管理规定》为实施依据。

二、申请条件

1. 法律法规规定须获得相关部门批准文件的，应当获得相应批准文件；
2. 申请人应具备与出入境特殊物品相适应的生物安全控制能力。

三、申请时应提交的材料

（一）申请特殊物品审批的，货主或者其代理人应当按照以下规定提供相应材料。

1. “入/出境特殊物品卫生检疫审批申请表”；
2. 出入境特殊物品描述性材料，包括特殊物品中英文名称、类别、成分、来源、用途、主要销售渠道、输出输入的国家或者地区、生产商等；
3. 入境用于预防、诊断、治疗人类疾病的生物制品、人体血液制品，应当提供国务院药品监督管理部门发给的进口药品注册证书；
4. 入境、出境特殊物品含有或者可能含有病原微生物的，应当提供病原微生物的学名（中文和拉丁文）、生物学特性的说明性文件（中英文对照件），以及生产经营者或者使用者具备相应生物安全防控水平的证明文件；
5. 出境用于预防、诊断、治疗人类疾病的生物制品、人体血液制品，应当提供药品监督管理部门出具的销售证明；
6. 出境特殊物品涉及人类遗传资源管理范畴的，应当提供人类遗传资源管理部门出具的批准文件；
7. 使用含有或者可能含有病原微生物的出入境特殊物品的单位，应当提供与生物安全风险等级相适应的生物安全实验室资质证明，BSL-3 级以上实验室必须获得国家认可机构的认可；

8. 出入境高致病性病原微生物菌（毒）种或者样本的，应当提供省级以上人民政府卫生主管部门的批准文件。

（二）首次申请特殊物品审批时，还应当提供下列材料。

1. 申请人为单位的，需提供：

（1）单位基本情况，如单位管理体系认证情况、单位地址、生产场所、实验室设置、仓储设施设备、产品加工情况、生产过程或者工艺流程、平面图等；

（2）实验室生物安全资质证明文件。

2. 申请人为自然人的，还应当提供身份证复印件。

四、办理流程

（一）申请

入境特殊物品的货主或者其代理人应当在特殊物品交运前向目的地直属海关申请特殊物品审批。出境特殊物品的货主或者其代理人应当在特殊物品交运前向属地海关（所在地直属海关）申请特殊物品审批。

（二）受理

直属海关收到申请人提出的特殊物品审批申请后，根据下列情况分别作出处理：

1. 申请事项依法不需要取得特殊物品审批的，即时告知申请人不予受理；

2. 申请事项依法不属于本单位职权范围的，即时作出不予受理的决定，并告知申请人向有关行政机关或者其他直属海关申请；

3. 申请材料存在可以当场更正的错误的，允许申请人当场更正；

4. 申请材料不齐全或者不符合法定形式的，当场或者自收到申请材料之日起五日内一次性告知申请人需要补正的全部内容。逾期不告知的，自收到申请材料之日起即为受理；

5. 申请事项属于本单位职权范围，申请材料齐全、符合法定形式，或者申请人按照本单位的要求提交全部补正申请材料的，予以受理行政许可申请。

（三）审查

直属海关对申请材料及时进行书面审查，并根据情况采取专家资料审查、现场评估、实验室检测等方式对申请材料的实质内容进行核实。

（四）决定

直属海关应当自受理申请之日起20个工作日内作出是否许可的决定。20个工作日内不能作出决定的，经本行政机关负责人批准，可以延长10个工作日。

申请人的申请符合法定条件、标准的，签发“入/出境特殊物品卫生检疫审批单”；申请人的申请不符合法定条件、标准的，作出不予审批的书面决定并说明理由，告知申请人享有依法申请行政复议或者提起行政诉讼的权利。

五、常见问题

（一）出入境前需要提前办理特殊物品审批单的范围

特殊物品包括微生物、人体组织、生物制品、血液及其制品四大类别。微生物是指病毒、细菌、真菌、放线菌、立克次氏体、螺旋体、衣原体、支原体等医学微生物菌（毒）种及样本以及寄生虫、环保微生物菌剂。人体组织是指人体细胞、细胞系、胚胎、器官、组织、骨髓、分泌物、排泄物等。生物制品是指用于人类医学、生命科学相关领域的疫苗、抗毒素、诊断用试剂、细胞因子、酶及其制剂以及毒素、抗原、变态反应原、抗体、抗原-抗体复合物、核酸、免疫调节剂、微生态制剂等生物活性制剂。血液及其制品是指人类的全血、血浆成分和特殊血液成分及各种人类血浆蛋白制品。

（二）以携带方式出入境的特殊物品通关手续

携带特殊物品的旅客将提前取得的特殊物品审批单直接交给现场海关关员即可，核查符合检验检疫要求的，予以放行，未取得审批单或货证不符的，现场将予以截留，截留期限不超过七天。若七天内未取得特殊物品审批单或检疫查验不合格，将予以退运或销毁。

携带自用且仅限于预防或者治疗疾病用的血液制品或者生物制品出入境的，不需办理卫生检疫审批手续，出入境时应当向海关出示医院的有关证明；允许携带量以处方或者说明书确定的一个疗程为限。

（三）特殊物品的风险等级

特殊物品按照致病性、致病途径、使用方式和用途及可控性等风险因素，分为A、B、C、D四个风险等级。

（二）报检单证

入境特殊物品的货主或者其代理人应提前向目的地直属海关申请特殊物品审批，货物到达口岸后，凭“特殊物品审批单”及相关单据向入境口岸海关报检。

出境特殊物品的货主或者其代理人应当在货物交运前办理出入境特殊物品的卫生检疫审批，凭“特殊物品审批单”及其他材料向其所在地海关报检。

三、检验检疫

1. 受理申报的海关应当按照下列要求对出入境特殊物品实施现场查验：

（1）检查出入境特殊物品名称、成分、批号、规格、数量、有效期、运输储存条件、输出/输入国（地区）和生产厂家等项目是否与“特殊物品审批单”的内容相符；

（2）检查出入境特殊物品包装是否安全无破损，不渗、不漏，存在生物安全风险的是否具有符合相关要求的生物危险品标识。

2. 口岸海关对经卫生检疫符合要求的出入境特殊物品予以放行。有下列情况之一

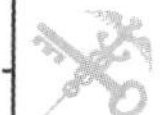

的，由口岸海关签发“检验检疫处理通知书”，责令退运或者销毁：

（1）名称、批号、规格、生物活性成分等与特殊物品审批内容不相符的；

（2）超出卫生检疫审批的数量范围的；

（3）包装不符合特殊物品安全管理要求的；

（4）经检疫查验不符合卫生检疫要求的；

（5）被截留邮寄、携带特殊物品自截留之日起七日内未取得“特殊物品审批单”的，或者提交“特殊物品审批单”后，经检疫查验不合格的。

第九节 其他与入境货物相关的检验检疫事务

一、入境货物木质包装检疫

（一）报检范围

依据《进境货物木质包装检疫监督管理办法》（原国家质检总局令第 84 号）、《进境货物使用的木质包装检疫要求》（原国家质检总局、海关总署、商务部、原国家林业局联合公告 2005 年第 11 号）中的规定，入境木质包装是指输往中国货物的木质包装及木质铺垫材料，包括用于承载、包装、铺垫、支撑、加固货物的木质材料，如木板箱、木条箱、木托盘、木框、木桶（盛装酒类的橡木桶除外）、木轴、木楔、垫木、枕木、衬木等。不包括经人工合成或者经加热、加压等深度加工的包装用木质材料（如胶合板、刨花板、纤维板等），薄板旋切芯、锯屑、木丝、刨花，以及厚度等于或者小于六毫米的木质材料。

按照现行法律法规，入境货物使用木质包装的，应予以报检。与此同时，货物出运前在输出国家或者地区政府检疫主管部门监督下按照《国际植物保护公约》（IPPC）的要求进行除害处理，并加施熏蒸标识（IPPC 专用标识）。除害处理方法和专用标识应当符合我国规定的检疫除害处理方法和标识要求。

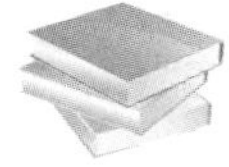

知识加油站

检疫除害处理方法

一、热处理（HT）

1. 必须保证木材中心温度至少达到 56 ℃，并持续 30 分钟以上。

2. 窑内烘干（KD）、化学加压浸透（CPI）或其他方法只要达到热处理要求，可以视为热处理。如化学加压浸透可通过蒸汽、热水或干热等方法达到热处理的技术指标要求。

二、溴甲烷熏蒸处理（MB）

1. 常压下，按表 5-2 标准处理。

表 5-2 溴甲烷熏蒸处理参数（一）

温度	剂量（g/m³）	最低浓度要求（g/m³）			
		0.5 h	2 h	4 h	16 h
21 ℃	48	36	24	17	14
16 ℃	56	42	28	20	17
11 ℃	64	48	32	22	19

2. 最低熏蒸温度不应低于 10 ℃，熏蒸时间最低不应少于 16 小时。

3. 来自松材线虫疫区国家或地区的针叶树木质包装暂按照表 5-3 要求进行溴甲烷熏蒸处理。

表 5-3 溴甲烷熏蒸处理参数（二）

温度	溴甲烷剂量（g/m³）	24 小时最低浓度要求（g/m³）
21 ℃	48	24
16 ℃	56	28
11 ℃	64	32

注：最低熏蒸温度不应低 10 ℃。熏蒸时间最低不应少于 24 小时。松材线虫疫区为：日本、美国、加拿大、墨西哥、韩国、葡萄牙及中国台湾、中国香港。

待 IPPC 组织对溴甲烷熏蒸标准修订后，按照其确认的标准执行。

三、国际植物检疫措施标准或海关认可的其他除害处理方法。

四、依据有害生物风险分析结果，当上述除害处理方法不能有效杀灭我国关注的有害生物时，海关可要求输出国家或地区采取其他除害处理措施。

（二）报检要求

进境货物使用木质包装的，货主或其代理人应当向口岸海关报检并配合检验检疫机构实施检疫。口岸海关对申报的木质包装实施查验，入境木质包装必须具有 IPPC 标识才能放行。

进境货物列入《法检目录》的，海关验货时一并查验木质包装；进境货物未列入《法检目录》的，海关单独实施抽验。

（三）检疫处理

1. 进境货物使用木质包装的，海关按照验货情况进行检疫处理：

（1）对已加施 IPPC 专用标识的木质包装，按规定抽查检疫，未发现活的有害生物的，立即予以放行；发现活的有害生物的，监督货主或者其代理人对木质包装进行除害处理（一般为熏蒸处理）。

（2）对未加施 IPPC 专用标识的木质包装，在海关监督下对木质包装进行除害处理或者销毁处理。

（3）对申报时不能确定木质包装是否加施 IPPC 专用标识的，海关按规定抽查检疫。经抽查确认木质包装加施了 IPPC 专用标识，且未发现活的有害生物的，予以放行；发现活的有害生物的，监督货主或者其代理人对木质包装进行除害处理；经抽查发现木质包装未加施 IPPC 专用标识的，对木质包装进行除害处理或者销毁处理。

2. 经港澳地区中转进境货物使用木质包装，未按要求进行除害处理并加施 IPPC 专用标识的，货主或者其代理人可以申请港澳地区检验机构实施除害处理并加施 IPPC 专用标识或者出具证明文件，入境时，海关按照规定进行抽查或者检疫。

二、进境宠物检疫

根据《关于进一步规范携带宠物入境检疫监管工作的公告》（海关总署公告 2019 年第 5 号）以及相关法律法规，进境宠物应如实向海关申报，并配合海关完成入境检疫。具体规定如下：

1. 携带入境的活动物仅限犬或者猫（以下简称“宠物”），并且每人每次限带 1 只。携带宠物入境的，携带人应当向海关提供输出国家或者地区官方动物检疫机构出具的有效检疫证书和狂犬病疫苗接种证书。宠物应当具有电子芯片。

2. 携带入境的宠物应在海关指定的隔离场隔离检疫 30 天（截留期限计入在内）。需隔离检疫的宠物应当从建设有隔离检疫设施的口岸入境。海关对隔离检疫的宠物实行监督检查。海关按照指定国家或地区和非指定国家或地区对携带入境的宠物实施分类管理，涉及以下情形的宠物可免于隔离检疫：

（1）来自指定国家或者地区携带入境的宠物，具有有效电子芯片，经现场检疫合格的；

（2）来自非指定国家或者地区的宠物，具有有效电子芯片，提供采信实验室出具的狂犬病抗体检测报告（抗体滴度或免疫抗体量须在 0.5 IU/mL 以上）并经现场检疫合格的；

（3）携带宠物属于导盲犬、导听犬、搜救犬的，具有有效电子芯片，携带人提供相应使用者证明和专业训练证明并经现场检疫合格的。

海关总署定期公布指定国家或地区名单、采信狂犬病抗体检测结果的实验室名单、建设有隔离检疫设施的口岸名单。

3. 携带宠物入境有下列情况之一的，海关按照有关规定予以限期退回或者销毁处理：

（1）携带宠物超过限额的；

（2）携带人不能向海关提供输出国家或者地区官方动物检疫机构出具的有效检疫证书或狂犬病疫苗接种证书的；

（3）携带需隔离检疫的宠物，从不具有隔离检疫设施条件的口岸入境的；

（4）宠物经隔离检疫不合格的。

4. 对仅不能提供疫苗接种证书的导盲犬、导听犬、搜救犬，经携带人申请，可以在有资质的机构对其接种狂犬病疫苗。

5. 做限期退回处理的宠物，携带人应当在规定的期限内持海关签发的截留凭证，领取并携带宠物出境；逾期不领取的，做自动放弃处理。

第十节　入境动物及动物产品的申报

为保护人类及动植物的生命和健康，保护环境，防止欺诈行为，维护国家安全，检验检疫机构对一些涉及安全、卫生、环保的入境货物制定了一些特殊规定。这些特殊规定主要体现在针对不同的入境货物，检验检疫机构在报检时限、地点、应提供的随附单据及检验检疫监督管理等方面存在着不同的要求。

动物检疫的目的和任务：一是保护农、林、牧、渔业生产，采取一切有效措施免受国内外重大疫情的危害，这是每个国家动物检疫部门的重要任务。二是促进经济贸易的发展。优质的动物和产品是国际上动物及动物产品贸易成交的关键，动物检疫工作必不可缺。三是保护人民身体健康。动物及动物产品与人的生活密切相关，许多疫病是人畜共患，据不完全统计，目前动物疫病中，人畜共患传染病已达数百种。动物检疫对保护人民身体健康具有非常重要的现实意义。

一、入境动物及动物遗传物质的报检

（一）报检范围

依据《动植物检疫法》《进境动物遗传物质检疫管理办法》（原国家质检总局第47号令）中的界定，“动物”是指饲养、野生的活动物，如畜、禽、兽、蛇、龟、鱼、虾、蟹、贝、蚕、蜂等；“动物遗传物质”是指哺乳动物精液、胚胎和卵细胞。

（二）入境报检基本流程

从海关对动物、动物遗传物质等进口货物进行监管的全过程看，这类货物的报检按时间先后可分为合同签订前办理检疫审批、境外产地检疫、入境报检、入境口岸查验、隔离检疫、检疫放行和处理等几个阶段。

1. 检疫审批

根据《动植物检疫法》《进境动植物检疫审批管理办法》及其他相关法律法规，输入动物、动物遗传物质的企业，必须事先向属地海关提出申请，办理检验检疫审批手续，取得“进境动植物检疫许可证”后，方可进口相应产品。为此，进口商应在签订外贸合同前到属地海关办理检验检疫审批手续，取得“进境动植物检疫许可证”，再

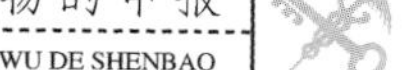

与外商签订合同和安排货物进口事宜；进口合同或协议中应当明确写明中国法定的检疫要求，注明必须附有输出国家（地区）政府动植物检疫机构出具的检疫证书等条款。对进境后需进行隔离检疫的动物，还应在办理入境动植物检验检疫审批时，向直属海关办理进境动物隔离检疫场使用申请手续。

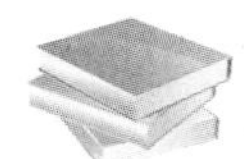

知识加油站

进境（过境）动植物及其产品检疫审批（动植物部分）

一、适用范围

涉及入境动植物检验检疫审批的货物主要包括以下品种：

1. 进境活动物（含动物，胚胎、精液、受精卵、种蛋及其他动物遗传物质）、生物材料、非食用动物产品、饲料及饲料添加剂、果蔬类、烟草类、粮谷类、豆类、薯类等；

2. 过境动物；

3. 特许审批范围包括：动植物病原体（包括菌种、毒种等）、害虫以及其他有害生物，动植物疫情流行国家和地区的有关动植物、动植物产品和其他检疫物、动物尸体、土壤。

二、审批依据

此项审批以《动植物检疫法》《动植物检疫法实施条例》《进境植物和植物产品风险分析管理规定》《进境水果检验检疫监督管理办法》《进境植物繁殖材料检疫管理办法》《进出境粮食检验检疫监督管理办法》《进境动植物检疫审批管理办法》《出入境人员携带物检疫管理办法》《进出境非食用动物产品检验检疫监督管理办法》《进境水生动物检验检疫监督管理办法》《进境动物遗传物质检疫管理办法》《进出口饲料和饲料添加剂检验检疫监督管理办法》《中华人民共和国海关实施〈中华人民共和国行政许可法〉办法》等为实施依据。

三、申请条件

1. 申请办理检疫审批手续的单位（以下简称申请单位）应当是具有独立法人资格并直接对外签订贸易合同或者协议的单位；

2. 输出和途经国家或者地区无相关的动植物疫情；

3. 符合中国有关动植物检疫法律法规和部门规章的规定；

4. 符合中国与输出国家或者地区签订的双边检疫协定（包括检疫协议、议定书、备忘录等）；

5. 进境动物遗传物质、非食用动物产品、水果、烟草、粮食、饲料及饲料添加剂、水生动物，输出国家（地区）和生产企业应在海关总署公布的相关检验检疫准入名单内；

6. 可以核销的进境动植物产品，应当按照有关规定审核其上一次审批的“检疫许可证”的使用、核销情况。

四、提交的材料

（一）进境活动物

1. 非企业法人需提交法人资格证明文件（复印件）；

2. 除食用水生动物外，需提供进境动物指定隔离场使用证；

3. 进境水生动物自输出国家或者地区出境后中转第三方国家或者地区进境的，收货人或者其代理人办理检疫许可证时应当提供运输路线及在第三方国家或者地区中转处理情况，包括是否离开海关监管区、更换运输工具、拆换包装以及进入第三方国家或者地区水体环境等。

（二）进境动物遗传物质

1. 非企业法人需提交法人资格证明文件（复印件）；

2. 代理进口的，提供与货主签订的代理进口合同或者协议复印件。

（三）进境非食用动物产品

1. 非企业法人需提交法人资格证明文件（复印件）；

2. Ⅰ级风险非食用动物产品需提供加工、存放单位证明材料（申请单位与生产、加工、存放单位不一致的，需提供申请单位与指定企业签订的生产、加工、存放合同）。

（四）过境动物

1. 非企业法人申请单位的法人资格证明文件（复印件）；

2. 说明过境路线；

3. 提供输出国家或者地区官方检疫部门出具的动物卫生证书（复印件）；

4. 输入国家或者地区官方检疫部门出具的准许动物进境的证明文件。

（五）进境粮食

1. 非企业法人需提供法人资格证明文件（复印件）；

2. 生产加工存放单位考核报告。

（六）进境水果

1. 非企业法人需提供法人资格证明文件（复印件）。

2. 指定冷库证明文件（申请单位与存放单位不一致的，还须提交与备案冷库签订的仓储协议）。

（七）进境烟叶

1. 非企业法人申请单位的法人资格证明文件（复印件）；

2. 生产加工存放单位考核报告。

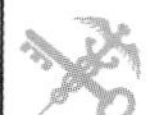

（八）进境饲料

1. 非企业法人申请单位的法人资格证明文件（复印件）；

2. Ⅰ级风险的饲料和饲料添加剂需提供生产、加工、存放单位证明材料（申请单位与生产、加工、存放单位不一致的，需提供申请单位与指定企业签订的生产、加工、存放合同）。

（九）进境生物材料

1. 非企业法人需提交法人资格证明文件（复印件）。

2. 进口一级和二级风险产品：

（1）说明数量、用途、引进方式、进境后防疫措施的书面申请；

（2）科学研究的立项报告及相关主管部门的批准立项证明文件。

（十）特许审批

因科学研究等特殊需要，引进《动植物检疫法》第五条第一款所列禁止进境物的，应提交以下材料：

1. 非企业法人申请单位的法人资格证明文件（复印件）；

2. 提交书面申请，说明其数量、用途、引进方式、进境后的防疫措施；

3. 科学研究的立项报告及相关主管部门的批准立项证明文件。

五、办理流程

1. 申请人（一般为进口企业）应该货物进口前向直属海关提交申请材料。

2. 直属海关受理申请后进行审核，自受理申请之日起20个工作日内作出准予许可或不予许可的决定。20个工作日内不能作出决定的，经本行政机关负责人批准，延长10个工作日。需海关总署审核的，直属海关在规定时限内将初审意见提交海关总署，由海关总署在规定时限内提出审核意见。

3. 进境生物材料检疫审批自受理之日起7个工作日内完成。

4. 此项审批海关不收取任何费用。

2. 境外产地检疫

入境动物及动物遗传物质，海关总署视进口动物的品种、数量和输出国家（地区）的情况，根据我国与输出国家（地区）签订的输入动物的检疫和卫生议定书的要求，确定是否需要进行境外产地检疫。

需要进行境外产地检疫的，要在进口合同中加以明确。境外产地检疫任务，由海关总署派出的兽医同输出国家（地区）官方的兽医共同执行。

3. 入境报检

（1）报检地点及时限：入境动物及动物遗传物质应当按照“进境动植物检疫许可证”指定口岸进境，并如实向入境口岸海关进行申报。输入种畜、禽及动物遗传物质的，应在入境30日前申报；输入其他动物的，应在入境15日前申报。

（2）申报单证：货主或其代理人在办理入境申报手续时，除提供必备的商业基本单据（合同、商业发票、提单和装箱单等）外，还应提交以下单证：

①“进境动植物检疫许可证”预核销单（除活动物以外，其他类别货物的检疫许可证可多次使用并进行核销）；

②输出国家或地区官方出具的检疫证书正本；

③国外官方出具的原产地证书；

④进口种用/观赏用水生动物、畜、禽，提供直属海关签发的“隔离场使用证”（使用国家隔离场的，应在“进境动植物检疫许可证”中列明“相应隔离场使用的批准”）；

⑤输入动物遗传物质的，应提交属地直属海关批准并出具的使用单位备案证明书。无输出国家或者地区官方机构出具的有效“动物健康（卫生）证书”，或者未依法办理检疫审批手续的，入境口岸海关应根据实际情况，对进境动物、动物遗传物质做退运或销毁处理。

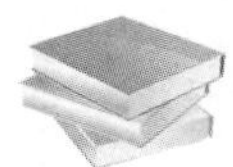

知识加油站

进境动物隔离检疫场

进境动物隔离检疫场是指专用于进境动物隔离检疫的场所。主要包括两类：一是海关总署设立的动物隔离检疫场所，即“国家隔离场”；二是由各直属海关指定的动物隔离场所，称为“指定隔离场”。核准规定如下：

一、进境动物国家隔离场使用核准

（一）法律依据

依据《动植物检疫法》第七条、《动植物检疫法实施条例》第五十三条、《进境动物隔离检疫场使用监督管理办法》等相关规定。

（二）申请材料

办理进境动物隔离检疫场（国家隔离场）使用申请手续的申请人，应向主管海关递交申请材料，详见表5-4。

表5-4　进境动物国家隔离场使用核准申请材料

序号	提交材料名称	原件/复印件	份数	纸质/电子	要求
1	中华人民共和国进境动物隔离检疫场使用申请表	原件	2	纸质	加盖企业公章
2	使用人（法人或者自然人）身份证明材料	复印件	2	纸质	加盖企业公章
3	对外贸易经营权证明材料	复印件	2	纸质	加盖企业公章
4	进境动物从入境口岸进入隔离场的运输安排计划和运输路线	复印件	2	纸质	加盖企业公章或骑缝章
5	海关总署要求的其他材料	复印件	2	纸质	

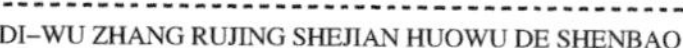
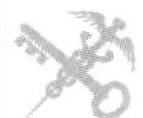

（三）办理流程

申请人向属地主管海关现场提交材料。海关自受理申请之日起20个工作日内作出书面审批意见（现场考核评审时间不计入20个工作日内）。20个工作日内不能作出决定的，经本机构负责人批准，可以延长10个工作日。申请材料合格者，由直属海关提交海关总署审核是否准许使用。准许使用的，签发“中华人民共和国进境动植物检疫许可证”，此项审批海关不收取任何费用。

二、进境动物隔离场所指定：进境动物指定隔离检疫场核准

（一）进境动物拟使用指定隔离场的，应主动向海关提出申请，经所在地直属海关批准，签发“隔离场使用证”。

（二）隔离场地要求

进境动物申请使用指定隔离场的，场地应符合海关的相关要求。具体要求如下：

1. 进境大中动物指定隔离场基本要求

牛、羊指定隔离场应当符合《进境牛羊指定隔离检疫场建设规范》（SN/T 4233—2021）标准；猪指定隔离场应当符合《进境种猪指定隔离检疫场建设规范》（SN/T 2032—2021）；马、驴等其他大中动物指定隔离场参照牛、羊指定隔离场标准执行。

2. 进境小动物指定隔离检疫场基本要求

（1）具有完善的动物饲养、卫生防疫等管理制度。

（2）配备兽医专业技术人员。

（3）须远离相应的动物饲养场、屠宰加工厂、兽医院、居民生活区及交通主干道、动物交易市场等场所至少三千米。

（4）四周必须有实心围墙，能够有效防止人员、车辆和其他动物进入隔离场。如果隔离场具有良好的自然隔离条件，如环山、环水等，可以用铁丝网代替外围墙。

（5）隔离场大门及其显著位置须设立隔离检疫警示标志。入口处须设有消毒池（垫）。

（6）场内应有必要的供水、电、保温及通风等设施，水质符合国家饮用水标准。

（7）场内应分设生活办公区和隔离区，各区之间须有实心墙分隔。隔离区内应包括隔离饲养区（或种蛋孵化区）、病畜禽隔离区、粪便污水处理区、草料区、兽医诊疗室等。

（8）与外界及各区间的通道应设有消毒池（垫），用于进出人员脚底和车辆等的消毒设施，通道应避免交叉污染。

（9）人员进出隔离区的通道要设更衣室、淋浴室。备有专用工作服、鞋、帽。淋浴室应能满足人员进出洗浴的要求。

(10) 隔离饲养舍应满足不同动物的生活习性需要，与其他栏舍及外界相对封闭，且有必要的饲喂、饮水、保温、通气等设施，能够满足动物饲养、生存及福利等基本需要。

(11) 须配备供存放和运输样品、死亡动物的设备；场内设有死亡动物及废弃物无害化处理设施。

(12) 有供海关工作人员工作和休息的场所，并配备电话、电脑等必要的办公设备。

3. 进境陆生野生动物指定隔离检疫场基本要求

(1) 具有完善的动物饲养管理、卫生防疫等管理制度。

(2) 配备兽医专业技术人员。

(3) 须远离相应的动物饲养场、屠宰加工厂、兽医院、居民生活区及交通主干道、动物交易市场等场所。

(4) 四周须有实心围墙或与外界环境隔离的设施，并有醒目的警示标志。

(5) 人员进出隔离区的通道要设更衣室。备有专用工作服、鞋、帽。

(6) 场内具备与申请进境野生动物种类和数量相适应的饲养条件和隔离检疫设施，具有安全的防逃逸装置。

(7) 场内设有污水处理和粪便储存场所。

(8) 场内应具有捕捉、保定动物所需场地和设施。

(9) 场内应有必要的供水、电、保温及通风等设施，水质符合国家饮用水标准。

(10) 隔离检疫区与生活办公区严格分开。隔离场和隔离舍入口均须设有消毒池（垫）。

(11) 场内须配备供存放和运输样品、死亡动物的设备。场内须有死亡动物及废弃物无害化处理设施。

(12) 有供海关人员工作和休息的场所，并配备电话、电脑等必要的办公设备。

4. 进境演艺、竞技、展览及伴侣动物指定隔离检疫场基本要求

(1) 具有完善的动物饲养管理、卫生防疫等管理制度。

(2) 配备兽医专业技术人员。

(3) 须远离相应的动物饲养场、屠宰加工厂、兽医院、交通主干道及动物交易市场等场所。

(4) 四周须有与外界环境隔离的设施，并有醒目的警示标志，入口须设有消毒池（垫）。

(5) 具备与申请进境演艺、竞技、展览及伴侣动物种类和数量相适应的饲养条件和隔离舍，具有安全的防逃逸装置。

(6) 设有污水和粪便集中消毒处理的场所。

(7) 有专用捕捉、固定动物所需场地和设施。

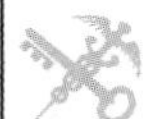

（8）场内应有必要的供水、电、保温及通风等设施，水质符合国家饮用水标准。

（9）配备供存放和运输样品、死亡动物的设备。

（10）有供海关人员工作和休息的场所，并配备电话、电脑等必要的办公设备。

5. 进境水生动物指定隔离检疫场基本要求

（1）具有完善的动物饲养管理、卫生防疫等管理制度。

（2）配备水产养殖专业技术人员。

（3）须远离其他水生动物养殖场、水产加工厂及居民生活区等场所。

（4）四周须有与外界环境隔离的设施，并有醒目的警示标志。

（5）具有独立的供水系统及消毒设施。水源无污染，养殖用水应符合我国渔业水域水质标准，并经过滤净化处理。

（6）有可靠的供电系统、良好的增氧设备，具备与申请进出境动物种类和数量相适应的养殖环境和条件，必要时还应有可调控水温的设备。

（7）排水系统完全独立，并具有无害化处理设施。

（8）隔离检疫区与生活区严格分开。隔离场和隔离池舍入口均须设有消毒池（垫）。

（9）具有防逃逸设施。

（10）配备供存放和运输样品、死亡动物的设备。

（11）有供海关人员工作和休息的场所，并配备电话、电脑等必要的办公设备。

6. 进境实验动物隔离场基本要求

进境实验动物隔离场，应当符合《实验动物　环境及设施》（GB 14925—2010）标准。该标准未涉及的其他实验动物参照该标准执行。

（三）申请材料，详见表5-5。

表5-5　进境动物指定隔离检疫场核准申请材料表

序号	提交材料名称	原件/复印件	份数	纸质/电子	要求
1	中华人民共和国进境动物隔离检疫场使用申请表	原件	2	纸质	加盖企业公章
2	使用人（法人或者自然人）身份证明材料	复印件	2	纸质	加盖企业公章
3	对外贸易经营权证明材料	复印件	2	纸质	加盖企业公章
4	隔离检疫场整体平面图及显示隔离场主要设施和环境的照片	复印件	2	纸质	加盖企业公章

续表

序号	提交材料名称	原件/复印件	份数	纸质/电子	要求
5	隔离检疫场动物防疫、饲养管理等制度	复印件	2	纸质	加盖企业公章或骑缝
6	县级或者县级以上兽医行政主管部门出具的隔离检疫场所在地未发生《中华人民共和国进境动物检疫疫病名录》《中华人民共和国一、二、三类动物疫病病种名录》中规定的与隔离检疫动物相关的一类动物传染病证明	复印件	2	纸质	加盖企业公章
7	进境动物从入境口岸进入隔离场的运输安排计划和运输路线	复印件	2	纸质	加盖企业公章或骑缝章
8	当隔离场的使用人与所有人不一致时，使用人还须提供与所有人签订的隔离场使用协议	复印件	2	纸质	加盖企业公章
9	主管海关要求的其他材料	复印件	2	纸质	

（四）办理流程。

申请人向主管海关提出申请，主管海关自受理申请之日起20个工作日内作出书面审批意见（现场考核评审时间不计入20个工作日内），通过核准的签发“中华人民共和国进境动植物检疫许可证”或“隔离场使用证”。20个工作日内不能作出决定的，经本机构负责人批准，可以延长10个工作日。此审批海关不收取费用。

（五）“中华人民共和国进出境动物指定隔离检疫场使用申请表”（见表5-6）。

表5-6　中华人民共和国进出境动物指定隔离检疫场使用申请表

一、申请单位

<table>
<tr><td colspan="3">名称：</td><td rowspan="4">本表所填内容真实。保证严格遵守进境动物隔离检疫的有关规定，特此声明。
法人签字盖章：
申请日期：　　年　　月　　日</td></tr>
<tr><td colspan="3">地址：</td></tr>
<tr><td>邮编：</td><td>法人代码：</td><td>联系人：</td></tr>
<tr><td>电话：</td><td>传真：</td><td></td></tr>
</table>

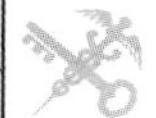

二、隔离检疫场基本情况

<table>
<tr><td colspan="2">名称：</td><td>法人：</td></tr>
<tr><td colspan="2">地址：</td><td>容量：</td></tr>
<tr><td>联系人：</td><td>电话：</td><td>传真：</td></tr>
<tr><td colspan="3">本偏离检疫场上批动物隔离检疫情况</td></tr>
<tr><td>动物名称：</td><td>输出（入）国家或地区：</td><td>数量：</td></tr>
<tr><td>隔离起止时间：</td><td colspan="2">使用单位：</td></tr>
</table>

三、申请隔离检疫的动物情况

名称：	品种：	数量：
产地：	进（出）境时间：	进（出）境口岸：
目的地：	用途：	运输路线及方式：

四、审批意见（以下由审批机关填写）

初审意见： 签字盖章： 日期： 年 月 日	审批意见： 经办： 审核： 签发： 经办日期： 年 月 日

（通用审批页）

<table>
<tr><td colspan="2">以下由主管海关填写</td></tr>
<tr><td>受理意见</td><td>□经审核，符合受理条件，同意受理。
□经审核，不符合受理条件，不予受理。
□其他意见：
受理人： 年 月 日</td></tr>
<tr><td>考核组指派</td><td>考核组长： 考核组成员：

指派人： 年 月 日</td></tr>
</table>

续表

考核组推荐意见	□符合要求，准予推荐。 □不符合要求，不予推荐。 □其他情况： 考核组长：　　　　年　　月　　日
批准意见	□符合要求，予以批准。 □不符合要求，不予批准。 □存在异常，退回考核组。 □存在异常，重新考核。 □其他意见： 经办人：　　　　负责人： 年　　月　　日
批准信息	批准编号： 有效期：　　年　　月　　日至　　年　　月　　日 指定日常监管机构：

4. 入境口岸查验

进境动物及动物遗传物质在到达入境口岸前，货主或其代理人要提前向口岸海关预报准确的到港时间。海关检疫人员对运输动物的车辆要提前进行消毒处理。

口岸查验人员依据查验指令，审核动物检疫证书、核对货证，对动物进行临诊观察和检查。如发现疑似一类传染病症状或不明原因的大量死亡，须拒绝卸货并采取有效隔离措施，并立即上报主管部门，经进一步确认为一类传染病的，结合实际情况作出"不准入境，全群退回""全群扑杀""就地销毁"等处理；如发现个别动物死亡或临诊不正常，在确认为非一类传染病后，可准予卸货，将死亡动物消毒或销毁。

运输、接卸动物的工具，动物的排泄物，废水，铺垫物，外包装物和接卸场地应进行消毒和无害化处理。对装载动物的飞机、船舶消毒后出具"运输工具消毒证书"。现场检疫结束后，如未发现异常，海关准许动物由检疫人员押运至指定的国家隔离场或指定隔离场。

5. 隔离检疫

根据《动植物检疫法》及其实施条例的规定，输入种用大中动物的，应当在海关总署设立的动物隔离检疫场所（国家隔离场）隔离检疫 45 日（当国家隔离场不能满足需求，需要在直属海关指定的隔离场隔离检疫时，须报经海关总署批准）；输入种用/观赏用水生动物、畜、禽以及海关总署批准入境的其他动物的，应当在国家隔离场或者直属海关指定的动物隔离场所隔离检疫 30 日。使用国家隔离场，应当事先经海关总

署批准；使用指定隔离场，应当事先经所在地直属海关批准。进境食用水生动物一般无须隔离检疫。

隔离检疫期间对动物的饲养工作由货主承担，饲养员应提前做自身健康检查。货主在隔离期间不得对动物私自用药或注射疫苗。主管海关一般在动物进场七天后开始对动物进行采血、采样，用于实验室检验。实验室检验是最终出具检疫结果的重要依据。所检疫病的名录实验项目和结果判定标准依据中国与输出国家（地区）签订的动物检疫议定书、协定和备忘录或海关总署的审批意见执行。

6. 检疫放行和处理

根据现场检疫、隔离检疫和实验室检验的结果，检疫合格的动物，主管海关签发“入境货物检验检疫证明”，准予转移、销售、使用；检验检疫不合格的，海关签发“动物检疫证书”；须做检疫处理的，签发“检验检疫处理通知书”，在海关的监督下，作退回、销毁或者无害化处理。

对检出患有传染病、寄生虫病的动物，须实施检疫处理。检出农业农村部颁布的《中华人民共和国进境动物检疫疫病名录》中一类病的全群动物或动物遗传物质禁止入境，做退回或扑杀销毁处理；检出农业农村部颁布的《中华人民共和国进境动物检疫疫病名录》中二类病的阳性动物或动物遗传物质禁止入境，做退回或销毁处理，同群的其他动物放行，并进行隔离观察。

（三）注意事项

1. 进境动物遗传物质的使用单位应当到所在地直属海关备案，直属海关对进境动物遗传物质的加工、存放、使用（以下统称使用）实施检疫监督管理；对动物遗传物质的第一代后裔实施备案。

2. 输往我国的水生动物必须来自输出国家或者地区官方注册的养殖场。水生动物输往我国之前，须在输出国家或者地区官方机构认可的场地进行不少于 14 天的隔离养殖。输往我国的水生动物在隔离检疫期间，不得与其他野生或养殖的水生动物接触。输往我国的水生动物在包装运输前，不得有任何动物传染病和寄生虫病的临床症状。种用和观赏用水生动物必须使用输出国家或者地区官方批准的有效药物进行药浴、消毒，并驱除水生动物体外寄生虫。

输往中国的水生动物的包装必须是全新的或经过消毒的，符合中国卫生防疫的要求，并能防止渗漏。外包装应标明养殖场注册编号、水生动物品种和数（重）量；内包装袋透明，便于检查。

知识加油站

进境动物遗传物质使用单位备案

一、法律依据

根据《进境动物遗传物质检疫管理办法》的规定，海关对进境动物遗传物质的加工、存放、使用（以下统称使用）实施检疫监督管理；对动物遗传物质的第一代后裔实施备案。进境动物遗传物质的使用单位应当到所在地直属海关备案。

二、申请材料

申请材料，详见表5-7。

表5-7 进境动物遗传物质使用单位备案申请材料目录

序号	申请材料目录	份数	资料形式	
			书面	电子
1	“进境动物遗传物质使用单位备案表”（法人签字，盖章）	1	√	√
2	单位法人资格证明文件复印件（加盖公章）	1	√	√
3	熟悉动物遗传物质保存、运输、使用技术的专业人员证明文件复印件（加盖公章）	1	√	√
4	进境动物遗传物质的专用存放场所及其他必要的设施的图片资料（加盖公章）	1	√	√

三、办理流程

1. 进境动物遗传物质使用单位首次申请“中华人民共和国进境动植物检疫许可证”前，应向直属海关申请办理进境动物遗传物质使用单位备案，并提交相关材料。

2. 直属海关对申请单位提交的申请材料进行审核。在五个工作日内完成受理审核，材料符合申请要求的，予以受理；不符合要求的一次性告知需补正的材料。材料符合要求正式受理后，直属海关依据《进境动物遗传物质检疫管理办法》及海关总署的有关要求进行备案。自受理之日起20个工作日内作出准予备案或者不予备案的决定。

3. 备案完成后，直属海关将已备案的使用单位上报海关总署。

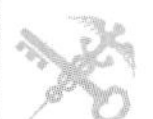

二、入境动物产品的申报

依据《进境动物和动物产品风险分析管理规定》中的界定，动物产品是指来源于动物未经加工或虽经加工但仍有可能传播疫病的产品，如生皮张、毛类、肉类、脏器、油脂、动物水产品、奶制品、蛋类、骨、蹄、角等。

（一）入境肉类产品的申报

根据《进境肉类产品检验检疫管理规定》（海关总署第243号令）中的界定，肉类产品是指动物屠体的任何可供人类食用部分，包括胴体、脏器、副产品以及以上述产品为原料的制品，但不包括罐头产品。

海关总署对向中国境内出口肉类产品的出口商或者代理商实施备案管理，并定期公布已经备案的出口商、代理商名单；国家认监委对向中国输出肉类产品的境外生产企业实行注册管理，并定期公布通过注册的境外生产企业名单（符合评估审查要求的国家或地区输华肉类产品名单，简称“准入名单”）。进口肉类产品，须自行从海关总署网站查询相应“准入名单”，原产于名单内国家或地区及生产企业的肉类产品，方能允许进口。

1. 检疫审批

我国对进口肉类产品实行检疫审批制度。进口肉类产品的收货人应当在签订外贸合同前办理检疫审批手续，取得“进境动植物检疫许可证”。未取得“进境动植物检疫许可证”的，一律不得进口。审批流程，参见前文“知识加油站”。

2. 入境申报

（1）申报时限和地点

进口肉类产品应当从海关总署指定的口岸进口。货主或其代理人应在货物入境前或入境时向进口口岸海关申报。

（2）申报单证

货主或其代理人在办理肉类产品入境申报手续时，除提供必备的商业基本单据（合同、商业发票、提单和装箱单等）外，还应提供以下单证：

①“进境动植物检疫许可证”编号或预核销单。

②输出国家或者地区官方出具的相关证书正本原件（如：原产地证书、动植物卫生健康证书等）。进口肉类产品随附的输出国家或者地区官方检验检疫证书，应当符合海关总署对该证书的要求。

③目的地为中国内地的进口肉类产品，在中国香港或者中国澳门卸离原运输船只并经中国港澳陆路运输到中国内地的，在中国香港或者中国澳门码头卸载后到其他港区装船运往内地的，发货人应当向中国港澳地区的中检公司申请中转预检，预检合格后出具检验证书并加施封识，待入境口岸海关受理申报时查验该证书。未经预检或者预检不合格的，不得转运内地。

3. 口岸受理及查验

（1）口岸海关对收货人或者其代理人提交的相关单证进行审核，核销检疫审批数量。

（2）口岸海关依法依规对进口肉类产品实施现场查验，内容如下：

①检查运输工具是否清洁卫生、有无异味，控温设备设施运作是否正常，温度记

录是否符合要求；

②核对单货、货证是否相符，包括集装箱号码和铅封号、货物的品名、数（重）量、输出国家或者地区、生产企业名称、境外生产企业注册号、生产日期、包装、唛头、输出国家或者地区官方证书编号、标志或者封识等信息；

③查验包装是否符合食品安全国家标准要求；

④预包装肉类产品的应根据标签要求检验标签是否符合要求；

⑤对鲜冻肉类产品还应检查其新鲜程度、中心温度是否符合要求，是否有病变以及肉眼可见的寄生虫包囊、生活害虫、异物及其他异常情况，必要时进行蒸煮试验。

（3）进口鲜冻肉类产品经现场查验合格后，运往海关指定地点存放。

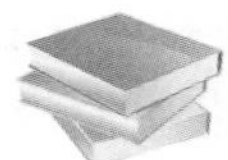

知识加油站

进口肉类产品场所、设施的相关规定

一、指定进口肉类进境口岸/查验场

（一）法律依据

根据《动植物检疫法》第十四条、《进出口食品安全管理办法》、《进出口肉类产品检验检疫监督管理办法》、《质检总局关于进一步规范进口肉类指定口岸管理的公告》等相关法律法规。

（二）申请材料

拟建指定口岸/查验场必要性及可行性调研分析报告和规划、设计方案等材料。

（三）办理流程

1. 新建指定口岸/查验场施工前，所在地省级人民政府应向海关总署提出筹建申请。海关总署组织审核并书面给予答复；

2. 指定口岸/查验场筹建完成后，由所在地省级人民政府向海关总署提出验收申请；

3. 海关总署组织对申请材料进行审核并实地检查验收。验收合格的指定口岸/查验场列入“进口肉类指定口岸/查验场名单”，通过海关总署官方网站公布。

（四）审查标准

1. 指定口岸/查验场的规划、设计和建设应以口岸/查验场功能、规模为基础，以预测的进口肉类查验业务量及相应的海关监管人员数量为依据，以满足查验工作需要并与当地经济发展水平相适应、与口岸/查验场其他查验单位工作条件相协调为原则，运用标准化、信息化等先进管理手段，高标准、严要求，突出区位优势、服务地方经济发展。

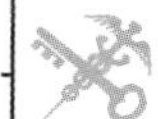

2. 指定口岸/查验场的环境卫生、设施规划与布局须符合食品安全控制和动物疫情防控要求。指定口岸/查验场冷链查验和储存一体化设施周边三千米范围内不得有畜禽等动物养殖场，周围50米内不得有有害气体、烟尘、粉尘、放射性物质及其他扩散性污染源；沿边口岸毗邻的境外地区不得为与进口肉类种类相关且列入《中华人民共和国进境动物检疫疫病名录》的一类动物疫病的疫区。

3. 指定口岸/查验场进口肉类查验设施包括行政办公用房、现场查验专业技术用房、集装箱待检和扣留区、冷链查验和储存一体化设施、检疫处理场所、视频监控、信息化等相关配套设施和设备。

4. 地面应平整、坚固、硬化，无病媒生物滋生地，场地及周围环境应具备有效的防鼠设施与防鼠带；设有防火、防汛、防盗设施、污水排放、垃圾存储与处理、清洗等设施。

5. 行政办公用房包括：办公室、会议室、值班室、更衣室、轮班休息室、档案室等。行政办公用房面积应当根据指定口岸/查验场海关监管人员编制数以及国家关于口岸查验单位办公用房人均面积标准进行核定，并适度兼顾地方经济发展水平。

6. 现场查验专业技术用房包括采取样品室、样品预处理室、样品存储室、应急处置室、应急设备存放室、药械存放室、外来有害生物监测室、信息设备机房或具有以上功能。现场查验专业技术用房面积应与查验业务需求相匹配。

（五）配套设置要求

上述设施应满足进口肉类查验监管工作的需要。

1. 集装箱待检和扣留区应明确标识，配置集装箱吊卸设备和必要的专用电源设施。

2. 冷链查验和储存一体化设施具备冷链查验和存储相关功能。冷链查验平台应能够满足对适当数量集装箱实施查验。储存设施应符合进口肉类备案冷库要求。

3. 检疫处理区能够满足对进口肉类包装和运输工具进行检疫处理，包括熏蒸、消毒、除虫等。检疫处理区应当位于港区办公、生活区的下风方向，相隔距离不少于50米，面积原则上不少于800平方米，空港和陆路口岸可根据实际情况适当调整。设置标志牌、告示牌。标志牌位于检疫处理区入口处，标示检疫处理区域。告示牌位于检疫处理区周边，涂印“检疫处理作业危险，请勿靠近”中英文字样。

4. 指定口岸/查验场应当设置电子监管设施，应包括：码头、站场、冷链查验和储存一体化设施、堆场和通道卡口的视频监控系统，大型X光集装箱检测系统，箱号、车号识别系统（空港和火车口岸根据实际情况确定），保障每一批进口肉类查验过程的可监控和可追溯。如果相关设施暂不齐全，应有相应的方案满足电子监管要求。视频监控设施应确保清晰监控和录像，录像档案保存时间不少于3个月。

二、进口肉类冷链查验和储存一体化设施备案

（一）设定依据

根据《动植物检疫法》第十四条、《进出口食品安全管理办法》、《进出口肉类检验检疫监督管理办法》等相关法律法规。

（二）申请材料

1. 冷链查验与储存一体化设施建设情况介绍材料；

2. 冷库平面图（标明冷链查验和储存一体化设施库位、查验平台、视频监控系统监控区域）；

3. 冷链查验与储存一体化设施安全卫生质量管理制度，包括组织机构及其职责、卫生防疫制度、出入库管理制度、人员健康管理制度等；

4. 实景照片，包括备案监管冷库概貌、视频监控设施、温度监控设施等；

5. 自查验收报告；

6. 指定口岸/查验场所在地地市级地方政府相关部门的推荐意见；

7. 有效的企业营业证明，如法人资格证明、工商营业执照（经营范围应包括冷冻食品仓储方面内容）、食品仓储资格证明。如实施三证合一（组织机构代码、营业执照、税务登记证），则可采用三证合一的营业执照。

（三）办理流程

1. 根据地方经济发展、企业贸易需求，已获批准指定口岸/查验场所在地地市级地方政府相关部门可协助直属海关，由经营单位向直属海关提出新增冷链查验与储存一体化设施申请。直属海关经审核后书面答复。新增冷链查验与储存一体化设施获准筹建后，须在两年内提出验收申请的，逾期视为自动撤销申请。

2. 筹建完成并符合条件的，直属海关向海关总署提出验收申请，海关总署视情况组织开展现场验收。

3. 新筹建指定口岸/查验场的冷链查验与一体化设施作为指定口岸/查验场申请条件之一，不再单独申请验收。

4. 通过验收的查验场所，列入“进口肉类指定口岸/查验场名单”，由海关总署通过官方网站定期公布。

（四）审查标准

1. 冷链查验平台应相对封闭，配备有制冷设备及遮盖封闭设施（如密闭气帘，密闭门等设施），查验平台的温度应保证货物始终处于低温状态（平台温度控制在 12 ℃以下）。

2. 冷链查验平台应能够满足对适当数量集装箱实施查验，储存冷库按存储温度分为冷藏冷库和冷冻冷库。

3. 环境卫生、设施规划与布局，其他检验检疫设施建设标准，以及各项管理制度均参照新建指定口岸/查验场的基础能力建设要求执行。

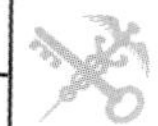

4. 实验室检测

口岸海关根据查验系统布控指令，依法依规抽取样品，报送实验室检查，为货主出具“中华人民共和国检验检疫抽/采样凭证”，按照有关标准、监控计划和警示通报等要求对货物进行检验和监测。

相关实验室收到采样后，按送检单所列检验项目及检验标准完成检验，向送检部门出具检验报告。检验项目主要包括：感官检验检疫；微生物项目；有毒有害物质；农药残留项目；兽药残留；根据输出国家或者地区的动物疫情状况，对可能受动物传染病原、寄生虫感染的肉类产品进行动物病毒和寄生虫检验；中国法定检验检疫要求（包括“进境动物传染病、寄生虫名录”）、双边协定、“进境动植物检疫许可证”及贸易合同等要求的其他项目等。海关根据不同货物属性，不同时期货物存在的隐患风险以及系统查验指令等，选择需检测的项目。

5. 检疫放行和处理

口岸海关根据进口肉类产品检验检疫结果作出如下处理：

（1）经检验检疫合格的，签发“入境货物检验检疫证明”，准予生产、加工、销售、使用。“入境货物检验检疫证明”应当注明进口肉类产品的集装箱号、生产批次号、生产厂家名称和注册号、唛头等追溯信息。

（2）经检验检疫不合格的，签发检验检疫处理通知书。有下列情形之一的，责令退回或销毁处理：

①不能提供有效进境动植物检疫许可证的；

②无法提供输出国家或者地区官方机构出具的相关证书的；

③源自未获得注册的生产企业生产的进口肉类产品的（准入名单外的产品）；

④涉及人身安全、健康和环境保护项目不合格的。

（3）经检验检疫，涉及人身安全、健康和环境保护以外项目不合格的，可以在海关的监督下进行技术处理（如：中文标签整改等），合格后，方可销售或者使用。

（4）需要对外索赔的，签发相关证书。

（二）入境水产品的申报

依据《进境水生动物检验检疫管理办法》中的界定，水产品是指供人类食用的水生动物产品及其制品，包括水母类、软体类、甲壳类、棘皮类、头索类、鱼类、两栖类、爬行类、水生哺乳类动物等其他水生动物产品以及藻类等海洋植物产品及其制品，不包括活水生动物及水生动植物繁殖材料。

海关总署对向中国境内出口水产品的出口商或者代理商，以及进口水产品收货人实施备案管理，对水产品实施“准入管理”，定期公布各类水产品已获准入资质的国家（地区）、境外生产企业和已经备案的出口商、代理商名单。

1. 检疫审批

海关总署对安全卫生风险较高的进口两栖类、爬行类、水生哺乳类动物以及其他养殖水产品等实行检疫审批制度。进口上述产品的收货人应当在外贸合同签订前办理检疫审批手续，取得“进境动植物检疫许可证”；其他水产品无须办理进境检疫审批。

2. 入境申报

（1）申报时限和地点

进口水产品的进口口岸应当具备与进口水产品数量相适应的、符合进口水产品存储冷库检验检疫要求的存储冷库。货主或其代理人应在货物入境前或入境时向进口口岸海关如实申报。

（2）申报单证

货主或其代理人在办理入境申报手续时，除提供必备的商业基本单据（合同、商业发票、提单和装箱单等）外，还应递交以下单证：

①输出国家或者地区官方出具的相关证书正本原件（如：原产地证书、卫生健康证书等）。进口水产品随附的输出国家或者地区官方检验检疫证书，应当符合海关总署对该证书的要求。

②对实行检疫审批制度的水产品，还应提交“进境动植物检疫许可证”编号或预核销单。

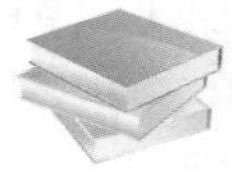

知识加油站

进口水产品存储冷库备案

一、设定依据

根据《动植物检疫法》第十四条、《进出口食品安全管理办法》等相关法律法规。

二、申请材料

1. 进境水产品存储库备案申请表；
2. 单位法人营业执照；
3. 库区、仓库等平面图；
4. 出入库位流程及有关质量管理体系文件；
5. 冷库管理人员名单及个人材料；
6. 厂区相关功能区照片。

三、办理流程

1. 企业向所在地隶属海关提出备案申请，主管海关根据有关规定审核存储冷库备案申请资料，符合受理要求的予以受理，不符合要求的一次性告知企业补正申请资料。

2. 符合要求并受理后，主管海关组织考核小组对提出进口水产品存储冷库备案申请的企业按照“进口水产品存储库备案申请表”所列的考核项目现场考核。

3. 考核合格的，主管海关给予批准。不符合要求的，不予批准。

4. 直属海关对外公布备案信息。

四、审查标准

1. 交通运输便利、位于进境口岸辖区范围内，具备方便搬运的运作空间，库容量具有一定规模。

2. 库区周围无污染源，符合环保要求，路面平整、不积水且无裸露的地面。

3. 具备防虫、防鼠、防霉设施。库内无污垢、无异味、环境卫生整洁，布局合理。

4. 拟用于保存冷冻或冷藏水产品的存储库必须是水产品专用冷库，不得与其他产品混用。库房应具备储存冷冻或冷藏水产品的温度控制设施，冻库温度应当达到-18 ℃以下。应当设有温度自动记录装置，库内应当装备非水银温度计。

5. 建立包括以下内容的安全卫生质量管理文件：（1）安全卫生质量管理方针和目标；（2）组织机构及其职责；（3）生产管理人员要求；（4）环境卫生要求；（5）库房（冷库）及设施卫生要求；（6）储存、运输卫生要求；（7）有毒、有害物质的控制；（8）质量记录；（9）质量体系内部审核。

五、进口冰鲜水产品存储冷库检验检疫要求

1. 各主管海关关区内具备满足贸易需求且与查验能力相适应的冰鲜水产品备案存储冷库，冷库应毗邻口岸且交通便利。

2. 冰鲜水产品存储冷库基本条件：

（1）库房温度应当达到4 ℃以下（产品仓储温度有特殊需求的除外），配备温度自动记录装置，库内应当配备非水银温度计，温度计应经过计量部门校准并在有效期内。

（2）提供视频监控等必要的检验检疫和监督管理设施，产品卸货月台、备案库房门口等关键位置必须安装视频监控。视频监控录像应按月备份并分别保存，方便海关调阅查看，录像资料应至少保留三个月。

（3）配备专用场所，便于进行去冰水、加冰等操作。

3. 口岸查验及检验检疫

（1）主管海关对收货人或者其代理人提交的相关单证进行审核，涉及检疫审批的，核销审批数量。

（2）进口口岸海关依法依规对进口水产品实施口岸查验及检验检疫，包括以下内容：

①核对单证并查验货物；

②查验包装是否符合进口水产品包装基本要求；

③对易滋生植物性害虫的进口盐渍或者干制水产品实施植物检疫，必要时进行除

害处理；

④查验货物是否腐败变质，是否含有异物，是否有干枯，是否存在血冰、冰霜过多。

（3）进口预包装水产品的中文标签应当符合中国食品标签的相关法律、行政法规、规章的规定以及国家技术规范的强制性要求。海关依照规定对预包装水产品的标签进行检验。

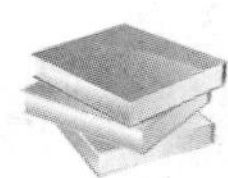

知识加油站

指定进口水产品进境口岸/查验场

一、设定依据

根据《动植物检疫法》第十四条、《进出口食品安全管理办法》等相关法律法规。

二、申请材料

拟建指定口岸/查验场建设情况、口岸基础设施、口岸管理制度、海关检验检疫基础保障能力等材料。

三、办理流程

1. 口岸所在地地方政府向所在地直属海关提出成为指定口岸/查验场的书面申请。

2. 所在地直属海关按照指定口岸/查验场能力要求对口岸进行考核，并将经考核符合要求的口岸/查验场名单及相关材料报海关总署。

3. 海关总署对直属海关报送的指定口岸/查验场材料进行审核，组织专家进行实地验证后，将确认符合要求的口岸列入开展进口冰鲜水产品业务的口岸名单。

四、审查标准

1. 地方政府及口岸经营单位有相应的食品安全保障方案，有实质性支持措施，为海关工作顺利开展提供便利。

2. 口岸基础设施。

（1）查验场地硬件设施设备。

①查验场站地理位置合理，物流便利。

②具备满足日常海关监管的设施、设备，包括日常办公、取制样、送样、安全防护、交通、信息化设施设备。查验场地固定，光线充足，具备温度控制条件，具有能满足进口冰鲜水产品现场检查的查验设施、采样场所和设备，能保证货物在查验过程中不受污染，不影响货物品质。

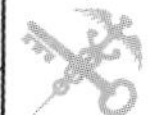

（2）配备符合要求的视频监控设施，监控范围覆盖查验现场主要人流、物流通道等关键区域，清晰度能满足清楚辨别产品外包装上的文字符号，满足24小时监控需要，监控记录至少保存六个月。

（3）配备满足动植物疫情防控需要的防控设施和设备，配备相应的检疫处理设施，具有应对进出口食品安全突发事件应急能力。

（4）配备满足查验能力的存储冷库，用于暂存冰鲜水产品。冷库原则上应符合以下冰鲜水产品备案存储冷库要求。

3. 冰鲜水产品备案存储冷库配备。

（1）口岸海关机构辖区内具备满足贸易需求且与查验能力相适应的冰鲜水产品备案存储冷库，冷库应毗邻口岸且交通便利。

（2）获得直属海关进口水产品存储冷库备案资格。冰鲜水产品存储冷库基本条件：

①库房温度应当达到4 ℃以下（产品仓储温度有特殊需求的除外），配备温度自动记录装置，库内应当配备非水银温度计，温度计应经过计量部门校准并在有效期内。

②提供视频监控等必要的海关监督管理设施，产品卸货月台、备案库房门口等关键位置必须安装视频监控。视频监控录像应按月备份并分别保存，方便海关调阅查看，录像资料应至少保留三个月。

③配备专用场所，便于进行去冰水、加冰等操作。

五、口岸管理要求

1. 口岸查验场站管理制度。

进口冰鲜水产品口岸查验场站经营单位已制定保障进口冰鲜水产品质量安全的相关工作制度，包括产品入出备案存储冷库管理制度、卫生管理制度、货物装卸作业操作规程、从业人员培训制度、标识溯源制度、应急处置制度、记录档案管理制度、食品安全防护计划等。查验场站经营单位应配合海关机构开展工作。

2. 辅助查验工作人员。

配备辅助现场查验工作的工作人员。辅助工作人员均须经海关部门培训、考核上岗，具备相应岗位的技术技能。与冰鲜水产品接触的人员每年进行一次健康体检。

4. 实验室检测

口岸海关根据系统布控，抽取样品报送实验室检测。依照规定对进口水产品采样，按照有关标准、监控计划和警示通报等要求对下列项目进行检验或者监测：

（1）致病性微生物、重金属、农兽药残留等有毒有害物质；

（2）疫病、寄生虫；

（3）其他要求的项目。

5. 检疫放行和处理

（1）进口水产品经检验检疫合格的，由进口口岸海关签发“入境货物检验检疫证明”，准予生产、加工、销售、使用。“入境货物检验检疫证明”应当注明进口水产品的集装箱号、生产批次号、生产厂家及唛头等追溯信息。

（2）进口水产品经检验检疫不合格的，由主管海关出具“检验检疫处理通知书”。涉及人身安全、健康和环境保护以外项目不合格的，可以在海关监督下进行技术处理（如：中文标签整改等），经重新检验检疫合格的，方可销售或使用。

（3）当事人申请需要出具索赔证明等其他证明的，海关签发相关证明。

（4）有下列情形之一的，作退回或者销毁处理：

①涉及进口检疫审批的产品，不能提供进境动植物检疫许可证的；

②需办理注册的水产品生产企业未获得中方注册的（准入名单外产品）；

③无法提供输出国家或者地区官方机构出具的有效检验检疫证书的；

④涉及人身安全、健康和环境保护项目检测不合格的。

6. 其他规定

（1）进口水产品应当符合中国法律、行政法规、食品安全国家标准要求，以及中国与输出国家或者地区签订的相关协议、议定书、备忘录等规定的检验检疫要求和贸易合同注明的检疫要求。进口尚无食品安全国家标准的水产品，收货人应当向海关提交国务院卫生行政部门出具的许可证明文件。

（2）海关总署根据需要，按照有关规定，可以派员到输出国家或者地区进行进口水产品预检。

（3）装运进口水产品的运输工具和集装箱，应当在进口口岸海关的监督下实施防疫消毒处理。未经许可，不得擅自将进口水产品卸离运输工具和集装箱。

（4）进口水产品存在安全问题，可能或者已经对人体健康和生命安全造成损害的，收货人应当主动召回并立即向主管海关报告。收货人不主动召回的，主管海关应当按照有关规定责令召回。

（三）进口乳品的报检

乳品包括初乳、生乳和乳制品。初乳是指奶畜产犊后七天内的乳。生乳是指从符合中国有关要求的健康奶畜乳房中挤出的无任何成分改变的常乳。奶畜初乳、应用抗生素期间和休药期间的乳汁、变质乳不得用作生乳。乳制品是指由乳为主要原料加工而成的食品，如巴氏杀菌乳、灭菌乳、调制乳、发酵乳、干酪及再制干酪、稀奶油、奶油、无水奶油、炼乳、乳粉、乳清粉、乳清蛋白粉和乳基婴幼儿配方食品等。其中，由生乳加工而成、加工工艺中无热处理杀菌过程的产品为生乳制品

海关总署对进口乳品实施“注册登记管理制度”（准入式管理），向中国出口乳品的境外食品生产企业必须提前通过中国海关的注册登记，取得注册登记号（列入“准入名单”），源自准入名单内企业生产的乳品方能进口，其他乳品一律不得进口。海关对进口乳品的进口商实施备案管理。进口商应当有食品安全专业技术人员、管理人员和保证食品安全的规章制度，按照海关总署规定，向工商注册登记地海关申请备案。

1. 检疫审批

需要办理检疫审批手续的进口乳品，应当在进口前取得“中华人民共和国进境动植物检疫许可证”。海关总署定期调整并公布需要检疫审批的乳品种类。

2. 入境申报

（1）申报时限和地点

进口乳品收货人或者其代理人应在货物入境前或入境时如实向口岸海关或主管海关申报。

（2）申报单证

货主或其代理人在办理入境申报手续时，除提供必备的商业基本单据（合同、商业发票、提单和装箱单等）外，还应递交以下单证：

①符合规定的出口国家（地区）官方主管部门出具的卫生证书。

②国外官方出具的原产地证明。

③首次进口的乳品，应当提供相应食品安全国家标准中列明项目的检测报告。首次进口，指境外生产企业、产品名称、配方、境外出口商、境内进口商等信息完全相同的乳品从同一口岸第一次进口。

④非首次进口的乳品，可提供首次进口检测报告的复印件以及海关总署要求项目的检测报告。非首次进口检测报告项目由海关总署根据乳品风险监测等有关情况确定并在海关总署网站公布。

⑤进口乳品安全卫生项目（包括致病菌、真菌毒素、污染物、重金属、非法添加物）不合格，再次进口时，应当提供相应食品安全国家标准中列明项目的检测报告；连续五批次未发现安全卫生项目不合格，再次进口时提供相应食品安全国家标准中列明项目的检测报告复印件和海关总署要求项目的检测报告。

⑥进口预包装乳品的，应当提供原文标签样张、原文标签中文翻译件、中文标签样张。

⑦进口需要检疫审批的乳品，应当提供进境动植检疫许可证。

⑧进口尚无食品安全国家标准的乳品，应当提供国务院卫生行政部门出具的许可证明文件。

⑨涉及有保健功能的，应当提供有关部门出具的许可证明文件。

⑩标注获得奖项、荣誉、认证标志等内容的，应当提供经外交途径确认的有关证明文件。

3. 检验检疫

（1）主管海关通过单证审核、现场查验、感官检验、实验室检验等方式对进口乳品实施检验检疫。

（2）进口乳品的包装和运输工具应当符合安全卫生要求，不得将乳品与有毒有害物品一同运输。

（3）进口预包装乳品应当有中文标签、中文说明书，标签、说明书应当符合我国有关法律法规规定和食品安全国家标准。海关对进口预包装乳品标签实施抽检检验。

（4）进口乳品原料全部用于加工后复出口的，海关可以按照出口目的国家（地区）的强制性标准或者合同要求实施检验，并在出具的合格证单上注明“仅用于出口加工使用”。

4. 检疫放行和处理

（1）进口乳品经检验检疫合格，由海关出具“入境货物检验检疫证明”，准许销售、使用。

（2）进口乳品经检验检疫不合格的，由主管海关出具不合格处理通知书。涉及安全、健康、环境保护项目不合格的，海关责令当事人退运或销毁处理。其他项目不合格的，可以在海关的监督下进行技术处理，经重新检验合格后，方可销售、使用。

进口乳品销毁或退运前，进口乳品收货人应当将不合格乳品自行封存，单独存放于海关或者认可的场所，未经许可，不得擅自调离。

（四）进口动物源性饲料及饲料添加剂的申报

依据《进出口饲料和饲料添加剂检验检疫监督管理办法》（原国家质检总局第118号令）中的界定，动物源性饲料及饲料添加剂是指源于动物或产自于动物的产品经工业化加工、制作的供动物食用的产品及原料。主要包括饵料用活动物、饲料用（含饵料用）冰鲜冷冻动物产品及水产品、加工动物蛋白及油脂、宠物食品及咬胶、配合饲料以及含有动物源性成分的添加剂预混合饲料及饲料添加剂等。其中加工动物蛋白及油脂包括肉粉（畜禽）、肉骨粉（畜禽）、鱼粉、鱼油、鱼膏、虾粉、鱿鱼肝粉、鱿鱼粉、乌贼膏、乌贼粉、鱼精粉、干贝精粉、血粉、血浆粉、血球粉、血细胞粉、血清粉、发酵血粉、动物下脚料粉、羽毛粉、水解羽毛粉、水解毛发蛋白粉、皮革蛋白粉、蹄粉、角粉、鸡杂粉、肠膜蛋白粉、明胶、乳清粉、乳粉、蛋粉、干蚕蛹及其粉、骨粉、骨灰、骨炭、骨制磷酸氢钙、虾壳粉、蛋壳粉、骨胶、动物油渣、动物脂肪、饲料级混合油、干虫及其粉等。

海关总署对进口饲料实施“注册登记管理制度”，向中国境内出口饲料的国家或者地区的生产企业应在中国海关注册登记，取得注册登记号（列入“准入名单”），进口饲料应当来自注册登记的境外生产企业；直属海关对饲料进口企业实施备案管理，进口企业应当在首次申报前或者申报时向属地海关提供营业执照复印件进行备案。

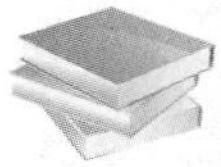
知识加油站

饲料进口企业备案

一、设定依据

根据《进出口饲料和饲料添加剂检验检疫监督管理办法》以及相关法律法规。

二、申请材料

见表5-8、表5-9、表5-10。

表5-8　首次备案材料表

序号	提交材料名称	原件/复印件	份数	纸质/电子	要求
1	进出口饲料类企业备案登记表	原件	1	纸质	加盖企业公章
2	营业执照	复印件	1	纸质	加盖企业公章

表5-9　备案范围变更材料表

序号	提交材料名称	原件/复印件	份数	纸质/电子	要求
1	进出口饲料类企业备案登记表	原件	1	纸质	加盖企业公章
2	营业执照	复印件	1	纸质	加盖企业公章

表5-10　企业或住所名称变更材料表

序号	提交材料名称	原件/复印件	份数	纸质/电子	要求
1	进出口饲料类企业备案登记表	原件	1	纸质	加盖企业公章
2	营业执照	复印件	1	纸质	加盖企业公章
3	企业名称变更的，提交工商行政管理部门出具的更名证明性材料	复印件	1	纸质	加盖企业公章
4	企业住所名称变更的，提交有关行政主管部门出具的变更证明性材料	复印件	1	纸质	加盖企业公章

三、办理流程

申请企业向主管海关提交申请材料，海关审核材料并一次性告知审核结果，自受理之日起20个工作日内完成。

1. 检疫审批

动物源性饲料产品的收货人应当在贸易合同签订前办理检验审批手续，取得“进境动植物检疫许可证”。

2. 入境申报

（1）报检时限及地点。

进口饲料的货主或者其代理人应当在饲料入境前或者入境时如实向口岸海关申报。

（2）货主或其代理人在办理入境申报手续时，除提供必备的商业基本单据（合同、商业发票、提单和装箱单等）外，还应递交以下单证：

①“进境动植物检疫许可证”预核销单或编号；

②国外官方出具的原产地证书；

③输出国家或者地区检验检疫证书；

④要办理并取得农业农村部“进口饲料和饲料添加剂产品登记证”的，还应提供“进口饲料和饲料添加剂产品登记证”复印件。

3. 检验检疫

（1）口岸海关按照以下要求对进口饲料实施检验检疫：

①中国法律法规、国家强制性标准和海关总署规定的检验检疫要求；

②双边协议、议定书、备忘录；

③“进境动植物检疫许可证”列明的要求。

（2）口岸海关按照下列规定对进口饲料实施现场查验：

①核对货证：核对单证与货物的名称、数（重）量、包装、生产日期、集装箱号码、输出国家或者地区、生产企业名称和注册登记号等是否相符；

②标签检查：标签是否符合饲料标签国家标准；

③感官检查：包装、容器是否完好，是否超过保质期，有无腐败变质，有无携带有害生物，有无土壤、动物尸体、动物排泄物等禁止进境物。

（3）主管海关对来自不同类别境外生产企业的产品按照相应的检验检疫监管模式抽取样品，出具“中华人民共和国检验检疫抽/采样凭证”，送实验室进行安全卫生项目的检测。被抽取样品送实验室检测的货物，应当调运到海关指定的待检存放场所等待检测结果。

4. 检疫放行和处理

（1）经检验检疫合格的，主管海关签发“入境货物检验检疫证明”，予以放行。

（2）经检验检疫不合格的，主管海关签发“检验检疫处理通知书”，由货主或者其代理人在主管海关的监督下，作除害、退回或者销毁处理，经除害处理合格的准予进境；需要对外索赔的，由主管海关出具相关证书。

5. 其他规定

（1）进口饲料包装上应当有中文标签，标签应当符合中国饲料标签国家标准。散装的进口饲料，进口企业应当在主管海关指定的场所包装并加施饲料标签后方可入境，直接调运到海关指定的生产、加工企业用于饲料生产的，可免于加施标签。

（2）海关总署对进口动物源性饲料的饲用范围有限制的，进入市场销售的动物源性饲料包装上应当注明饲用范围。

（3）境外发生的饲料安全事故涉及已经进口的饲料、国内有关部门通报或者用户投诉进口饲料出现安全卫生问题的，主管海关应当开展追溯性调查，并按照国家有关规定进行处理；进口的饲料存在上述所列情形，可能对动物和人体健康和生命安全造成损害的，饲料进口企业应当主动召回，并向主管海关报告。进口企业不履行召回义务的，主管海关将责令进口企业召回并将其列入不良记录企业名单。

（五）其他动物产品及其他检疫物的报检

这里所称的其他动物产品特指除上述外未列明的来源于动物未经加工或者虽经加工但仍有可能传播疫病的产品，如皮张类、毛类、蜂产品、蛋制品、肠衣等。其他检疫物是指动物疫苗、血清、诊断液、动物性废弃物等。

1. 检疫审批

其他动物产品及其他检疫物涉及办理检疫审批手续的，应当在入境前按照规定办理并获得“进境动植物检疫许可证”，方能进口。目前，以下动物产品无须申请办理检疫审批手续：蓝湿（干）皮、已鞣质皮毛、洗净羽绒、洗净毛、碳化条、毛条、贝壳类、水产品、蜂产品、蛋制品（鲜蛋除外）、奶制品（鲜奶除外）、熟制肉类产品等。

2. 申报要求

（1）货主或其代理人应在货物入境前或入境时如实向口岸海关申报。

（2）货主或其代理人在办理入境申报手续时，除提供必备的商业基本单据（合同、商业发票、提单和装箱单等）外，还应递交以下单证：“进境动植物检疫许可证”、原产地证明、输出国家或者地区检验检疫证书等单证材料。

（3）经检验检疫合格的，主管海关签发“入境货物检验检疫证明”准予放行；经检验检疫不合格须做检疫处理的，签发“检验检疫处理通知书”，在主管海关的监督下，作退回、销毁或者无害化处理。

（4）对于提供进境肠衣定点加工服务的企业，还须进行备案。

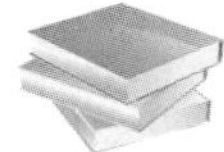

知识加油站

其他动物产品相关企业的有关规定

一、进境肠衣定点加工企业备案

1. 设定依据：根据《动植物检疫法》第七条、第十四条以及相关法律法规。

2. 申请材料：

（1）进境肠衣类加工、存放企业申请表；

（2）出口肠衣加工企业“出口食品生产企业备案证明”复印件；

（3）加工工艺流程图（应注明工艺流程中温度、时间、pH 值、化学试剂的种类、浓度以及使用的有关设备等与卫生防疫工作有关的项目情况）；

（4）卫生防疫工作领导小组名单及职责；

（5）卫生防疫制度（内容包括：进境肠衣类产品运输、存放、加工过程中的防疫消毒措施，工人的劳动防护措施，防虫、灭鼠措施，固形废弃物的处理措施，污水处理措施，包装物的消毒措施等）；

（6）直接接触进境肠衣类产品人员的健康体检证明；

（7）彩色图片（包括：大门、厂区或库区全景，车间和专用仓库内外景，各加工工序设施、用具和工人操作的照片，防疫消毒设施，外包装和废弃物及污水的处理设施等）。

3. 办理流程：

（1）进境肠衣定点加工存放企业向所在地隶属海关申请备案。

（2）隶属海关负责材料的受理并报直属海关。

（3）直属海关对申请资料的完整性、真实性和有效性进行审查，符合条件的，确定考核组和考核时间并对企业进行现场考核。

（4）考核合格的，直属海关向海关总署提出拟同意申请企业成为进境肠衣加工、存放企业的报告。

（5）考核不合格的，考核小组对企业提出限期整改意见，待整改合格后将材料报送直属海关；整改不合格的，发放考核不合格通知书。申请单位自身原因导致无法按时完成文件审核和现场检查的，或现场检查发现的不符合项未能完成整改的，延长时间不计算在规定时限内。

（6）海关总署在收到直属海关报告后，对进境肠衣定点加工、存放企业资格进行审核和公布。

4. 审查标准：

（1）进境肠衣类产品是指直接或间接进口的猪、牛、山羊、绵羊等动物的肠衣或肠衣原料。

（2）进境肠衣定点加工、存放企业应事先获得出口食品生产企业备案资质，备案范围应包括肠衣产品。

（3）申请企业必须满足"进境肠衣类产品定点加工、存放企业检验检疫监管条件"。

二、进境非食用动物产品存放、加工场所的指定

输入动植物、动植物产品和其他检疫物，应当在进境口岸实施检疫。未经口岸动植物检疫机关同意，不得卸离运输工具。输入动植物需要隔离检疫的，在口岸动植物检疫机关指定的隔离场所检疫。因口岸条件限制等原因，可以由国家动植物检疫机关决定将动植物、动植物产品和其他检疫物运往指定地点检疫。在运输、装卸过程中，货主或者其代理人应当采取防疫措施。指定的存放、加工和隔离饲养或者隔离种植的场所，应当符合动植物检疫和防疫的规定。

海关总署和主管海关部门对进境非食用动物产品存放、加工过程，实施检疫监督制度。拟从事产品风险级别较高的进境非食用动物产品存放、加工业务的企业可以向所在地直属海关提出指定申请。直属海关按照海关总署制定的有关要求，对申请企业的申请材料（工艺流程、兽医卫生防疫制度等）进行检查评审，核定存放、加工非食用动物产品种类、能力。

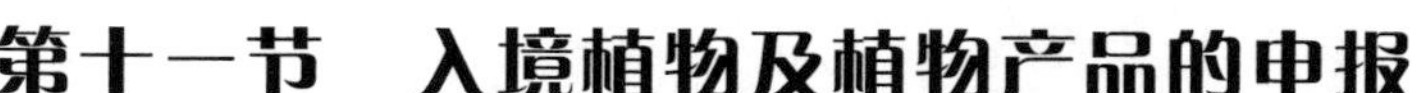

第十一节　入境植物及植物产品的申报

根据《动植物检疫法》及其实施条例，我国对入境植物、植物产品实施检疫管理，入境植物、植物产品的收货人或其代理人应依法依规向海关申报。

依据《动植物检疫法》中的界定，“植物”是指栽培植物、野生植物及其种子、种苗及其他繁殖材料等；“植物产品”是指来源于植物未经加工或者虽经加工但仍有可能传播病虫害的产品，如粮食、豆、棉花、油、麻、烟草、籽仁、干果、鲜果、蔬菜、生药材、木材、饲料等。

一、入境种子、苗木等植物繁殖材料的申报

（一）申报范围

植物繁殖材料是植物种子、种苗及其他繁殖材料的统称，指栽培、野生的可供繁殖的植物全株或者部分，如植株、苗木（含试管苗）、果实、种子、砧木、接穗、插条、叶片、芽体、块根、块茎、鳞茎、球茎、花粉、细胞培养材料（含转基因植物）等。

（二）申报要求

1. 检疫审批

根据我国对入境植物及其产品的检验检疫相关规定，输入植物繁殖材料的，应在货物进口前办理检验检疫审批手续，并在外贸合同中列明检疫审批提出的检疫要求。输入植物繁殖材料的检疫审批分工如下：

（1）因科学研究、教学等特殊原因，需从国外引进禁止进境的植物繁殖材料的，引种单位、个人或其代理人须按照有关规定向海关总署申请办理特许检疫审批手续。

（2）引进非禁止进境的植物繁殖材料的，引种单位、个人或其代理人须按照有关规定向国务院农业或林业行政主管部门及各省、自治区、直辖市农业（林业）厅（局）申请办理国外引种检疫审批手续。

（3）携带或邮寄植物繁殖材料进境的，因特殊原因无法事先办理检疫审批手续的，携带人或邮寄人应当向入境口岸所在地直属海关申请补办检疫审批手续。

（4）因特殊原因引进带有土壤或生长介质的植物繁殖材料的，引种单位、个人或其代理人须向海关总署申请办理输入土壤和生长介质的特许检疫审批手续。

2. 入境申报

引种单位、个人或其代理人应在植物繁殖材料进境前七日向入境口岸海关如实申报。

办理入境申报手续时，除提供必备的商业基本单据（合同、商业发票、提单和装箱单等）外，还应提交以下单证：

（1）经直属海关核查备案的“进境动植物检疫许可证”或“引进种子、苗木检疫

审批单”；

（2）国外官方出具的产地证书；

（3）输出国家（地区）官方植物检疫部门出具的植物检疫证书；

（4）需要隔离检疫的，应提供指定隔离检疫圃出具的同意接收函和经主管海关核准的隔离检疫方案。

3. 现场检疫

（1）植物繁殖材料到达入境口岸时，海关检疫人员要核对货证是否相符，按品种、数（重）量、产地办理核销手续。

（2）进境植物繁殖材料经检疫后，根据检疫结果作如下处理：

①低风险的，经检疫未发现危险性有害生物，限定的非检疫性有害生物未超过有关规定的，给予放行；检疫发现危险性有害生物，或限定的非检疫性有害生物超过有关规定的，经有效的检疫处理后，给予放行；未经有效处理的，不准入境。

②高、中风险的，经检疫未发现检疫性有害生物，限定的非检疫性有害生物未超过有关规定的，运往指定的隔离检疫圃隔离检疫；经检疫发现检疫性有害生物，或限定的非检疫性有害生物超过有关规定，经有效的检疫处理后，运往指定的隔离检疫圃隔离检疫；未经有效处理的，不准入境。

4. 隔离检疫

（1）所有高、中风险的进境植物繁殖材料必须在海关指定的隔离检疫圃进行隔离检疫。主管海关凭指定隔离检疫圃出具的同意接收函和经主管海关核准的隔离检疫方案办理调离检疫手续，并对有关植物繁殖材料进入隔离检疫圃实施监管。

（2）进境植物繁殖材料的隔离检疫圃按照设施条件和技术水平等分为国家隔离检疫圃、专业隔离检疫圃和地方隔离检疫圃。高风险的进境植物繁殖材料必须在国家隔离检疫圃隔离检疫。因科研、教学等需要引进高风险的进境植物繁殖材料，经报海关总署批准后，可在专业隔离检疫圃实施隔离检疫。

（3）隔离检疫结束后，隔离检疫圃负责出具隔离检疫结果和有关检疫报告。隔离检疫圃所在地主管海关负责审核有关结果和报告，结合进境检疫结果作出相应处理，并出具相关单证。在地方隔离检疫圃隔离检疫的，由负责检疫的主管海关出具隔离检疫结果和报告。

5. 其他规定

（1）引种单位或其代理进口单位须向所在地直属海关办理登记备案手续，隔离检疫圃须经海关考核认可。

（2）进境植物繁殖材料到达入境口岸后，未经海关许可不得卸离运输工具。因口岸条件限制等原因，经口岸海关批准，可以运往指定地点检疫、处理。在运输装卸过程中，引种单位、个人或者其代理人应当采取有效防疫措施。

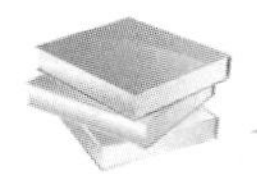

知识加油站

进境植物检疫隔离圃的指定

一、设定依据：根据《进境植物繁殖材料检疫管理办法》《进境植物繁殖材料隔离检疫圃管理办法》以及相关法律法规。

二、申请材料：见表5-11。

表5-11　进境植物检疫隔离圃申请材料

序号	提交材料名称	原件/复印件	份数	纸质/电子	要求
1	进境植物繁殖材料临时隔离检疫圃指定申请表	原件	1	纸质	加盖企业公章
2	营业执照	复印件	1	纸质	加盖企业公章
3	隔离检疫圃位置及平面图（标注主要设施设备及周边作物）	复印件	1	纸质	加盖企业公章或骑缝章
4	进境植物繁殖材料从入境口岸进入隔离检疫圃的运输计划和运输路线说明	复印件	1	纸质	加盖企业公章或骑缝章
5	拟进境植物繁殖材料背景材料（如生物学分类、形态特征、主要发生的病虫害等）	复印件	1	纸质	加盖企业公章或骑缝章
6	防疫管理制度	复印件	1	纸质	加盖企业公章或骑缝章

三、办理流程：海关自受理之日起20个工作日内办结。对于已受理且符合规定的申请予以指定；不符合规定，不予指定。

四、审查标准：

1. 隔离检疫圃具有防疫管理制度（如防虫鼠鸟措施、废弃物及污水处理措施、有害生物监测方案、设施设备维护措施、应急反应机制、进出圃管理制度、隔离期间管理制度等）。

2. 配备专业技术人员。

3. 须远离主要经济作物种植区或与其具有良好的隔离。

4. 与其他同属植物具有良好的隔离。

5. 具有废弃物管理制度或具有无害化处理设施。

6. 隔离检疫区与生活区严格分开。

7. 具有防逃逸设施或缓冲区域。

8. 配备田间管理设施、设备和药剂。

二、入境水果的报检

（一）水果准入范围

我国对进口水果的原产国（地区）有明确的规定，具体见表5-12、表5-13。除因科研、赠送、展览等特殊用途并办理特许进境检疫审批手续外，名录以外的水果禁止进口。

表5-12　获得我国检验检疫准入的新鲜水果种类及输出国家/地区名录

分布	输出国家/地区	水果种类
亚洲	巴基斯坦	芒果（*Mangifera indica*；Mango）、柑橘类［桔（*Citrus reticulata*；Mandarin）、橙（*Citrus sinensis*；Orange）］
	朝鲜	蓝靛果（*Lonicera caerulea* L. var. *edulis* Turcz. ex Herd.；Sweetberry honey-suckle）、越橘（*Vaccinium* sp.；Lingonberry）（仅限加工使用）
	菲律宾	菠萝（*Ananas comosus*；Pineapple）、香蕉（*Musa* sp.；Banana）、芒果（*Mangifera indica*；Mango）、番木瓜（*Carica papaya*；Papaya）、椰子（*Cocos nucifera* L.；Fresh Young Coconut）、鳄梨（*Persea americana* Mills.；Avocado）
	韩国	葡萄（*Vitis vinifera*；Grape）
	吉尔吉斯斯坦	樱桃（*Prunus avium*；Cherry）、甜瓜（*Cucumis melo*；Melon）
	柬埔寨	香蕉（*Musa supientum*；Banana）、芒果（*Mangifera indica*；Mango）
	老挝	香蕉（*Musa supientum*；Banana）、西瓜（*Citrullus lanatus*；Watermelon）、百香果（*Passifloraedulis*）
	马来西亚	龙眼（*Dimocarpus longan*；Longan）、山竹（*Garcinia mangostana*；Mangosteen）、荔枝（*Litchi chinensis*；Litchi）、椰子（*Cocos nucifera*；Coconut）、西瓜（*Citrullus lanatus*；Watermelon）、木瓜（*Carica papaya L.*）、红毛丹（*Nephelium lappaceum*；Rambutan）、菠萝（*Ananas comosus*；Pineapple）
	缅甸	龙眼（*Dimocarpus longan*；Longan）、山竹（*Garcinia mangostana*；Mangosteen）、红毛丹（*Nephelium lappaceum*；Rambutan）、荔枝（*Litchi chinensis*；Litchi）、芒果（*Mangifera indica*；Mango）、西瓜（*Citrullus lanatus*；Watermelon）、甜瓜（*Cucumis melo*；Melon）、毛叶枣（*Ziziphus mauritiana*；Indian jujube）
	日本	苹果（*Malus domestica*；Apple）、梨（*Pyrus pyrifolia*；Pear）
	斯里兰卡	香蕉（*Musa supientum*；Banana）
	塔吉克斯坦	樱桃（*Prunus avium*；Cherry）、柠檬（*Citrus limon*；Lemon）

续表

分布	输出国家/地区	水果种类
亚洲	泰国	罗望子（*Tamarindus indica*；Tamarind）、番荔枝（*Annona squamosa*；Sugarapple）、番木瓜（*Carica papaya*；Papaya）、杨桃（*Averrhoa carambola*；Carambola）、番石榴（*Psidium guajava*；Guava）、红毛丹（*Nephelium lappaceum*；Rambutan）莲雾（*Syzygium samarangense*；Rose apple）、菠萝蜜（*Artocarpus heterophyllus*；Jackfruit）、椰色果（*Lansium parasiticum*；Long kong）、菠萝（*Ananas comosus*；Pineapple）、人心果（*Manilkara zapota*；Sapodilla）、香蕉（*Musa* sp.；Banana）、西番莲（*Passiflora caerulea*；Passion fruit）、椰子（*Cocos nucifera*；Coconut）、龙眼（*Dimocarpus longan*；Longan）、榴莲（*Durio zibethinus*；Durian）、芒果（*Mangifera indica*；Mango）、荔枝（*Litchi chinensis*；Litchi）、山竹（*Garcinia mangostana*；Mangosteen）、柑橘［桔（*Citrus reticulata*；Mandarin orange）、橙（*Citrus sinensis*；Orange）、柚（*Citrus maxima*；Pomelo）］
	土耳其	樱桃（*Prunus avium*；Cherry）（暂停进口）
	文莱	甜瓜（*Cucumis melo*；Melon）
	乌兹别克斯坦	樱桃（*Prunus avium*；Cherry）、甜瓜（*Cucumis melo*；Melon）、石榴（*Punica granatum*；Pomegranate）
	以色列	柑橘｛橙（*Citrus sinensis*；Orange）、柚［*Citrus maxima*；Pomelo（= *Citrus grandis*，议定书异名）］、桔子（*Citrus reticulata*；Mandarin）、柠檬（*Citrus limon*；Lemon）、葡萄柚［*Citrus paradisi*；Grapefruit（= *Citrus paradise*，议定书异名）］｝（均为试进口）
	印度	芒果（*Mangifera indica*；Mango）、葡萄（*Vitis vinifera*；Grape）
	印度尼西亚	香蕉（*Musa nana*；Banana）、龙眼（*Dimocarpus longan*；Longan）、山竹（*Garcinia mangostana*；Mangosteen）、蛇皮果（*Salacca zalacca*；Salacca）、火龙果（*Hylocereus costaricensis*、*Hylocereus polyrhizus*、*Hylocereus undatus*；Purple or super red dragon fruit/ Red dragon fruit/ White dragon fruit）
	越南	芒果（*Mangifera indica*；Mango）、龙眼（*Dimocarpus longan*；Longan）、香蕉（*Musa* sp.；Banana）、荔枝（*Litchi chinensis*；Litchi）、西瓜（*Citrullus lanatus*；Watermelon）、红毛丹（*Nephelium lappaceum*；Rambutan）、菠萝蜜（*Artocarpus heterophyllus*；Jackfruit）、火龙果（*Hylocereus undulatus*；Dragon fruit/Pitahaya/Pitaya）、山竹（*Garcinia mangostana*；Mangosteen）
	中国台湾	香蕉（*Musa* sp.；Banana）、椰子（*Cocos nucifera*；Coconut）、木瓜（*Chaenomeles sinensis*；Pawpaw）、番木瓜（*Carica papaya*；Papaya）、杨桃（*Averrhoa carambola*；Fruit of Carambola）、芒果（*Mangifera indica*；Mango）、番石榴（*Psidium guajava*；Guava）、槟榔（*Areca catechu*；Betel nut）、李（*Prunus salicina*；Plum）、枇杷（*Eriobotrya japonica*；Loguat）、柿子（*Diospyros kaki*；Persimmon）、桃（*Prunus persica*；Peach）、毛叶枣（*Ziziphus mauritiana*；Indian jujube）、梅（*Prunus mume*；Japanese apricot，Mei）、火龙果（*Hylocereus undulatus*、*Hylocereus polyrhizus*、*Hylocereus costaricensis*；Dragon fruit/ Pitahaya/ Pitaya）、哈密瓜（*Cucunmis melo*；Melon，Cantaloupe）、梨（*Pyrus pyrifolia*；Pear）、葡萄（*Vitis vinifera*、*Vitis labrusca* 及其杂交种，主要是巨峰葡萄 *Vitis vinifera* × *Vitis labrusca* na Bailey cv. Kyoho；Grape）、柑橘［桔（*Citrus reticulata*；Mandarin）及其杂交种、柚（*Citrus maxima*；Pomelo）、葡萄柚（*Citrus paradisi*；Grapefruit）、柠檬（*Citrus limon*；Lemon）、橙（*Citrus sinensis*；Orange）］

续表

分布	输出国家/地区	水果种类
非洲	埃及	柑橘类（*Citrus* spp.）；葡萄（*Vitis vinifera*；Grape）；椰枣（*Phoenix dactylifera*；Dates palm）
	摩洛哥	柑橘［橙（*Citrus sinensis*；Orange）、桔（*Citrus reticulata*；Mandarin）、克里曼丁桔（*Citrus clementina*；Clementine）、葡萄柚（*Citrus paradisi*；Grapefruit）］
	南非	柑橘［桔（*Citrus reticulata*；Mandarin）、橙（*Citrus sinensis*；Orange）、葡萄柚（*Citrus paradisi*；Grapefruit）、柠檬（*Citrus limon*；Lemon）］、葡萄（*Vitis vinifera*；Grape）、苹果（*Malus domestica*；Apple）
	赞比亚	蓝莓（*Vaccinium* spp.；Blueberry）
欧洲	比利时	梨（*Pyrus communis*；Pear）
	波兰	苹果（*Malus domestica*；Apple）
	法国	苹果（*Malus domestica*；Apple）、猕猴桃（*Actinidia chinensis*，*Actinidia deliciosa*；Kiwi fruit）
	荷兰	梨（*Pyrus communis*；Pear）
	葡萄牙	葡萄（*Vitis vinifera*；Grape）
	塞浦路斯	柑橘［橙（*Citrus sinensis*；Orange）、柠檬（*Citrus limon*；Lemon）、葡萄柚（*Citrus paradisi*；Grapefruit）、桔橙（*Citrus sinensis* × *Citrus reticulata*；Mandora）］
	西班牙	柑橘［桔（*Citrus reticulata*；Mandarin）、橙（*Citrus sinensis*；Orange）、葡萄柚（*Citrus paradisi*；Grapefruit）、柠檬（*Citrus limon*；Lemon）］、桃（*Prunus persica*；Peach）、李（*Prunus salicina*，*Prunus domoestica*；Plum）、葡萄（*Vitis vinifera*；Grape）
	希腊	猕猴桃（*Actinidia chinensis*、*Actinidia deliciosa*；Kiwi fruit）
	意大利	猕猴桃（*Actinidia chinensis*，*Actinidia deliciosa*；Kiwi fruit）；柑橘［橙（*Citrus sinensis* cv. *Tarocco*，cv. *Sanguinello*，cv. *Moro*；Orange）、柠檬（*Citrus limon* cv. *Femminello comune*；Lemon）］
北美洲	巴拿马	香蕉（*Musa* sp.；Banana）、菠萝（*Ananas comosus*；Pineapple）
	哥斯达黎加	香蕉（*Musa* AAA；Banana）、菠萝（*Ananas comosus*；Pineapple）
	加拿大	樱桃（*Prunus avium*；Cherry；不列颠哥伦比亚省）、蓝莓（*Vaccinium* spp.；Blueberry；不列颠哥伦比亚省）

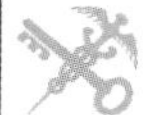

续表

分布	输出国家/地区	水果种类
北美洲	美国	李（*Prunus salicina*、*Prunus domestica*；Plum。加利福尼亚州）、樱桃（*Prunus avium*；Cherry。华盛顿州、俄勒冈州、加利福尼亚州、爱达荷州）、葡萄（*Vitis vinifera*；Grape。加利福尼亚州），苹果（*Malus domestica*；Apple）、柑橘类（*Citrus* spp.；加利福尼亚州、佛罗里达州、亚利桑那州、得克萨斯州）、梨（*Pyrus communis*；Pear。加利福尼亚州、华盛顿州、俄勒冈州）、草莓（*Fragaria ananassa*；Strawberry。加利福尼亚州）、油桃（*Prunus persica* var. *nucipersica*；Nectarine。加利福尼亚州）、鳄梨（*Persea americana*；Avocado。加利福尼亚州）、蓝莓（*Vaccinium corymbosum*、*V. virgatum*；Blueberry）及其杂交种
	墨西哥	鳄梨（*Persea americana* Var. Hass；Avocado）、葡萄（*Vitis vinifera*；Grape）、黑莓（*Rubus ulmifo-lius*；Blackberry）和树莓（*Rubus idaeus*；Raspberry）、蓝莓（*Vaccinium* spp.；Blueberry）、香蕉（*Musa* spp.；Banana）
南美洲	阿根廷	柑橘［橙（*Citrus sinensis*；Orange）、葡萄柚（*Citrus paradisi*；Grapefruit）、桔（*Citrus reticulata*；Mandarin）及其杂交种、柠檬（*Citrus limon*；Lemon）］、苹果（*Malus domestica*；Apple）、梨（*Pyrus communis*；Pear）、蓝莓（*Vaccinium* spp.；Blueberry）、樱桃（*Prunus avium*；Cherry）、葡萄（*Vitis vinifera* L.；Table grapes）
	巴西	甜瓜（*Cucumis melo* L.；Melon）
	秘鲁	葡萄（*Vitis vinifera*；Grape）、芒果（*Mangifera indica*；Mango）、柑橘｛葡萄柚［*Citrus paradisi*；Grapefruit（= *Citrus* × *paradisii*，议定书异名）］、桔［*Citrus reticulata*；Mandarin（= *Citrus reticulate*，议定书异名）］及其杂交种、橙（*Citrus sinensis*）、莱檬（*Citrus aurantifolia*）和塔西提莱檬（*Citrus latifolia*）｝、鳄梨（*Persea americana*；Avocado）、蓝莓（*Vaccinium* spp.；Blueberry）
	厄瓜多尔	香蕉（*Musa* sp.；Banana）、芒果（*Mangifera indica*；Mango）
	哥伦比亚	香蕉（*Musa* sp.；Banana）、鳄梨（*Persea americana*；Avocado）
	乌拉圭	柑橘类（*Citrus* spp.，柠檬除外）、蓝莓（*Vaccinium* spp.；Blueberry）
	智利	猕猴桃（*Actinidia chinensis*、*Actinidia deliciosa*；Kiwi fruit）、苹果（*Malus domestica*；Apple）、葡萄（*Vitis vinifera*；Grape）、李（*Prunus salicina*，*Prunus domoestica*；Plum）、樱桃（*Prunus avium*；Cherry）、蓝莓（*Vaccinium* spp.；Blueberry）、鳄梨（*Persea americana*；Avocado）、油桃（*Prunus persica* var. *nectarine*；Nectarine）、梨（*Pyrus communis* L.；Pear）、柑橘［桔（*Citrus reticulata*；Mandarin）及其杂交种、葡萄柚（*Citrus paradisi*；Grapefruit）、橙（*Citrus sinensis*；Orange）和柠檬（*Citrus limon*；Lemon）］

续表

分布	输出国家/地区	水果种类
大洋洲	澳大利亚	柑橘［橙（*Citrus sinensis*；Orange）、桔（*Citrus reticulata*；Mandarin）、柠檬（*Citrus limon*；Lemon）、葡萄柚（*Citrus paradisi*；Grapefruit）、酸橙（*Citrus aurantifolia*、*Citrus latifolia*、*Citrus limonia*；Lime）、橘柚（*Citrus tangelo*）、甜葡萄柚（*Citrus grandis* × *Citrus paradisi*）］、芒果（*Mangifera indica*；Mango）、苹果（*Malus domestica*；Apple；塔斯马尼亚州）、葡萄（*Vitis vinifera*；Grape）、樱桃（*Prunus avium*；Cherry）、核果［油桃（*Prunus persica* var. *nectarine*；Nectarine）、桃（*Prunus persica*；Peach）、李（*Prunus domestica*、*Prunus salicina*；Plum）、杏（*Prunus armeniaca*；Apricot）］
	新西兰	柑橘［桔（*Citrus reticulata*、*Citrus deliciosa*、*Citrus unshiu*；Mandarin）、橙（*Citrus sinensis*；Orange）、柠檬（*Citrus limon*、*Citrus meyeri*；Lemon）］、苹果（*Malus domestica*；Apple）、樱桃（*Prunus avium*；Cherry）、葡萄（*Vitis vinifera*；Grape）、猕猴桃（*Actinidia chinensis*、*Actinidia deliciosa*、*Actinidia deliciosa*×*Actinidia chinensis*；Kiwi fruit）、李（*Prunus salicina*、*Prunus domestica*；Plum）、梨（*Pyrus pyrifolia*、*Pyrus communis*；Pear）、梅（*Prunus mume*；Japanese apricot，Mei）、柿子（*Diospyros kaki*；Persimmon）、鳄梨（*Persea americana*；Avocado）

表 5-13　获得我国检验检疫准入的冷冻水果及输出国家/地区名录

（2020 年 5 月更新）

冷冻水果种类	输出国家/地区
冷冻草莓	美国、墨西哥、阿根廷、秘鲁、智利、埃及、摩洛哥、突尼斯、法国、波兰
冷冻穗醋栗	新西兰、法国、波兰
冷冻黑莓	智利、墨西哥
冷冻桑葚	法国、英国
冷冻木莓	塞尔维亚、墨西哥
冷冻榴莲	马来西亚、泰国
冷冻柠檬	越南
冷冻无花果	法国
冷冻樱桃	波兰、美国
冷冻蓝莓	爱沙尼亚、白俄罗斯、拉脱维亚、俄罗斯、法国、立陶宛、乌克兰、瑞典、芬兰、美国、加拿大、智利、阿根廷
冷冻越橘	爱沙尼亚、白俄罗斯、俄罗斯、法国、芬兰、拉脱维亚、瑞典、乌克兰、罗马尼亚
冷冻蔓越莓	美国、加拿大
冷冻香蕉	厄瓜多尔、菲律宾
冷冻芒果	菲律宾

续表

冷冻水果种类	输出国家/地区
冷冻菠萝	菲律宾
冷冻鳄梨	肯尼亚

（二）申报要求

1. 检疫审批

货主或其代理人在签订外贸合同前，应当按照有关规定向海关申请办理进境水果检疫审批手续，并取得“进境动植物检疫许可证”。转基因产品需到农业农村部申领许可证。

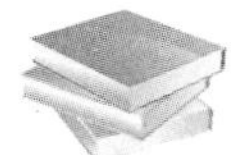

知识加油站

进境水果检疫审批额外提交的材料

进境水果检验检疫审批除按规定办理（进境动植物及其产品检验检疫审批）外，还应单独提供以下资料：

1. 非企业法人需提供法人资格证明文件（复印件）；

2. 指定冷库证明文件（申请单位与存放单位不一致的，还须提交与备案冷库签订的仓储协议）。

2. 入境申报

（1）报检时限和地点

货主或其代理人应在货物入境前如实向入境口岸海关申报。

（2）报检单证

货主或其代理人在办理入境申报手续时，除提供必备的商业基本单据（合同、商业发票、提单和装箱单等）外，还应提交以下单证：

①“进境动植物检疫许可证”正本；

②输出国家或地区官方检验检疫部门出具的植物检疫证书正本；

③原产地证书等；

④经我国港澳地区中转进境的水果，应当提交港澳检验机构出具的确认证明文件（正本），提交的证明文件与港澳检验机构传送的确认信息不符的，不予受理报检。

转基因产品检验检疫机构还须查验农业农村部颁发的“农业转基因生物安全证书（进口）”“农业转基因生物标识审查认可批准文件”正本。

3. 检验检疫

（1）现场检疫

口岸海关依法依规对进境水果实施现场检验检疫：

①查验货证是否相符；

②核对植物检疫证书和包装箱上的相关信息及官方检疫标志；

③检查水果是否带虫体、病症、枝叶、土壤和病虫危害等；现场检疫发现可疑疫情的，应送实验室检疫鉴定。

（2）实验室检测

海关检验检疫人员根据有关规定和标准抽取样品送实验室检测。对在现场或实验室检疫中发现的虫体、病菌、杂草等有害生物进行鉴定，对现场抽取的样品进行有毒有害物质检测，并出具检验检疫结果单。

4. 检疫放行和处理

根据检验检疫结果，主管海关对进境水果分别作以下处理：

（1）经检验检疫合格的，签发入境货物检验检疫证明，准予放行；

（2）发现检疫性有害生物或其他有检疫意义的有害生物，须实施除害处理，签发检验检疫处理通知书；经除害处理合格的，准予放行；

（3）不符合规定检疫要求的、货证不符的或经检验检疫不合格又无有效除害处理方法的，签发检验检疫处理通知书，在海关的监督下作退运或销毁处理。需对外索赔的，签发相关检验检疫证书。

5. 其他规定

（1）海关总署根据工作需要，并经输出国家或地区政府检验检疫机构同意，可以派海关检验检疫人员到水果产地进行预检、监装或调查产地疫情和化学品使用情况。

（2）未完成检验检疫的进境水果，应当存放在海关指定的场所，不得擅自移动、销售、使用。

（3）经我国港澳地区中转进境的水果，应当以集装箱运输，按照“三原”原则（原箱、原包装和原植物检疫证书）进境。进境前，应当经海关总署认可的港澳地区检验机构对是否属允许进境的水果种类及“三原”进行确认。确认合格的，由海关总署认可的港澳地区检验机构对集装箱加施封识，出具相应的确认证明文件，并注明所加封识号、原证书号、原封识号，同时将确认证明文件及时传送给入境口岸海关。对同一批次含多个集装箱的，可附一份植物检疫证书，但应当同时由港澳地区检验机构进行确认。

（4）因科研、赠送、展览等特殊用途需要进口国家禁止进境水果的，货主或其代理人须事先向海关总署或其授权的海关申请办理特许检疫审批手续；进境时，应向入境口岸海关申报并配合检疫。

对于展览用水果，在展览期间，应当接受主管海关的监督管理，未经海关许可，不得擅自调离、销售、使用；展览结束后，应当在海关的监督下作退回或销毁处理。

三、入境粮食和植物源性饲料的申报

（一）申报范围

依照《进出境粮食检验检疫监督管理办法》（原国家质检总局令第 177 号）中的界

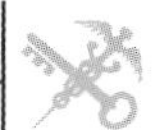

定，粮食是指禾谷类（如小麦、玉米、稻谷、大麦、黑麦、燕麦、高粱等）、豆类（如大豆、绿豆、豌豆、赤豆、蚕豆、鹰嘴豆等）、薯类（如马铃薯、木薯、甘薯等）等粮食作物的籽实（非繁殖用）及其加工产品（如大米、麦芽、面粉等）；植物源性饲料是指源于植物或产自于植物的产品经工业化加工、制作的供动物食用的产品及其原料，包括饲料粮谷类、饲料用草籽、饲草类、麦麸类、糠麸饼粕渣类、青贮料、加工植物蛋白及植物粉类、配合饲料等。

（二）申报要求

1. 检疫审批

海关总署对部分入境粮食和植物源性饲料实行检疫审批制度。货主或其代理人应在签订外贸合同前办理检疫审批手续，取得“进境动植物检疫许可证”后，方可进口。同时，应在外贸合同中明确列明规定的检疫要求。

按照现行规定，粮食加工品（大米、面粉、米粉、淀粉等）、薯类加工品（马铃薯细粉等）、植物源性饲料添加剂、乳酸菌、酵母菌等无须办理入境检疫审批。转基因产品需到农业农村部申领许可证。

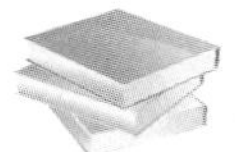

知识加油站

进境粮食及饲料的检疫审批

一、进境粮食检疫审批

进境粮食检验检疫审批除按规定办理（进境动植物及其产品检验检疫审批）外，还应单独提供以下资料：

1. 非企业法人需提供法人资格证明文件（复印件）；

2. 生产、加工、存放单位考核报告。

二、进境饲料检疫审批

进境饲料检验检疫审批除按规定办理（进境动植物及其产品检验检疫审批）外，还应单独提供以下资料：

1. 非企业法人申请单位的法人资格证明文件（复印件）；

2. Ⅰ级风险的饲料和饲料添加剂需提供生产、加工、存放单位证明材料（申请单位与生产、加工、存放单位不一致的，需提供申请单位与指定企业签订的生产、加工、存放合同）。

2. 入境申报

进境粮食应当从海关总署指定的口岸入境，货主或者其代理人应当在粮食进境前如实向进境口岸海关申报，并按要求提供以下材料：

（1）粮食输出国家或者地区主管部门出具的植物检疫证书；

（2）原产地证书；

（3）贸易合同、提单、装箱单、发票等贸易凭证；

（4）双边协议、议定书、备忘录确定的和海关总署规定的其他单证；

（5）进境转基因粮食的，还应当提供“农业转基因生物安全证书”等相关批准文件。

转基因产品，海关还须查验农业农村部颁发的“农业转基因生物安全证书（进口）”“农业转基因生物标识审查认可批准文件”正本。

3. 检验检疫

（1）海关对入境粮食和饲料按照下列要求实施检验检疫：

①中国政府与输出国家或地区政府签署的双边协议、议定书、备忘录等规定的检验检疫要求；

②中国法律、行政法规和海关总署规定的检验检疫要求；

③“进境动植物检疫许可证”列明的检疫要求；

④贸易合同中的其他检验检疫要求。

（2）使用船舶装载入境的粮食和饲料，经海关在锚地对货物表层检验检疫合格后，方可进港卸货；特殊情况要求在靠泊后实施检验检疫的，须经口岸海关同意。

4. 检疫放行和处理

（1）对经检验检疫合格的入境粮食和饲料，海关签发“入境货物检验检疫证明”，准许入境销售和使用。

（2）入境粮食和饲料经检验不合格，但可进行有效技术处理的，应当在海关的监督下进行技术处理，经重新检验合格后，海关签发入境货物检验检疫证明后，准予入境销售或使用。

（3）入境粮食和饲料经检验发现有害生物，具备有效除害处理方法的，由主管海关出具“检验检疫处理通知书”和“植物检疫证书”，经除害处理合格后，方可销售或使用。

（4）入境粮食和饲料有下列情况之一的，按规定作退回、销毁处理：

①经检验发现不符合检验规定要求，且无法进行技术处理，或经技术处理后重新检验仍不合格的；

②经检疫发现土壤或检疫性有害生物，且无有效除害处理方法的。

5. 其他规定

（1）海关对允许进口饲料的国家或地区的生产企业实施注册登记制，对饲料进口企业实施备案管理。

（2）进口饲料包装上应当有中文标签，标签应当符合中国饲料标签国家标准。散装进口饲料，进口企业应当在海关指定的场所包装并加施饲料标签后方可入境，直接调运到海关指定的生产、加工企业用于饲料生产的，免于加施标签。

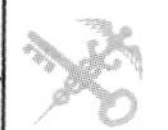

四、入境其他植物产品的申报

（一）申报范围

这里所称的其他植物产品特指除上述列明外的其他入境植物产品，如蔬菜、干果、干菜、原糖、天然树脂、植物性油类产品、原木、棉花等。

（二）报检要求

1. 根据检疫审批管理规定，进口烟叶及烟草薄片，番茄、茄子、辣椒果实（包括干辣椒）等，须在货物入境前办理检疫审批手续，申领“进境动植物检疫许可证”。在入境前或入境时凭“进境动植物检疫许可证”、输出国家或地区官方出具的植物检疫证书、原产地证书等单证向海关申报。

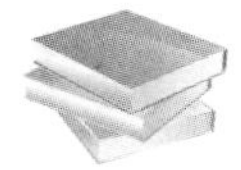

知识加油站

进境烟叶检疫审批额外提交的材料

进境烟叶检验检疫审批除按规定办理（进境动植物及其产品的动植物检验检疫审批）外，还应单独提供以下资料：

1. 非企业法人申请单位的法人资格证明文件（复印件）；
2. 生产、加工、存放单位考核报告。

2. 对于干果、干菜（干辣椒除外）、原糖、天然树脂、植物性油类产品等无须事先检疫审批的植物产品，实施准入制度，海关总署不定期公布植物源性食品准入名单。货主或其代理人在货物入境前或入境时凭输出国家或地区官方出具的植物检疫证书、原产地证书等单证向海关申报。

3. 进口原木须附有输出国家或地区官方检疫部门出具的植物检疫证书，证明不带有中国关注的检疫性有害生物或双边植物检疫协定中规定的有害生物和土壤。进口原木带有树皮的应当在输出国家或地区进行有效的除害处理，并在植物检疫证书中注明除害处理方法，使用药剂、剂量，处理时间和温度；进口原木不带树皮的，应在植物检疫证书中作出声明。

4. 进口棉花的收货人或者其代理人应当如实向入境口岸海关申报。

海关根据境外供货企业的质量信用层级，按照下列方式对进口棉花实施检验：

（1）对 A 级境外供货企业的棉花，应当在收货人报检时申报的目的地检验，由目的地海关按照检验检疫行业标准实施抽样检验。

（2）对 B 级境外供货企业的棉花，应当在收货人报检时申报的目的地检验，由目的地海关实施两倍抽样量的加严检验。

（3）对 C 级境外供货企业的棉花，海关在入境口岸实施两倍抽样量的加严检验。

（4）海关对进口棉花实施现场查验。查验时应当核对进口棉花批次、规格、标记等，确认货证相符；查验包装是否符合合同等相关要求，有无包装破损；查验货物是否存在残损、异性纤维、以次充好、掺杂掺假等情况。对集装箱装载的，检查集装箱铅封是否完好。

（5）海关按照相关规定对进口棉花实施数（重）量检验、品质检验和残损鉴定，并出具证书。

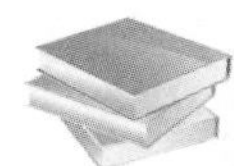

知识加油站

进口棉花境外供货企业登记

一、设定依据

根据《进口棉花检验监督管理办法》（原国家质检总局令第151号）以及相关法律法规。

二、申请材料

1. 进口棉花境外供货企业登记申请表；
2. 合法商业经营资质证明文件复印件；
3. 组织机构图及经营场所平面图；
4. 质量控制体系的相关材料；
5. 质量承诺书。

三、办理流程

（一）初次申请

1. 申请人向海关总署提出登记申请，并提交中文或者中外文对照文本申请材料。境外供货企业可以委托代理人申请登记。代理人申请登记时，应当提交境外供货企业的委托书。

2. 海关根据申请材料分别作出如下处理：

（1）申请材料不齐全或者不符合法定形式的，应当当场或者自收到申请材料之日起五个工作日内一次告知申请人需要补正的全部内容；逾期不告知的，自收到申请材料之日起即为受理；

（2）申请材料齐全、符合规定形式，或者申请人按照海关总署的要求提交全部补正材料的，予以受理；

（3）申请人自被告知之日起20个工作日内未补正申请材料，视为撤销申请；申请人提供的补正材料仍不符合要求的，不予受理，并书面告知申请人。

3. 受理当事人提交的申请后，海关总署应当组成评审组，开展书面评审，必要时开展现场评审。评审工作应当在自受理之日起三个月内完成。

4. 经审核合格的，海关总署应当对境外供货企业予以登记，颁发“进口棉花境外供货企业登记证书”并对外公布。经审核不合格的，海关总署对境外供货企业不予登记，并书面告知境外供货企业。

（二）换证复查

需要延续有效期的，已登记境外供货企业应当在登记证书有效期届满三个月前向海关总署申请复查换证，复查换证时提交相应的材料，海关总署应当在登记证书有效期届满前作出是否准予换证的决定。

到期未申请复查换证的，海关总署予以注销。

（三）变更申请

已登记境外供货企业的名称、经营场所或者法定代表人等登记信息发生变化的，应当及时向海关总署申请变更登记，提交变更登记申请表及变更事项的证明材料，海关总署应当自收到变更登记材料之日起30个工作日内作出是否予以变更登记的决定。

四、审查标准

1. 具有所在国家或者地区合法经营资质；
2. 具有固定经营场所；
3. 具有稳定供货来源，并有相应质量控制体系；
4. 熟悉中国进口棉花检验相关规定。

五、转基因产品的申报要求

转基因产品是指《农业转基因生物安全管理条例》规定的农业转基因生物及其他法律法规规定的转基因生物与产品。海关对于通过各种方式（包括贸易、来料加工、邮寄、携带、生产、代繁、科研、交换、展览、援助、赠送以及其他方式）的进出境转基因产品依法依规实施检验检疫。

（一）进境转基因产品的申报

海关总署对进境转基因动植物及其产品、微生物及其产品和食品实行申报制度。

1. 货主或者其代理人在办理进境申报手续时，应当在货物名称栏中注明是否为转基因产品。申报为转基因产品的，除提供必备的商业基本单据（合同、商业发票、提单和装箱单等）外，还应当取得法律法规规定的主管部门签发的“农业转基因生物安全证书”或者相关批准文件。海关对“农业转基因生物安全证书”电子数据进行系统自动比对验核。

2. 对列入《实施标识管理的农业转基因生物目录》（国务院农业行政主管部门制定并公布，见表5-14）的进境转基因产品，如申报是转基因的，海关应当实施转基因项目的符合性检测，如申报是非转基因的，海关应进行转基因项目抽查检测；对《实施标识管理的农业转基因生物目录》以外的进境动植物及其产品、微生物及其产品和食品，海关可根据情况实施转基因项目抽查检测。

表 5-14　第一批《实施标识管理的农业转基因生物目录》

1. 大豆种子、大豆、大豆粉、大豆油、豆粕
2. 玉米种子、玉米、玉米油、玉米粉（含税号为 11022000、11031300、11042300 的玉米粉）
3. 油菜种子、油菜籽、油菜籽油、油菜籽粕
4. 棉花种子
5. 番茄种子、鲜番茄、番茄酱

3. 海关按照国家认可的检测方法和标准进行转基因项目检测。

4. 经转基因检测合格的，准予进境。如有下列情况之一的，海关通知货主或者其代理人作退货或者销毁处理：

（1）申报为转基因产品，但经检测其转基因成分与“农业转基因生物安全证书”不符的；

（2）申报为非转基因产品，但经检测其含有转基因成分的。

进境供展览用的转基因产品，须凭法律法规规定的主管部门签发的有关批准文件进境，展览期间应当接受海关的监管。展览结束后，所有转基因产品必须按照海关规定作退回或者销毁处理。如因特殊原因，需改变用途的，须按有关规定补办进境检验检疫手续。

（二）过境转基因产品的申报

过境转基因产品进境时，货主或者其代理人须持规定的单证向进境口岸海关申报，经海关审查合格的，准予过境，并由出境口岸海关监督其出境。对改换原包装及变更过境线路的过境转基因产品，应当按照规定重新办理过境手续。

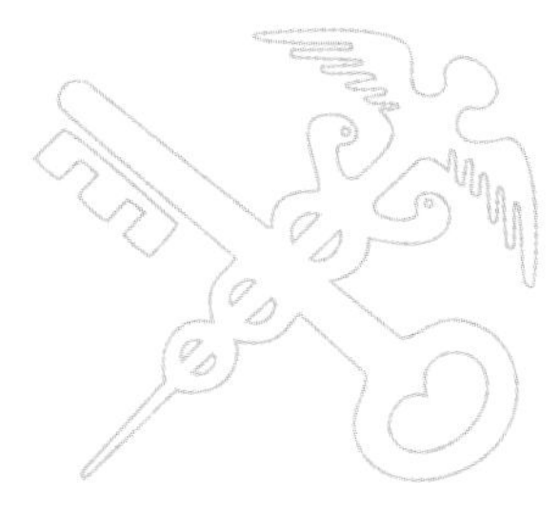

第六章 · 原产地证书业务

DI-LIU ZHANG YUANCHANDI ZHENGSHU YEWU

◇ **知识目标**

理解原产地证书的作用
掌握原产地证书的种类

◇ **能力目标**

能够设计原产地证书申领流程
能够正确申领相应原产地证书

第一节　原产地证书概述

一、原产地证书的作用

原产地证书是进口国（地区）对进口货物确定关税待遇，进行贸易统计，实行数量限制和控制从特定国家进口的主要依据。

在国际贸易中，形象地说，原产地证书是货物进入国际贸易领域的“经济国籍”和“护照”，出具原产地证书已成为国际贸易中的一个重要环节。

二、原产地证书的种类

（一）优惠原产地证书

根据相关国家的优惠原产地规则和有关要求，出口受惠国官方机构出具的优惠原产地证书，是具有法律效力的、受惠国的出口产品凭以在给惠国享受最惠国税率基础上进一步减免进口关税的官方凭证，包括互惠和单向优惠原产地证书。互惠的，如《亚太贸易协定》原产地证书、中国—东盟自由贸易区原产地证书、中国—巴基斯坦自由贸易区原产地证书，以及各类区域性经济组织互惠原产地证书等；单向优惠的，如普惠制原产地证书、《内地与香港关于建立更紧密经贸关系的安排》《内地与澳门关于建立更紧密经贸关系的安排》（CEPA）原产地证书等。

（二）非优惠原产地证书

非优惠原产地证书是证明货物原产于某一特定国家或地区，享受进口国（地区）正常关税（最惠国）待遇的证明文件。它的作用体现在征收关税、贸易统计、保障措施、歧视性数量限制、反倾销和反补贴、原产地标记、政府采购等方面，包括一般原产地证书、金伯利进程国际证书等。

三、原产地规则

原产地规则是一国政府为确定货物原产地所实施的法律、法规及一般执行的行政决定。原产地规则内容一般包括原产地标准和书面证明。

第二节　各类原产地证书的签发要点

一、一般原产地证书

一般原产地证书（Certificate of Origin，“C/O”）是证明货物原产于某一特定国家或地区，享受进口国（地区）正常关税（最惠国）待遇的证明文件，用以证明有关出口货物的制造地，是货物在国际贸易行为中的“原籍”证书。在特定情况下，进口国（地区）据此对进口货物给予不同的关税待遇。一般原产地证书由海关和中国国际贸易促进会签发。

（一）一般原产地证书的适用范围

适用于征收关税、贸易统计、歧视性数量限制、反倾销和反补贴、原产地标记、政府采购等方面。

（二）一般原产地证书的作用

在国际贸易中，世界各国（地区）根据各自的对外贸易政策，普遍实行进口贸易管制，对进口商品实施差别关税和数量限制，并由海关执行统计。进口国（地区）要求出口国（地区）出具货物的原产地证明，已成为国际惯例，因此一般原产地证书是进行国际贸易的一项重要证明文件，归纳起来，具有以下几个方面的作用：

1. 是确定产品关税待遇，提高市场竞争力的重要工具；
2. 证明商品内在品质、提高商品竞争力；
3. 是海关凭以对进口货物进行统计的重要依据；
4. 是货物进口国（地区）实行有差别的数量控制，进行贸易管理的工具。

二、普惠制原产地证书

普惠制原产地证书是受惠国出口产品凭以在给惠国税率基础上进一步减免进口关税的具有法律效力的官方凭证。

1978 年实施普惠制以来，给予中国普惠制待遇的国家有 40 多个。根据《关于不再对输欧盟成员国、英国、加拿大、土耳其、乌克兰和列支敦士登等国家货物签发普惠制原产地证书的公告》（海关总署公告 2021 年第 84 号），自 2021 年 12 月 1 日起，海关不再对输欧盟成员国、英国、加拿大、土耳其、乌克兰和列支敦士登等国家货物签发普惠制原产地证书。之前，海关已分别自 2019 年 4 月 1 日和 2021 年 10 月 12 日不再对输日本和欧亚经济联盟货物签发普惠制原产地证书。截至目前，仍然给予我国普惠制待遇的国家是挪威、新西兰、澳大利亚，对出口至这三个国家的货物，企业仍可以申领普惠制原产地证书。

普惠制原产地证书全称“普遍优惠制原产地证明（申报与证明联合）格式 A”（英文简称“FORM A”），是受惠国的原产产品出口到给惠国时享受普惠制减免关税待遇的官方凭证，适用于一切有资格享受普惠制待遇的产品。现在所有给惠国都接受 FORM A，它相当于一种有价证券，因而，联合国贸易和发展会议（以下简称“联合国贸发会议”）优惠问题特别委员会规定，其正本必须印有绿色纽索图案底纹，以便识别伪造与涂改，尺寸为 297 毫米×210 毫米，使用文种为英文或法文，签证机构必须是受惠国政府指定的，其名称、地址、印鉴都要在给惠国注册登记，在联合国贸发会议秘书处备案。

在我国，海关是普惠制原产地证书（见图 6-1）的唯一签证机构。

ORIGINAL

1. Goods consigned from (Exporter's business name, address, country)	Reference No.
2. Goods consigned to (Consignee's name, address, country)	GENERALIZED SYSTEM OF PREFERENCES CERTIFICATE OF ORIGIN (Combined declaration and certificate) FORM A Issued in THE PEOPLE'S REPUBLIC OF CHINA (Country) See notes overleaf
3. Means of transport and route (as far as known)	4. For official use

5. Item number	6. Marks and numbers of packages	7. Number and kind of packages, description of goods	8. Origin criterion (see notes overleaf)	9. Gross weight or other quantity	10. Number and date of invoices

11. Certification	12. Declaration by the exporter
It is hereby certified, on the basis of control carried out, that the declaration by the exporter is correct. Place and date, signature and stamp of certifying authority	The undersigned hereby declares that the above details and statements are correct; that all the goods were produced in CHINA (country) and that they comply with the origin requirements specified for those goods in the Generalized System of Preferences for goods exported to (importing country) Place and date, signature of authorized signatory

185319393

图 6-1 普惠制原产地证书样本

（一）普惠制原产地规则

原产地规则是普惠制的核心组成部分，规定了受惠国出口到给惠国的产品享受普惠待遇的必备条件。原产地规则是衡量受惠国出口产品可否取得原产地资格，能否享

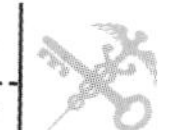

受优惠关税待遇的标准。它既确保了发展中国家的产品利用普惠制扩大出口，又防止了非受惠国的产品利用普惠制谋取利益、扰乱普惠制目标的实现、干扰正常的国际贸易活动。

世界各国（地区）给惠方案中的原产地规则虽然各有特色，但都包括三个基本内容：原产地标准、直运原则、书面证明。

1. 原产地标准

原产地标准是对原产产品概念所下的定义。在对原产产品进行确认时，可分为完全原产产品和含有进口成分、经过充分加工制造、有了实质性改变的产品两种情况。

（1）完全原产产品，是指完全使用受惠国的原料、零部件生产或制造的产品。完全原产产品的定义非常严格，规定详细具体，只要有一点进口或来源不明的原料、零部件，都不能作为完全原产产品。

（2）含有进口成分的产品，是指全部或部分使用进口原料和零部件（包括来源地区不明的原料和零部件）制成的产品。按照原产地标准的规定，这些产品只有在经过了充分的加工、制造，有了实质性改变之后，才被认为符合原产地标准，具有原产产品资格，可以享受普惠制待遇。为了判断含有进口成分的产品是否经过了充分的加工、制造，是否有了实质性的变化，各给惠国分别使用加工标准和百分比标准进行判断。

2. 直运原则

根据给惠国的规定，受惠国的进口商品不但要原产于受惠国，还要直接运往给惠国，以确保运抵给惠国的产品就是出口受惠国发出的原产产品，而未在途中经过第三国时受到任何再加工或改造。

直运原则是原产地规则的三项主要内容之一。直运原则尽管与产品生产加工的原产地无直接关系，却是保证原产产品资格的一个重要条件。

3. 书面证明

凡受惠国要求享有普惠制待遇的出口商品，必须持有能证明其原产地资格的原产地证书和符合直运原则的证明文件，提交给惠国海关当局审查通过。最重要的书面文件是 FORM A 证书。该证书由出口商的声明和官方机构的证明两部分组成，共同构成了原产地证书的整体质量，使其具有信誉与权威性。该证书是取得普惠制待遇的关键证明文件，取得普惠制待遇后，通过减免关税、促进销售，能给出口商、进口商及有关方面带来可观的经济效益。从这个意义上讲，FORM A 证书相当于有价证券，有重要的经济价值。

（二）FORM A 证书“原产地标准”的填制

1. “P”：完全原产，无进口成分。
2. “W”：含有进口成分，但符合原产地标准。
3. “留空”：对澳大利亚、新西兰出口商品，原产成分的价值不少于该产品工厂成本价的 50%。

（三）FORM A 证书的申请与签发

从受惠国进口的货物要取得给惠国海关的关税减免的优惠待遇，货物进口商必须向海关提交出口受惠国官方当局或授权机构签发的 FORM A 证书、货物的直运提单等有关资料，方可享受普惠制待遇。申领 FORM A 证书的具体程序及要求如下：

1. 办理登记手续。

2. 申请办理 FORM A 证书。

经过海关审查批准，予以普惠制注册登记的单位，在向给惠国出口产品时，可以按照出口批次向海关申请办理 FORM A 证书。

（1）填制申请单（海关统一的固定格式）。

（2）打印 FORM A 证书。

FORM A 证书一律用打字机缮制，一般情况下使用英文或法文，唛头标记不受文种限制，可据实填写。

证书填好后，手签人员在第 12 栏签字，加盖申请单位中英文印章。证面必须保持清洁，不得涂改和污损。

（3）提交出口商业发票副本。申请单位使用的发票需盖章和手签，发票不得手写。

海关在收到申请单位的申请和所附文件资料后，经检查证单齐全，填写清晰完整，签字印章正确，内容真实，商品归类正确后给予签证。如发现疑问，必要时可对商品进行实地调查。海关在正式接受申请后，一般用两个工作日完成审核签发。

（四）一些特殊情况的申请

1. 异地申请签证

申请单位原则上应向产品所在地海关申请办理 FORM A 证书。如果货物是由当地运到异地口岸出口，或是在异地组织货源直接出口的，也可向异地海关申请签证。

申请单位办理异地签证时，应向异地海关出示“普惠制原产地证明书注册登记证”，并提交有关的文件资料等。

申请异地签证的商品如果其中含有进口成分，还应提交产地海关出具的“GSP 原产地标准调查结果单”。

2. 申请办理“后发证书”

一般情况下，FORM A 证书应在货物出运前签发。但在个别情况下，由于非故意的疏忽或其他特殊原因，货物出运前未能及时申请，申请单位也可在货物发运后申请办理“后发证书”。

申请办理“后发证书”时，申请单位除提交上述办理普惠制原产地证书时应提交的有关文件外，还应提交该批货物的报关单或提单/运单。海关在审核无误签发时，除了在正本第 11 栏签名、盖章外，还在证书正本第 4 栏“供官方使用”中，加盖“后发”印章。

3. 申请办理“重发证书”

如果已签发的证书正本被盗、遗失或损毁，申请单位可以请求重新签发证书。

申请“重发证书”时，申请单位必须提交由法人代表签字的书面说明，并在市级以上的报纸上声明原证书作废。申请时应重新履行申请手续，并提交“重发或更改 FORM A 证书申请单”。

经海关审核，同意重发证书的，海关在证书正本的第 4 栏加盖“复本”印章，并加批注，注明此证书是某号证书的复本，原证书作废。

4. 申请更改证书

申请单位要求更改已签发证书的内容，必须申诉合理的原因并提供真实可靠的依据，同时应退回原证书。申请更改证书时，申请单位必须重新履行申请手续，并提交“重发或更改 FORM A 证书申请单”。海关经核实并收回原证书的可签发新证书。原证书不能退回海关的，应按“重发证书”办理。随着网络科技的不断进步，原产地证书的办理流程更加便捷，目前大部分关区可以实现通过“单一窗口”、网上申报系统或电子签证企业发证端软件提交证书电子申请。在收到证书申请审核结果电子回执“审核通过”后，打印原产地证书及原产地证书签发申请，在证书出口商声明栏签字并加盖企业中英文印章。之后，携带原产地证书、原产地证书签发申请、出口货物商业发票等前往签证机构（已提交“原产地无纸化申报及签证一体化申请表”的企业仅需携带原产地证书），由签证人员书面审核及签字、盖章。如有更改、重发或审签人员认为应提供其他辅助材料的，收到相关电子回执时，根据回执内容携带相关资料至办事窗口进行现场审核。

三、中国—东盟自由贸易区优惠原产地证书

中国与东盟于 2002 年签署《中国与东盟全面经济合作框架协议》（以下简称《框架协议》），根据《框架协议》，中国—东盟自贸区“早期收获计划”于 2004 年 1 月 1 日开始实施，各国取消部分农产品关税。自 2004 年 1 月 1 日起，我国凡出口到东盟的农产品，凭借检验检疫机构签发的“中国—东盟自由贸易区优惠原产地证书”（以下简称“FORM E 证书”）可以享受关税优惠待遇。自 2005 年 7 月《框架协议》生效之后，中国和东盟六国（文莱、印度尼西亚、马来西亚、菲律宾、新加坡和泰国）已实现 91.9%以上产品零关税，其余东盟国家（东盟新成员，即越南、老挝、缅甸、柬埔寨）也根据协定承诺正稳步实现零关税。

各缔约方将关税消减和取消计划的税目分为正常类和敏感类，每一缔约方按照承诺的门槛和时间表进行关税的消减和取消，东盟六国和中国于 2012 年 1 月 1 日前取消所有正常类税目的关税，东盟新成员于 2018 年 1 月 1 日取消所有正常类税目的关税。对于敏感类税目关税的消减和取消计划更为细化，东盟六国和中国于 2012 年 1 月 1 日将适用于各自敏感清单税目的实施最惠国税率消减至 20%，于 2018 年 1 月 1 日进一步消减至 0~5%。柬埔寨、老挝、缅甸于 2015 年 1 月 1 日将适用于各自敏感清单税目的实施最惠国税率消减至 20%，并于 2020 年 1 月 1 日进一步消减至 0~5%。越南于 2015 年 1 月 1 日将适用于其敏感清单税目的实施最惠国税率消减至一定的水平，并于 2020 年 1 月 1 日进一步消减至 0~5%。

可以签发 FORM E 证书的国家有十个：文莱、柬埔寨、印度尼西亚、老挝、马来西亚、缅甸、菲律宾、新加坡、泰国、越南。海关是签发 FORM E 证书（见图 6-2）的唯一机构。

Original

1. Products consigned from (Exporter's business name, address, country)	Reference No. **ASEAN-CHINA FREE TRADE AREA PREFERENTIAL TARIFF CERTIFICATE OF ORIGIN (Combined Declaration and Certificate)** **FORM E** Issued in THE PEOPLE'S REPUBLIC OF CHINA (Country) See Overleaf Notes
2. Products consigned to (Consignee's name, address, country)	
3. Means of transport and route (as far as known) Departure date Vessel's name / Aircraft etc. Port of Discharge	4. For Official Use ☐ Preferential Treatment Given ☐ Preferential Treatment Not Given (Please state reason/s) ------------------------------ Signature of Authorised Signatory of the Importing Party

5. Item Number	6. Marks and numbers on packages	7. Number and type of packages, description of products (including quantity where appropriate and HS number in six digit code)	8. Origin criteria (see Overleaf Notes)	9. Gross weight or net weight or other quantity, and value (FOB) only when RVC criterion is applied	10. Number, date of Invoices

11. Declaration by the exporter The undersigned hereby declares that the above details and statement are correct; that all the products were produced in CHINA ------------------------------ (Country) and that they comply with the origin requirements specified for these products in the Rules of Origin for the ACFTA for the products exported to ------------------------------ (Importing Country) ------------------------------ Place and date, signature of authorised signatory	12. Certification It is hereby certified, on the basis of control carried out, that the declaration by the exporter is correct. ------------------------------ Place and date, signature and stamp of certifying authority
13. ☐ Issued Retroactively ☐ Exhibition ☐ Movement Certificate ☐ Third Party Invoicing	

193553001

图 6–2 中国—东盟自由贸易区优惠原产地证书样本

(一)《中国—东盟自由贸易区原产地规则》中与我国企业有关的规则

1. 原产地标准。规定享受优惠待遇的产品为完全获得产品和非完全获得的原产产品。

2. 对完全获得的原产产品的定义。

3. 对非完全获得的原产产品中的大多数普通产品规定的百分比标准，即非原产成分不超过产品离岸价的60%或原产成分至少达到产品离岸价的40%，并对某些术语作了定义。

4. 关于原产地累计的规定。

5. 特定产品的原产地标准。

6. 关于微小加工的规定。

7. 关于直接运输的规定。

8. 关于如何确定包装材料原产资格的规定。

9. 关于如何对待随主要产品一起出口的附件、备件和工具的规定。

10. 关于在确定产品产地时如何考虑机器等生产用品的规定。

11. 关于产地证明的规定。

（二）FORM E 证书“原产地标准”的填制

1. 完全原产：填写“×”。

2. 含有进口成分：填写百分比，要求国产成分占产品离岸价百分比的比值大于等于40%，例如“45%”。

3. 实行原产地累计：填写百分比，要求中国—东盟自由贸易区成分大于等于离岸价的40%，例如“45%”。

4. 特定原产地标准：填写“PSR”。

（三）FORM E 证书的申请与签发

1. 受惠产品的制造商或出口商，应以书面申请形式要求相关签证机构对产品的原产地资格进行出口前核查。

2. 在办理出口受惠产品签证手续时，出口商或其授权代表应提交书面申请签发原产地证书，并随附有关证明产品原产地资格的证明文件。

3. 海关根据出口人的申请，经过出口前检查后，根据《中国—东盟自由贸易区原产地规则》签发原产地证书。

4. 证书的正本和第二副本应由出口商提供给进口商，以供其在进口国（地区）海关通关使用。第一副本应由出口成员国签发机构存档。第三副本应由出口商留存。当进口国（地区）海关对收到的 FORM E 证书产生怀疑时，将 FORM E 证书第二副本退给签证机构进行核查。

5. 在特殊情况下，因无意的失误或其他合理的原因造成未在产品出口时或出口后立刻签发原产地证书，签证机构可在产品出运后一年的期限内补发原产地证书。

6. 在原产地证书被盗、丢失或损毁时，出口商可以书面形式向签证机构申请签发原产地证书正本和第二副本的重本证书。重本证书应在原证书签发之日起一年内，并在出口商向签证机构提供原证书第三副本的情况下签发。

（四）FORM E 证书的提交

1. 在办理进口产品通关时，进口商应向进口国（地区）海关当局提交原产地证书正本和第二副本。FORM E 自出口方签证机构签发之日起一年内有效，并必须在上述期限内提交进口方海关。

2. 对于经过非成员国境内运输的货物，除了需要向进口成员国海关提交出口成员国签证机构签发的 FORM E 证书之外，还需要提交在出口成员国签发的联运提单、货物的原始商业发票及有关证明文件。

3. 经中国香港、中国澳门转口至各成员国的货物，无联运提单的，在获得海关签发的 FORM E 证书后，申请人需持上述证书及有关证单，向港澳地区的中国检验认证（集团）有限公司（简称中检公司）申请办理“未再加工证明”。

四、中国—智利自由贸易区原产地证书

《中国—智利自由贸易协定》于 2005 年 11 月签署，是我国与拉美国家签署的第一个自由贸易协定，自 2006 年 10 月 1 日起正式实施，中国输往智利的产品可凭海关签发的中国—智利自由贸易区优惠原产地证书（又称“金质证书”，或“FORM F 证书”）享受零关税优惠。2017 年中智两国签署了自由贸易协定升级《议定书》，两国在已经实现双方 97%以上的产品零关税的基础上，承诺进一步对 54 个产品实施零关税，总体零关税产品比率将达到约 98%，因此《中国—智利自由贸易协定》已成为我国货物开放水平最高的自由贸易协定之一。

海关是签发中国—智利自由贸易区优惠原产地证书的唯一机构，企业可向当地海关申请注册备案后，申办该证书。已注册的，向当地海关申请开通该项业务即可。

（一）《中国—智利自由贸易区原产地规则》与我国企业有关的规则

1. 对原产货物的定义。规定享受优惠待遇的产品包括：完全获得产品、完全在自由贸易区内仅用已获得原产资格的材料生产的原产产品、含有非原产成分的原产产品。

2. 对完全获得的原产产品的定义。

3. 区域价值成分的计算方法。

4. 关于产品特定原产地规则的规定。

5. 关于累积规则的规定。

6. 关于微小含量的规定。

7. 关于直接运输的规定等。

（二）中国—智利自由贸易区优惠原产地证书“原产地标准”的填制

1. 完全获得货物或在一缔约方境内仅使用原产材料生产的货物：填写“WO 或 WP”。

2. 含有进口成分：填写“RVC”，区域价值成分大于等于离岸价的 40%。

3. 特定原产地标准：填写“PSR”。

（三）中国—智利自由贸易区优惠原产地证书的申请与签发

海关根据出口人的申请，并经过出口前检查后，根据《中国—智利自由贸易区原产地规则》，在货物出口前或出口后 30 天内签发原产地证书。原产地证书必须以英文

填具并署名，可包括一项或多项同一批次进口的货物。

（四）中国—智利自由贸易区优惠原产地证书的提交

1. 享受优惠关税待遇的原产货物，在进口时应当向进口方海关提交原产地证书的正本。

2. 如果符合原产地标准的货物在进口到一缔约方境内时无法提供《中国—智利自由贸易协定》规定的原产地证书，进口方海关可以视情况对该货物征收适用的普通关税或保证金。在这种情况下，进口商可以在货物进口之日起，在关税征收一年内或保证金收取三个月内，申请退还由于该货物未能享受优惠关税待遇而多付的关税或保证金，但需提交关于货物符合原产资格的进口书面声明、在出口前或出口后 30 天内签发的原产地证书正本及进口方海关要求提供的与货物进口相关的其他文件。

3. 原产地证书自出口方签发之日起一年内有效，原产地证书的正本必须在上述期限内向进口方海关提交。

4.《中国—智利自由贸易协定》规定优惠关税待遇货物应当是在缔约双方之间直接运输的货物。当原产货物经非缔约方转运时，不论是否换装运输工具，该货物进入非缔约方停留时间最长不超过三个月。入关时应当向进口方海关提交非缔约方海关文件或任何能满足进口方海关要求的其他文件加以证明。

5. 经中国香港、中国澳门转口至智利的货物，无联运提单的，在获得海关签发的中国—智利自由贸易区优惠原产地证书后，申请人需持上述证书及有关证单，向中国港澳地区的中检公司申请办理“未再加工证明”。

五、中国—巴基斯坦自由贸易区原产地证书

《中国—巴基斯坦自由贸易协定》于 2006 年 11 月签署，2007 年 7 月开始实施，是我国与南亚国家签署的第一个自贸协定。2018 年两国又完成了自贸协定第二阶段谈判并正式签署了《中巴自由贸易协定第二阶段议定书》，双方将大幅降低两国间关税水平，两国间相互实施零关税产品的税目数比率将从之前的 35%逐步增加至 75%。中方将对 45%的税目在协定生效后立即取消关税，并对 30%的税目分别在五年内和十年内逐步取消关税。巴方同样将对 45%的税目在协定生效后立即取消关税，并对 30%的税目分别在七年内和 15 年内逐步取消关税。

对巴基斯坦出口货物的企业可以申请签发中国—巴基斯坦自由贸易区原产地证书（或“FORM P 证书”）。海关是签发中国—巴基斯坦自由贸易区原产地证书（见图 6-3）的唯一机构。

ORIGINAL

1. Exporter's Name and Address, Country	CERTIFICATE NO. **CERTIFICATE OF ORIGIN** **CHINA-PAKISTAN FTA** **(Combined Declaration and Certificate)** Issued in THE PEOPLE'S REPUBLIC OF CHINA (Country) See Instructions Overleaf
2. Consignee's Name and Address, Country	
3. Producer's Name and Address, Country	
4. Means of transport and route (as far as known) Departure Date Vessel /Flight/Train/Vehicle No. Port of loading Port of discharge	5. For Official Use Only ☐ Preferential Treatment Given Under China-Pakistan FTA Free Trade Area Preferential Tariff ☐ Preferential Treatment Not Given (Please state reason/s) .... Signature of Authorized Signatory of the importing Country

6. Item number	7. Marks and numbers on packages; Number and kind of packages; description of goods; HS code of the importing country	8.Origin Criterion	9. Gross Weight, Quantity and FOB value	10. Number and date of invoices	11.Remarks

12.Declaration by the exporter	13. Certification
The undersigned hereby declares that the above details and statement are correct; that all the goods were produced in CHINA .... (Country) and that they comply with the origin requirements specified for these goods in the China-Pakistan Free Trade Area Preferential Tariff for the goods exported to PAKISTAN .... (Importing country) .... Place and date, signature and stamp of authorized signatory	It is hereby certified, on the basis of control carried out, that the declaration by the exporter is correct. .... Place and date, signature and stamp of certifying authority

185135167

图 6–3　中国—巴基斯坦自由贸易区原产地证书样本

（一）《中国—巴基斯坦自由贸易区原产地规则》中与我国企业有关的规则

1. 原产地标准。规定享受优惠待遇的产品为完全获得产品和非完全获得的原产产品。

2. 对完全获得的原产产品的定义。

3. 对非完全获得的原产产品中的大多数普通产品规定了百分比标准，即非原产成分不超过产品离岸价的60%，并对某些术语下了定义。

4. 关于原产地累计的规定。

5. 特定产品的原产地标准。

6. 最小的操作和加工。规定了不能赋予产品原产资格的加工种类。

7. 关于直接运输的规定。

8. 关于产地证明的规定。

（二）中国—巴基斯坦自由贸易区原产地证书“原产地标准”的填制

1. 完全国产：填写“P”。

2. 百分比：要求单一国家成分大于等于离岸价的40%，例如“40%”。

3. 百分比：要求原产地累计成分大于等于离岸价的40%，例如“40%”。

4. 特定原产地标准：填写“PSR”。

（三）中国—巴基斯坦自由贸易区原产地证书的申请与签发

1. 符合享受优惠待遇条件的货物，其出口商应以书面形式向政府机构提出货物出口前原产地预调查的申请。

2. 出口商或其代理人在办理享受优惠待遇货物的出口手续时，应提交原产地证书的书面申请，并随附相关证明文件，证明待出口货物符合原产地证书签发要求。

3. 海关根据出口商的申请，在经过出口前检查后，根据《中国—巴基斯坦自由贸易区原产地规则》，在货物出口前、出口时或出口后15天内签发原产地证书。

4. 在特殊情况下，如由于非主观故意的差错、疏忽或其他合理原因没有在货物出口前、出口时或出口后立即签发原产地证书，原产地证书可以在货物装运之日起一年内补发。

5. 原产地证书被盗、遗失或损毁，出口人可以向原签证机构书面申请签发原证正本及第二副本的经证实的真实复制本，复制本可依据签证机构存档的有关出口文件签发。该复制本应注明原证正本的签发日期。原产地证书的经证实的真实复制本应在出口人向原签证机构提供了原证第二副本的情况下，并在其正本签发之日起一年内方可补发。

（四）中国—巴基斯坦自由贸易区原产地证书的提交

1. 进口人应在向进口成员方的海关申报货物进口时，主动向海关申明要求享受优惠待遇，并在有关货物进境报关时向海关提交原产地证书的正本。原产地证书应在出口成员方政府机构签证之日起六个月内向进口成员方的海关提交；如货物按照《中国—巴基斯坦自由贸易区原产地规则》的规定经过一个或多个非成员方境内，原产地证书提交期限可延长至八个月。

2. 对于经过非成员方境内运输的货物，除了需要向进口成员方海关提交出口成员方签证机构签发的原产地证书之外，还需要提交在出口成员方签发的联运提单、货物的原始商业发票及有关证明文件。

3. 经中国香港、中国澳门转口至巴基斯坦的货物，无联运提单的，在获得海关签发的 FORM P 证书后，申请人需持上述证书及有关证单，向中国港澳地区的中检公司申请办理“未再加工证明”。

六、《亚太贸易协定》优惠原产地证书

《亚太贸易协定》是中国加入的第一个区域多边贸易组织，目前成员还包括孟加拉国、印度、老挝、韩国、蒙古国和斯里兰卡。《亚太贸易协定》从 2006 年 9 月 1 日开始实施，至 2017 年先后启动并实施五轮关税减让谈判，取得良好的关税减让成果。以第四轮关税减让成果为例，成员承诺适用于所有成员的消减关税称为一般减让，平均降税税目比率超过 28%，平均降税幅度为 33%。最不发达国家孟加拉国、老挝和小经济体斯里兰卡可享有一定灵活性。另外，各成员在自愿基础上单方面给予协定最不发达国家孟加拉国和老挝数千个产品特惠税率安排，称为特殊减让，平均降税幅度分别为 86.4%和 86.2%。

根据《亚太贸易协定》原产地规则及协定附件的减让表，各成员可以通过指定机构出具的优惠原产地证明获得关税减免的优惠待遇。海关、中国国际贸易促进委员会及其地方原产地签证机构可以签发《亚太贸易协定》优惠原产地证书（见图 6-4）。

（一）《亚太贸易协定》原产地规则中与我国企业有关的规则

1. 规定享受关税减让优惠待遇的产品为完全获得产品和非完全获得的原产产品。

2. 对完全获得的原产产品的定义。

3. 对非完全获得的原产产品的标准。规定在一出口参加国境内最终制得或加工的产品，其来自非参加国或不明原产地的原材料、零件或制品的总价值不超过该产品离岸价的 55%，按照《亚太贸易协定》项下部门/行业协议框架进行贸易的产品，可制定适用的特殊标准。

4. 关于原产地累计的规定。规定在运用原产地累计规则的情况下，累计的原产成分的价值不得少于产品离岸价的 60%。

5. 关于直接运输的规定。

6. 关于如何确定包装材料原产资格的规定。

7. 关于原产地证明的规定。

ORIGINAL

1. Goods consigned from (Exporter's business name, address, country)	Reference No. **CERTIFICATE OF ORIGIN** **Asia-Pacific Trade Agreement** **(Combined Declaration and Certificate)** Issued in The People's Republic of China (Country)
2. Goods consigned to (Consignee's name, address, country)	3. For Official use
4. Means of transport and route	

5.Tariff item number	6. Marks and number of Packages	7.Number and kind of packages/description of goods	8.Origin criterion (see notes overleaf)	9.Gross weight or other quantity	10.Number and date of invoices

11.Declaration by the exporter	12. Certificate
The undersigned hereby declares that the above details and statements are correct, that all the goods were produced in CHINA …………………………………………… (Country) and that they comply with the origin requirements specified for these goods in the Asia - Pacific Trade Agreement for goods exported to …………………………………………… (Importing Country) …………………………………………… Place and date, signature of authorized Signatory	It is hereby certified on the basis of control carried out, that the declaration by the exporter is correct. …………………………………………… Place and date, signature and Stamp of Certifying Authority

185057100

图 6-4 《亚太贸易协定》优惠原产地证书样本

（二）《亚太贸易协定》优惠原产地证书"原产地标准"的填制

1. 完全国产：填写"A"。

2. 含有进口成分：原材料从非成员方进口，填写"B"及进口成分占产品离岸价的比值（要求小于等于55%），例如"B50%"。

3. 原产地累计：原材料从成员方进口，填写"C"及成员方原材料价值占产品离岸价的比值（要求大于等于60%），例如"C60%"。

4. 特定原产地标准，填写"D"。

（三）《亚太贸易协定》优惠原产地证书的签发

根据《亚太贸易协定》项下原产地规则，只要待出口产品可视为该出口成员方原产，出口成员方的签证机构就应在出口时或者装运后三个工作日内，以手工或者电子形式签发原产地证书。原产地证书自签发之日起一年内有效。

如果原产地证书被盗、遗失或毁坏，出口商可以向原签证机构书面申请经证实的原证书正本的真实复制本。经证实的原产地证书真实复制本应在其正本的有效期内签发。

（四）《亚太贸易协定》优惠原产地证书的提交

有关产品申报进口时，应向海关当局提交原产地证书正本，以享受优惠待遇；原产地证书应在其有效期内向进口国（地区）海关当局提交；如果因不可抗力或者出口商无法控制的其他合理原因致使不能按期提交原产地证书，有关进口国（地区）海关当局仍应接受逾期提交的原产地证书。

对于经过非成员方境内运输的货物，除了需要向进口成员方海关提交出口成员方签证机构签发的原产地证书之外，还需要提交在出口成员方签发的联运提单、货物的原始商业发票及有关证明文件。

七、《区域全面经济伙伴关系协定》原产地证明

《区域全面经济伙伴关系协定》（以下简称RCEP）于2020年11月15日签署，2022年1月1日正式生效，文莱、柬埔寨、老挝、新加坡、泰国、越南六个东盟成员国和中国、日本、新西兰、澳大利亚四个非东盟成员国正式开始实施协定。2022年2月1日起韩国生效。2022年3月18日起马来西亚生效。在RCEP 15个成员国中另有印度尼西亚、缅甸和菲律宾未确定生效时间。

RCEP的生效实施，标志着全球人口最多、经贸规模最大、最具发展潜力的自由贸易区正式落地。目前，我国与RCEP成员方贸易总额约占我国对外贸易总额的三分之一，通过RCEP我国与日本建立了自贸关系，完成了我国自由贸易区战略的重大突破，首次达成与世界排名前十的经济体签署自贸协定。RCEP在协定条文上也突破了以往我国所签署的自贸协定的常规模式，通过采用区域累计的原产地规则、海关便利化等措施促进跨境物流发展，成员方采用立刻降税到零和十年内降税到零的方式最终将达到货物贸易零关税产品数整体上超过90%。

中国海关、中国国际贸易促进委员会及其地方原产地签证机构可以签发 RCEP 原产地证书（见图 6-5）。

1. Goods Consigned from (Exporter's name, address and country)

Certificate No. Form RCEP

REGIONAL COMPREHENSIVE ECONOMIC PARTNERSHIP AGREEMENT

CERTIFICATE OF ORIGIN

Issued in ....
(Country)

2. Goods Consigned to (Importer's/ Consignee's name, address, country)

3. Producer's name, address and country (if known)

4. Means of transport and route (if known)
Departure Date:
Vessel's name/Aircraft flight number, etc.:
Port of Discharge:

5. For Official Use
Preferential Treatment:
□ Given　□ Not Given (Please state reason/s)
....
Signature of Authorised Signatory of the Customs Authority of the Importing Country

6. Item number	7. Marks and numbers on packages	8. Number and kind of packages; and description of goods.	9. HS Code of the goods (6 digit-level)	10. Origin Conferring Criterion	11. RCEP Country of Origin	12. Quantity (Gross weight or other measurement), and value (FOB) where RVC is applied	13. Invoice number(s) and date of invoice(s)

14. Remarks

15. Declaration by the exporter or producer

The undersigned hereby declares that the above details and statements are correct and that the goods covered in this Certificate comply with the requirements specified for these goods in the Regional Comprehensive Economic Partnership Agreement. These goods are exported to:

....
(importing country)

....
Place and date and signature of authorised signatory

16. Certification

On the basis of control carried out, it is hereby certified that the information herein is correct and that the goods described comply with the origin requirements specified in the Regional Comprehensive Economic Partnership Agreement.

....
Place and date, signature and seal or stamp of Issuing Body

17. □ Back-to-back Certificate of Origin　□ Third-party invoicing　□ ISSUED RETROACTIVELY

图 6-5　RCEP 原产地证书样本

（一）RCEP 原产地规则要点

RCEP 原产地概念包含 RCEP 项下“原产资格”和“原产国（地区）”两个层次，具备原产资格的进口货物，可以依据其原产国（地区）适用相应的 RCEP 项下税率。原产资格的取得条件均为现行各优惠贸易协定项下原产地规则的通用条款，也即依据 2021 年 11 月 23 日公布的《中华人民共和国海关〈区域全面经济伙伴关系协定〉项下进出口货物原产地管理办法》（以下简称《办法》）中的第三条至十三条的规定。

对具备原产资格的货物，判定其原产国（地区）的标准，也即《办法》中的第十四条至十六条，包括：

1. 一般性的原产国（地区）判断标准；

2. “特别货物清单”货物原产国（地区）判断标准；

3. 无法通过前两种标准确定原产国（地区）时的判断标准。

与上述《办法》相配套的一些管理规定，仍有待海关总署另行发布，如成员方具体清单、产品特定原产地规则、“特别货物清单”等。

（二）RCEP 原产地证书的原产地标准

RCEP 原产地证书的核心内容是第 10 栏“原产地标准”，依据 RCEP 文本第三章中原产地规则的规定，可以视为 RCEP 原产货物应按照如下的标准填制：

1. 在一成员方完全获得的，填“WO”；

2. 在一成员方完全使用原产材料生产的，填“PE”；

3. 在一成员方使用非原产材料生产，但符合产品特定原产地规则规定的税则归类改变、区域价值成分、制造加工工序或者其他要求。

（1）产品特定原产地规则

RCEP 在附件《产品特定原产地规则》中对每一个子目作出了产品特定规定，产品特定规定可以是一个标准，也可能包括两个或三个标准。RCEP 规定对于一项产品特定原产地规则包含多个标准的，货物出口商可以自行决定货物适用的具体标准，即只要符合一种标准的规定就可以判定该货物符合特定原产地规则。

①列入特定原产地规则清单，但采用完全获得原产地规则的，填“WO”；

②列入特定原产地规则清单，但采用区域价值成分原产地规则的，填“PSR”（同时在原产地证明第 9 栏需加注 FOB 货值）；

③列入特定原产地规则清单，但采用除上述两种原产地规则以外的，填“PSR”。

（2）税则归类改变（CTC）标准

税则归类改变标准是指当货物与生产该货物的非原产材料被归入《协调制度》（HS 编码）中的不同税号时，即可视为该货物经过生产制造已经发生了实质性改变，并获得原产资格。税则归类改变标准可以分为以下三种情况：

①章改变（CC），即税则号前两位数发生改变；

②品目改变（CTH），即税则号前四位数发生改变；

③子目改变（CTSH），即税则号前六位数发生改变。

（3）区域价值成分标准

区域价值成分 40%是指根据区域价值成分计算所得货物的区域价值成分（RVC）不少于 40%。区域价值成分的计算有两种方法，分别是：

间接/扣减公式：

区域价值成分=（货物离岸价格−非原产材料价格）÷货物离岸价格×100%

直接/累加公式：

区域价值成分=（原产材料价格+直接人工成本+直接经营费用成本+利润+其他成本）÷货物离岸价格×100%

（4）加工工序标准

加工工序标准是指在一缔约方进行的赋予制造、加工后所得货物原产地资格的主要工序。RCEP 只采用了"化学反应"（CR）这一种加工工序标准。适用化学反应规则的货物，如果在一缔约方发生了化学反应，应当视为原产货物。RCEP 对化学反应（包括生物化学反应）的定义是指通过键断裂并形成新的分子键，或者通过改变分子中原子的空间排列而形成新结构分子的过程。同时规定溶于水或其他溶剂、去除包括水在内的溶剂、添加或去除结晶水不属于化学反应。

除上述标准外，符合协定第三章第四条规定的货物"累积规则"为 ACU。符合协定第三章第七条规定的货物"微小含量"为 DMI。

（三）RCEP 原产地证书的其他特点与要求

1. 背对背原产地证书

根据 RECP 第三章第十九条的规定可以签发背对背原产地证明。

背对背原产地证明是中间缔约方对已由原出口缔约方出具原产地证明的货物，再次分批分期灵活出具的原产地证明。在中间缔约方不得进行规定范围外的处理，可实施装卸、储存、拆分运输等物流操作、重新包装、根据进口成员方法律要求贴标以及其他为运输货物或者保持货物良好状态所进行的必要操作。相关货物在其他缔约方进口时，仍可享受关税优惠待遇。需要注意的是，背对背原产地证明的有效期与初始原产地证明的有效期一致。

2. 补发证书

根据 RECP 第三章第十七条第八款规定可以补发原产地证书，在原产地证书的第 17 栏"补发"处应打钩（√）。

3. 自助打印

按照《关于全面推广原产地证书自助打印的公告》（海关总署公告 2019 年第 77 号），RCEP 项下输新加坡、泰国、日本、新西兰和澳大利亚的原产地证书可以进行自助打印，原产地证书申请人或其代理人可通过"单一窗口"（https：//www. singlewindow. cn）或"互联网+海关"一体化网上办事平台（http：//online. customs. gov. cn），自行打印海关审核通过的版式化原产地证书。原产地证书申请人或其代理人在打印前需通过"单一窗口"或"互联网+海关"一体化网上办事平台，上传原产地证书企业声明栏所需的电子签章和申办员电子签名。

4. 货物出口商或生产商签发原产地声明的资格

RCEP 生效时，经核准的出口商可以申请出具原产地声明，后期原产地声明会扩大到由出口商或生产商出具。与以往优惠原产地证书相比，RCEP 首次增加了货物出口商或生产商签发原产地声明的资格，这标志未来原产地证明将从政府审核签发模式转变为以企业信用为基础的自主声明模式，将大力提高货物通关的便利性。

第三节　原产地证书申请企业的备案

一、申请企业的类别

凡申请办理原产地证书的单位，需预先在工商注册地海关办理备案手续。海关对符合备案登记条件的予以备案登记。

备案申领原产地证书业务的企业必须在中华人民共和国境内依法设立，并具有下列资格之一：

1. 取得工商营业执照的国内企业；
2. 中外合资、中外合作和外商独资企业；
3. 国外企业、商社常驻中国代表机构；
4. 从事“来料加工”“来样加工”“来料装配”“补偿贸易”业务的企业；
5. 经营旅游商品的销售部门；
6. 参加国际经济、文化交流及拍卖等活动需出售展品、样品等的有关单位。

二、申请企业备案时须提供的资料

申请企业备案时须提供以下资料：

1. 加盖企业公章的“营业执照”复印件，同时交验原件；
2. 进出口企业的相关资格证书或批准证书或者对外贸易经营者备案登记表 、外商投资企业批准证书、营业执照复印件，加盖企业公章，同时交验原件；
3. 加盖企业公章的“组织机构代码证”复印件，同时交验原件；
4. 含有进口成分的产品，还需提供产品成本明细单；
5. 从事来料加工、来料装配及补偿贸易的单位还得提交承办对外加工装配业务或补偿贸易的协议、合同副本及本批产品成本明细单等有关文件；
6. 其他相关资料。

签证机构对上述材料进行审核后，安排时间对有关单位进行实地调查。

三、实地调查

海关在受理企业备案申请后，需要对申请单位的合法性、产品的原料构成和原产地及其加工情况等进行全面的实地调查。实地调查是确定申请单位的出口产品能否符合原产地标准、能否取得注册资格的重要步骤和依据。

海关对申请企业进行实地调查时，主要调查以下工作内容：

1. 生产加工单位的性质、经营管理和设备等状况；
2. 生产出口商品的能力和加工工序情况；
3. 所用原料、零部件及包装物料的来源及所占比率；
4. 完成检验和最终包装的情况；
5. 出口产品的包装、商标及唛头情况；

6. 其他相关内容。

四、原产地证书申请企业备案登记的完成

目前全国大部分关区都实现了原产地证书申请企业备案登记的网上操作，根据要求上传相关文件后，等待签证机关端审核。如果在待审状态下，发现有信息需要变更，可在“备案申请”页面，点击右上角“撤回”，修改后再次提交。如果上传资料完整，则会在收到审核通过的回执及企业备案号后，完成备案手续；如果缺少相关资料，可按回执要求进行完善后再次提交备案申请。

五、原产地证申报员的相关工作

1. 原产地证申报员工作职责

原产地证申报员，是指经申领企业授权、代表申领企业签署、申领原产地证的人员。申请人申请原产地证的业务应指定原产地证申报员办理，其工作职责主要有：

（1）代表企业向签证机关申报各类原产地证，并在产地证的出口商声明栏内签字，对其所签署的证书的真实性和准确性负责，确保提供的单证资料齐全真实；

（2）配合海关做好产地证各项调查工作，包括签证调查、国外海关退证查询调查等；

（3）建立完整的进料记录、生产记录和出货记录，并将产地证正本及其相关的贸易单证如出口发票、装箱单、信用证、提单、外销合同等复印，上述资料至少保存三年；

（4）代表企业向海关申领空白原产地证书，负责对各类空白原产地证书的使用、作废等情况进行登记，记录保存三年；

（5）按时办理备案信息变更手续。

2. 原产地证申报员基本条件

原产地证申报员一般应具备以下基本条件：

（1）由企业法人代表指定的在职员工，有一定英语基础，熟悉本单位业务及单证，且要求保持相对稳定；

（2）熟悉本单位所经营的出口商品，尤其是含有进口成分的商品的原材料构成情况；

（3）经过产地证相关专业知识培训，考核合格；

（4）熟悉各类原产地证书签证要求及国际商品名称和海关编码规则，能自觉执行产地证的有关规定。

六、企业备案登记内容的变更

企业基本信息、签证产品（针对生产型企业）及申报员等信息有变化的，应及时办理企业备案信息变更手续。

为方便企业，目前大部分关区实行网上无纸化备案信息变更。根据企业基本信息变更、产品信息变更、申报员信息变更等不同的变更类型，具体操作程序分别如下：

1. 变更法人代表、地址的，备好更改后的营业执照、对外贸易经营者备案登记表

或“外商投资企业批准证书”，在有关平台上传电子文档资料。

2. 变更公司名称的，备好更改后的营业执照、对外贸易经营者备案登记表或“外商投资企业批准证书”、企业公章、企业中英文印章，在有关平台上传电子文档资料。

3. 变更公司公章或中英文印章的，备好更改后的企业公章或企业中英文印章，在有关平台上传。

4. 变更联系人、联系电话的，无须上传电子文档，在有关平台进行修改。

5. 产品信息变更申请，一般仅针对生产型企业，包括修改、删除、增加产品，登录有关平台在原产地企业备案项下进行“产品预审”的修改，变更相关产品信息。

6. 申报员信息变更，由企业端自行维护，无须签证机关端审核。

第四节　原产地证书的申请要求

一、原产地证书申请流程

原产地证书的一般申请流程依次为：

1. 企业电子申报；
2. 系统电子校验；
3. 签证人员电子审核；
4. 企业制证；
5. 现场签证；
6. 企业领证。

二、原产地证书申请所附单据

申请人应于货物出运前向签证机关申请办理原产地证书。原产地证采取电子申报方式，通过企业端申报软件，将产地证申请数据传输到签证机关，企业待收到正确回执后，自行打印审核通过的原产地证书及“原产地证明书申请书”，申请单位的产地证申报员携带相关资料到海关签发原产地证书，所附单据要求如下：

1. “原产地证明书申请书”；
2. 妥善填制的原产地证明书；
3. 出口商业发票；
4. 异地敏感产品的，须提交“异地货物原产地调查结果单”或生产厂家电子核查信息；
5. 海关需要的其他必要单据。

申请人应对提交资料的真实性负责。用于确定货物原产地的资料和信息，除按有关规定可以提供或者经提供该资料和信息的申请人允许，签证机关应当对该资料和信息予以保密。

第五节　原产地证书的签证要求

一、签证一般要求

签证机关接受原产地证书申请后，根据申请证书的类别和内容，按照相应的原产地规则和有关签证规定，审核申请人提交的材料，主要审核以下内容：

1. 申请单位、申请签证产品是否已在海关进行备案。

2. 申请书的填制是否完整、正确。

3. 证书各栏内容是否真实、准确，并符合填制要求。

4. 产品是否符合相应的原产地标准：

证书审核合格后，签证机关对申请人签发原产地证书。签证机关将一副本存档，其余正本及副本交申请人。

签证机关在受理申请人的申请后，在 0.5 个工作日内完成签证。需要进行原产地调查的产品不受 0.5 个工作日限制。

5. 原产地标记的审核：海关对出口货物原产地标记真实性实施查验，以保护原产地标记知识产权，防止滥用商品名称、假冒产品真实原产地，确保原产地的真实性。出口货物的原产地标记与真实原产地不一致的，应责令改正。

二、各类原产地证书的具体审核要求

（一）普惠制原产地证书

出口到给惠国，列入给惠产品清单，符合该给惠国的原产地规则，符合《中华人民共和国普遍优惠制原产地证书签证管理办法》及其实施细则。

（二）一般原产地证书

符合《中华人民共和国进出口货物原产地条例》和《中华人民共和国非优惠原产地证书签证管理办法》。

（三）区域性优惠原产地证书

列入关税减让产品清单，符合自由贸易协定项下的原产地规则及海关总署签发的区域性优惠原产地证书规定。

（四）专用原产地证书

符合针对某一特殊行业的特定产品制定的原产地规则及有关规定。

第六节 电子签证申请和签证要求

电子签证是签证机关对申请单位通过电子网络以电子方式申报的原产地证书进行电子审签的行为。为方便申办原产地证书，申请人可采用电子申报方式申办原产地证书。

一、申请电子签证的要求

1. 申请人应使用签证机关指定的电子签证用户端软件。为保证电子签证系统安全高效运行，申请人应按照软件升级要求更新用户端系统。

目前在全国关区企业使用较广泛的模式是“单一窗口”。企业也可以选择通过代录入企业进行电子申报。

2. 申请人应保证传输的电子数据真实、准确，承担因提供不真实数据而导致原产地证书差错的一切责任和后果。

二、电子签证的审核与签发

申请人通过专用申报软件进行原产地证书的发送，并保证其申报的数据真实、准确。签证人员通过原产地业务电子管理系统对企业端发送的证书进行审核签证。

1. 管理系统根据自动审单规则对数据进行系统自动校验。系统自动校验的内容包括是否为申请单位及其产品，证书类别是否已备案，证书号是否符合编码规则，证书号、发票号是否重号，申请和签证日期是否早于发票日期等，如出现错误，系统将证书退回，并发送错误回执至企业端以便申报人员作出相关修改。

2. 经系统自动校验后，签证人员依据不同证书的签证要求通过电子管理系统进行审核，审核内容包括品名、金额、数量等各项证书内容是否真实、准确，重点是审核产品的原产地标准，申请书、发票等相关内容是否齐全、正确。若发现错误，则向申请人发送修改退单回执，并将错误项明细反馈给申请人，申请人修改后可重新发送；若证书正确无误，则向申请人发送正确回执；若产品不符合原产地标准或签证要求，则发送退单回执，不予签证。对更改、重发或其他需特殊处理的证书，签证人员初审后，发送缓审回执，待收到相关文件后再进行审核。

3. 申请人收到正确回执后，按规定打印证书，并持打印完毕的证书及其他相关的资料到签证机关签发证书。更改、重发及更改重发证书根据要求还须提交原证正本、情况说明、遗失声明等相关文件。在领取原产地证书时，申请人应在证书相应位置上签名并加盖企业中英文印章。签名、印章必须与备案信息一致。签证人员确认后在证书上签字并加盖签证印章。

技能操作篇

JINENG CAOZUO PIAN

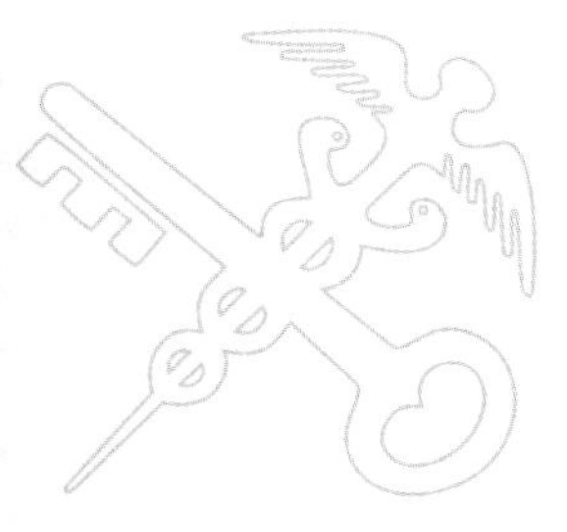

第七章·出入境货物检验检疫申请填制

DI-QI ZHANG CHURUJING HUOWU JIANYAN JIANYI SHENQING TIANZHI

知识目标

掌握出境货物检验检疫申请与相应外贸单据的栏目对应关系
掌握入境货物检验检疫申请与相应外贸单据的栏目对应关系

能力目标

能够独立完成实际业务出境货物检验检疫申请填制
能够独立完成实际业务入境货物检验检疫申请填制

第一节 出境货物检验检疫申请填制

一、案例演示

（一）基本信息

天津桂斋园食品进出口有限公司[①]出口一批沙琪玛（盒装）（商品编码：1905900000，检验检疫类别：R/S），委托报关公司代为报检，贸易单据如下：

1. 桂斋园发票如图7-1所示。

Tianjin GuiZhaiYuan Foodstuff Co.,Ltd
Add: Beichen area, Tianjin,China
Tel: 86-022-26363630

Commercial invoice

Invoice No:DP20220306T
Date:22,FEB,2022

Buyer: KUTUER IMPEX HONG KONG LTD
Mobile: 00669172444121
Email:abvoer@evershinegroup.net

Seller:Tianjin GuiZhaiYuan Foodstuff Co.,Ltd
Contact person:Summer
Email:kaer@zgyfoodstuff.com

Product Name	HS Code	Shipping Marks	Total Quantity	Unit price	Amount
Sachima	1905900000	N/M	20160	126.6700	TWD 2,553,667.20
Total			20160	126.6700	TWD 2,553,667.2

Issuer:Tianjin GuiZhaiYuan Foodstuff Co.,Ltd

图7-1 桂斋园发票

① 本书中公司名称、人名、地址、电话号码、代码等纯属虚构，如有雷同，实属巧合。

2. 桂斋园装箱单如图 7-2 所示。

Tianjin GuiZhaiYuan Foodstuff Co.,Ltd

Address: Beichen area, Tianjin,China
Tel: 86-022-26363630 Email:kaer@zgyfoodstuff.com

PACKING LIST

Buyer:KUTUER IMPEX HONG KONG LTD
Tel:00669172444121

Invoice No: DP20220306T
Date:22,FEB,2022

Product Name	Container NO. Seal NO.	QTY(KGS)	CTNS	Net Weight (kg)	Gross Weight (kg)	CBM(㎥)
Sachima	MSKU6060630	20160	80	20160	20560	32.00
Total		20160	80	20160	20560	32.00

Tianjin GuiZhaiYuan Foodstuff Co.,Ltd

图 7-2 桂斋园装箱单

3. 桂斋园合同如图 7-3 所示。

Tianjin GuiZhaiYuan Foodstuff Co.,Ltd
Add: Beichen area, Tianjin,China
Tel: 86-022-26363630

CONTRACT

Invoice No:DP20220306T
Date:22,FEB,2022

Buyer: KUTUER IMPEX HONG KONG LTD
Mobile: 00669172444121
Email:abvoer@evershinegroup.net

Seller:Tianjin GuiZhaiYuan Foodstuff Co.,Ltd
Contact person:Summer
Email:kaer@zgyfoodstuff.com

Product Name	HS Code	Shipping Mark	Total Quantity	Unit price	Amount
Sachima	1905900000	N/M	20160	126.6700	TWD 2,553,667.20
Total			20160	126.6700	TWD 2,553,667.2

Issuer:Tianjin GuiZhaiYuan Foodstuff Co.,Ltd

图 7-3 桂斋园合同

（二）出境货物检验检疫申请填制

1. 报关员在“单一窗口”中进行填制时，归纳了出境货物检验检疫申请与贸易单证中各栏目对应关系（见表 7-1）。

表 7-1　出境货物检验检疫申请与贸易单证中各栏目对应关系表

出境检验检疫申请涉及栏目	对应单证栏目
申报单位	依具体情况而定
收/发货人	BUYER/SELLER；APPLICANT/BENEFICIARY；CONSIGNEE/CONSIGNOR
货物名称（中/外文）	NAME OF COMMODITY；DESCRIPTION OF GOODS
HS 编码	HS CODE 或依货物名称查找
数/重量	QUANTITY；DESCRIPTION OF GOODS
货物总值	TOTAL PRICE；AMOUNT
包装种类及数量	PACKING；DESCRIPTION OF GOODS
用途	依具体情况而定
输往国家（地区）	PORT OF DISTINATION
到达口岸	PORT OF DISCHARGE
货物存放地	LOCALE；REPOSITORY
合同号	CONTRACT NUMBER
随附单据	依具体情况而定
标记及号码	SHIPPING MARK；MARK&NO；MARK
需要证单名称	依具体情况而定；DOCUMENTS REQUIRED

2. 对照外贸单据，该票货物出境检验检疫申请如图 7-4 所示。填制规范参见本书第七章第三节。

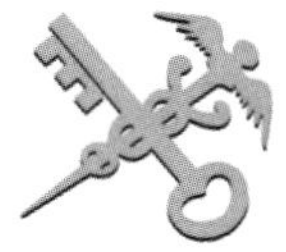

中华人民共和国海关
出境货物检验检疫申请

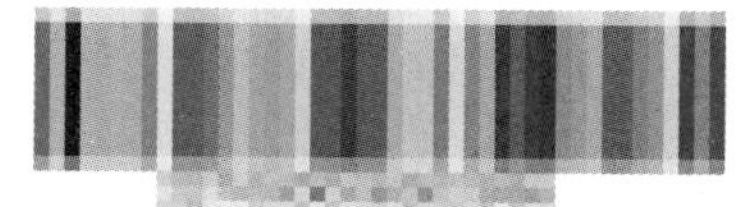

电子底账数据号：

报检单位（加盖公章）：天津桂斋园食品进出口有限公司　　*编　号　221000006302936

报检单位登记号：1200609336　　联系人：　冯诺　　电话：022-66230600　报检日期：　2022年3月24日

收货人	（中文）	天津桂斋园食品进出口有限公司
	（外文）	Tianjin GuiZhaiYuan Foodstuff Co.,Ltd
发货人	（中文）	***
	（外文）	***

货物名称（中/外文）	H.S.编码	产地	数/重量	货物总值	包装种类及数量
沙琪玛	1905900000（R/S）	天津市河西区	20160千克	2553667.2台币	双瓦楞纸箱/80
运输工具名称号码	水路运输	贸易方式	一般贸易	货物存放地点	本厂仓库

合同号	DP20220306T	信用证号		用途	食用
发货日期	2022/3/29	输往国家（地区）	中国香港	许可证/审批号	1300/13088
启运地	天津	到达口岸	中国香港	生产单位注册号	1201693872/天津桂斋园食品进出口有限公司
集装箱规格、数量及号码					

合同、信用证订立的检验检疫条款或特殊要求	标记及号码	随附单据（划“√”或补填）	
无纸化报检	N/M	√合同	□包装性能结果单
		□信用证	□许可/审批文件
		√发票	√其他单据
		□换证凭单	□
		√装箱单	□
		□厂检单	□

需要证单名称（划“√”或补填）				*检验检疫费	
□品质证书	正　副	□植物检疫证书	正　副	总金额（人民币元）	
□重量证书	正　副	□熏蒸/消毒证书	正　副		
□数量证书	正　副	□出境货物换证凭单	正　副	计费人	
□兽医卫生证书	正　副	□电子底账	1正		
□健康证书	正　副	□		收费人	
□卫生证书	正　副	□			
□动物卫生证书	正　副	□			

报检人郑重声明：	领取证单	
1. 本人被授权报检。		
2. 上列填写内容正确属实、货物无伪造或冒用他人的厂名、标志、认证标志、并承担货物质量责任。	日期	
签名：＿＿＿＿＿＿	签名	

注：有“*”号栏由海关填写

图 7-4　出境货物检验检疫申请填制示例

二、思考题

根据如下信息，填制出境货物检验检疫申请。

保定鑫佑达食品有限公司（1302960002）出口无核蜜枣（2006009090），货值为22 500美元，委托报关公司代理报检，发票、装箱单、合同如图 7-5、图 7-6、图 7-7所示。

COMMERCIAL INVOICE

SELLER DETAILS

BAODING XINYOUDA FOODSTUFF CO., LTD.
Huanghe Western Industry Zone, Baoding County,
Hebei Prov. 062660 China.
TEL.: 86-312-6623060   FAX: 86-312-6623066
E-MAIL: youyou@driedfruit.cn

BUYER DETAILS

BECADDH INTERNACIONAL DE BEBIDAS SA DE CV
Libremianto DEL. OTE. 601 COL. Obrera CD. Delicias,
TEL.:+(52) 639 4 62 60 50

INVOICE DATE
Sep. 11th. 2022
INVOICE NO.
2022120966

FROM: TIANJIN PORT, CHINA   **TO:** LONG BEACH CA. USA.   **SHIPPED:** BY SEA.

SHIPPING MARKS	ITEM	SPEC.	QTY. & PACKING	UNITPRICE USD/MT	TOTAL PRICE USD/ITEM
N/M	Seedless dates 无核蜜枣	Moisture: 18～22% Sugar: 60～65% SO_2 : within 600×10^{-6}	Weight: 16 mt 10kg/Carton QTY.: 1600cartons	1.406	22496

PAYMENT TERMS: 30% TT PREPAYMENT AND 70% TT AGAINST COPY OF SHIPMENT DOCUMENTS BY E-MAIL.
SHIPMENT TERMS: CIF LONG BEACH CA. USA
DELIVERY DATE: WITHIN 30 DAYS WHEN RECEIVED PREPAYMENT.
BANK DETAILS:
BANK NAME: AGRICULTURAL BANK OF CHINA BAODING COUNTY BRANCH
BANK ADD.: Huanghe Western Industry Zone, Baoding County, Hebei Prov. China
SWIFT CODE: ABOCCNBJ
BENE NAME: BAODING XINYOUDA FOODSTUFF CO., LTD.
A/C NO.: 60663215040000266

TOTAL	16 mt & 1600Cartons	$22,500
SAY TOTAL: US DOLLARS EIGHTY-SEVEN THOUSAND,THREE HUNDRED AND SIXTY-THREE ONLY.		

FOR THE SELLER   **FOR THE BUYER**

图 7-5　鑫佑达发票

PACKING LIST

The Seller:
BAODING XINYOUDA FOODSTUFF CO., LTD.
Huanghe Western Industry Zone, Baoding County,
Hebei Prov. 062660 China.
TEL.: 86-312-6623060　FAX: 86-312-6623066
E-MAIL: youyou@driedfruit.cn

DATE: Sep. 29th. 2022
INVOICE NO.: 2022120966

Commodity	Quantity	N.W.(KGS)	G.W.(KGS)	VOL(CBM)
Seedless dates	1600 Cartons	16000	16720	26
Total	1600 Cartons	16000	16720	26
Shipping Mark:N/M				

DETAILS INFORMATION:

TOTAL QUANTITY: 1600 CARTONS.
TOTAL WEIGHT: N.W.: 16000 KGS.
G. W.: 16720 KGS.
TOTAL VOLUME: 26 m^3

图 7-6　鑫佑达装箱单

CONTRACT

SELLER DETAILS

BAODING XINYOUDA FOODSTUFF CO., LTD.
Huanghe Western Industry Zone, Baoding County,
Hebei Prov. 062660 China.
TEL.: 86-312-6623060 FAX: 86-312-6623066
E-MAIL: youyou@driedfruit.cn

BUYER DETAILS

BECADDH INTERNACIONAL DE BEBIDAS SA DE CV
Libremianto DEL. OTE. 601 COL. Obrera CD. Delicias,
TEL.:+(52) 639 4 62 60 50

INVOICE DATE
Sep. 11th. 2022
INVOICE NO.
2022120966

FROM: TIANJIN PORT, CHINA **TO:** LONG BEACH CA. USA. **SHIPPED:** BY SEA.

SHIPPING MARKS	ITEM	SPEC.	QTY. & PACKING	UNITPRICE USD/MT	TOTAL PRICE USD/ITEM
N/M	Seedless dates 无核蜜枣	Moisture: 18~22% Sugar: 60~65% SO_2 : within 600×10^{-6}	Weight: 16 mt 10kg/Carton QTY.: 1600cartons	1.406	22496

PAYMENT TERMS: 30% TT PREPAYMENT AND 70% TT AGAINST COPY OF SHIPMENT DOCUMENTS BY E-MAIL.
SHIPMENT TERMS: CIF LONG BEACH CA. USA
DELIVERY DATE: WITHIN 30 DAYS WHEN RECEIVED PREPAYMENT.
BANK DETAILS:
BANK NAME: AGRICULTURAL BANK OF CHINA QUZHOU COUNTY BRANCH
BANK ADD.: Huanghe Western Industry Zone, Baoding County, Hebei Prov. China
SWIFT CODE: ABOCCNBJ
BENE NAME: BAODING XINYOUDA FOODSTUFF CO., LTD.
A/C NO.: 60663215040000266

TOTAL	16 mt &1600Cartons	$22500.00
SAY TOTAL: US DOLLARS EIGHTY-SEVEN THOUSAND,THREE HUNDRED AND SIXTY-THREE ONLY.		

FOR THE SELLER **FOR THE BUYER**

图 7–7 鑫佑达合同

第二节 入境货物检验检疫申请填制

一、案例演示

（一）基本信息

顺城（天津）电器有限公司（1200602816）进口快热式电热水器（8516102000）一批，监管证件代码为 A，检验检疫类别为 L/。由报关员孟佳琪负责报关报检工作，贸易单证如图 7-8、图 7-9、图 7-10 所示。

购货合同

THE PURCHASE CONTRACT

Contract No.26369587

2022/3/26

The Buyer: **ShunCheng (Tianjin) Electric Appliance Co., LTD.**

Tel: 022-66282100
Fax: 022-66282110

The Sellers SHUNCHENG INTERNATIONAL GMBH
DR.STIEBEL-STRABE
HOLZMINDEN
GERMANY

This contract is made by and between the buyer where by the sellers agree to sell and
The buyers agree to buy the under metioned goods according to the orm and conditions Stipultod below:

No.	Description	Quantity(EA)	Unit Price (CNY)	TOTAL PRICE(CNY)
936542	Fan S3G 620EBM	40	1169.33	46773.2
931926	WDH 1621 SBS	12	2202.63	26431.58

Total Amount 73204.78

Terms of delivery: FOB
Original: Germany
Destination: Tianjin
Terms of payment: 180 Days net
Insurance: By Buyer

The Sellers:
SHUN CHENG INTERNATIONAL GMBH

The Buyer:
ShunCheng (Tianjin) Electric Appliance Co., LTI

图 7-8 采购合同

COMMERCIAL INVOICE

1.Shipper SHUN CHENG INTERNATIONAL GMBH DR.STIEBEL-STRABE HOLZMINDEN GERMANY		8.No & Date of Invoice 59428907-1　　2022/4/26
2.Consignee Shun Cheng (Tianjin) Electric Appliance Co., LTD. D5, International Industrial City, Xiqing Economic Development Area, Tianjin,300385,CHINA		9.No & Date of P/O
3.Notify Party SAME AS ABOVE		* FOB
4.Port of Loading HAMBURGER	5.Final Destination Tianjin, CHINA	* Origin:Germany
6.Carrier & Sailing on or about		

1.Marks and Number of PKG	12.Description of Goods	13.Quantity	14.Unit-Price (CNY)	15.Amount (CNY)
936542	Fan S3G 620EBM	40	1169.33	46773.2
931926	WDH 1621 SBS	12	2202.63166	26431.58

//

TOTAL :　73204.78

图 7-9　发票示例

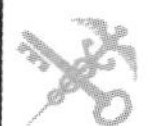

PACKING LIST

1.Shipper SHUN CHENG INTERNATIONAL GMBH DR.STIEBEL-STRABE HOLZMINDEN GERMANY		8.No & Date of Invoice 59428907-1　　2022/4/26		
2.Consignee Shun Cheng (Tianjin) Electric Appliance Co., LTD. D5, International Industrial City, Xiqing Economic Development Area, Tianjin.300385.CHINA		9.No & Date of F/O		
3.Notify Party SAME AS ABOVE		* FOB		
4.Port of Loading HAMBURGER	5.Final Destination Tianjin, CHINA	* Origin:Germany		
6.Carrier & Sailing on or about				
1.Marks and Number of PKG	12.Description of Goods	13.Quantity	14.Net-Weight (KG)	15.Gross-Weight (KG)
936542	Fan S3G 620EBM	40	380	460
931926	WDH 1621 SBS	12	438	492
TOTAL :			818	952

图 7-10　装箱单示例

（二）入境货物检验检疫申请填制

1. 报关员孟佳琪在填制报关单时，归纳了入境货物检验检疫申请部分与贸易单据中各栏目对应关系（见表 7-2）。

表 7-2　入境货物检验检疫申请部分与“单一窗口”填制规范对应关系表

入境货物检验检疫申请内容	对应“单一窗口”填制规范
检验检疫受理机关	清关口岸海关代码或名称
领证机关	企业属地海关代码或名称
口岸检验检疫机关	清关口岸海关代码或名称
目的地检验检疫机关	企业属地海关代码或名称
启运日期	B/L ETD
B/L 号	B/L NO.
货物属性	依据商品属性（如：3C 目录内）
用途	依据商品用途（如：仅工业用途）

2. 根据贸易单证，填制该票货物涉检部分内容，如图 7-11 所示。

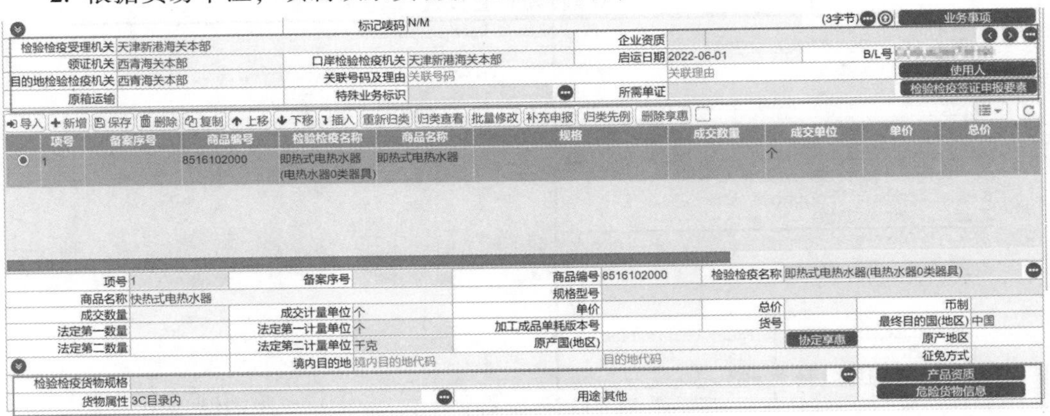

图 7-11　进口货物报关单涉及检验检疫部分内容操作图

二、思考题

根据如下信息，填制入境货物报关单涉及检验检疫的内容。

北京易通商贸有限公司（1113240378）进口有接头电线（8544422900），监管证件代码 A，检验检疫类别为 L. M/。委托报关公司代理报关报检。贸易单证如图 7-12、图 7-13、图 7-14 所示。

购货合同

THE PURCHASE CONTRACT

Contract No.49326687

2022/2/15

The Buyer: Yi Tong (BeiJing) Co., LTD.

Tel: 022-66282100
Fax: 022-66282110

The Sellers TiTAIHA GMBH

Tel: 192-8789019
Fax: 192-8899090

This contract is made by and between the buyer where by the sellers agree to sell and
The buyers agree to buy the under metioned goods according to the orm and conditions Stipultod below:

No.	Description	Quantity(EA)	Unit Price (CNY)	TOTAL PRICE(CNY)
298380	Wire 2,5x530 PVC WH FSH/FSH	400	2.6	1040
329487	Wire 0,75x400 PVC BU FSH6,3/FSH6,3	160	0.57	91.2
298562	Wire 0,75x120 PVC GNYE anis./KSH	200	0.33	66
	Total Amount			1197.2

Terms of delivery: FOB
Original: Japan
Destination: Tianjin
Terms of payment: 180 Days net
Insurance: By Buyer

The Sellers:
TiTAIHA GMBH

The Buyer:
Yi Tong (BeiJing) Co., LTD.

图 7-12　易通购货合同

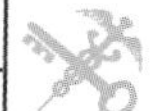

COMMERCIAL INVOICE

1.Shipper TiTAIHA GMBH ABD STREET Yokohama JAPAN		8.No & Date of Invoice 4936573698 2022/3/25
2.Consignee Yi Tong (BeiJing) Co., LTD. Daxing Development Area, Beijing,CHINA		9.No & Date of P/O
3.Notify Party SAME AS ABOVE		* FOB
4.Port of Loading Yokohama	5.Final Destination Tianjin, CHINA	* Origin:Japan
6.Carrier & Sailing on or about		

11.Marks and Number of PKG	12.Description of Goods	13.Quantity	14.Unit-Price (CNY)	15.Amount (CNY)
298380	Wire 2,5x530 PVC WH FSH/FSH	400	2.6	1040
329487	Wire 0,75x400 PVC BU FSH6,3/FSH6,3	160	0.57	91.2
298562	Wire 0,75x120 PVC GNYE anis./KSH	200	0.33	66
TOTAL :				1197.2

图 7-13 易通发票

PACKING LIST

1.Shipper TiTAIHA GMBH ABD STREET Yokohama JAPAN		8.No & Date of Invoice 4936573698 2022/3/25
2.Consignee Yi Tong (BeiJing) Co., LTD. Daxing Development Area, Beijing,CHINA		9.No & Date of P/O
3.Notify Party SAME AS ABOVE		* FOB
4.Port of Loading Yokohama	5.Final Destination Tianjin, CHINA	* Origin:Japan
6.Carrier & Sailing on or about		

11.Marks and Number of PKG	12.Description of Goods	13.Quantity	14.Net-Weight (KG)	15.Gross-Weight (KG)
298380	Wire 2,5x530 PVC WH FSH/FSH	400	1.2	1.5
329487	Wire 0,75x400 PVC BU FSH6,3/FSH6,3	160	0.6	0.7
298562	Wire 0,75x120 PVC GNYE anis./KSH	200	0.1	0.2
TOTAL :			1.9	2.4

图 7-14 易通装箱单

第三节　中国国际贸易“单一窗口”业务申报填报要求

一、检验检疫编码（原 CIQ 编码）

13 位数字组成的商品编号中，前 8 位为《税则》和《中华人民共和国海关统计商品目录》确定的编码；第 9、10 位为监管附加编号，第 11~13 位为检验检疫附加编号。例如，申报进口商品“活龙虾”，需先在“商品编号”栏录入 10 位数编号“0306329000”；再在“检验检疫编码”栏下拉菜单的“101 活虾”“102 鲜活或冷的带壳或去壳的龙虾（养殖）”“103 鲜活或冷的带壳或去壳的龙虾（野生的）”中，选择“101 活虾”检验检疫附加编号。

二、原产地区

入境货物填写在原产国（地区）内的生产区域，如州、省等。例如，申报原产于加拿大不列颠哥伦比亚的蜂蜜，填报“124004-不列颠哥伦比亚（加拿大）”。

三、特殊业务标识

属于国际赛事、特殊进出军工物资、国际援助物资、国际会议、直通放行、外交礼遇、转关等特殊业务的，根据实际情况填报。

四、检验检疫受理机关

填报提交报关单和随附单据的检验检疫机关。

五、企业资质类别

按进出口货物种类及相关要求，须在本栏目选择填报货物的生产商/进出口商/代理商必须取得的资质类别。涉及多个资质的，须全部填写。包括：

1. 进口食品、食品原料类，填写进口食品境外出口商代理商备案、进口食品进口商备案。

2. 进口水产品，填写进口食品境外出口商代理商备案、进口食品进口商备案、进口水产品储存冷库备案。

3. 进口肉类，填写进口肉类储存冷库备案、进口食品境外出口商代理商备案、进口食品进口商备案、进口肉类收货人备案。

4. 进口化妆品，填写进口化妆品收货人备案。

5. 进口水果，填写进境水果境外果园/包装厂注册登记。

6. 进口非食用动物产品，填写进境非食用动物产品生产、加工、存放企业注册登记。

7. 进口饲料及饲料添加剂，填写饲料进口企业备案、进口饲料和饲料添加剂生产

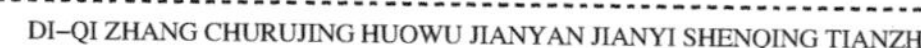
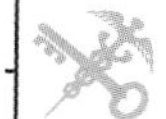

企业注册登记。

8. 进口可用作废料的固体废物，填写进口可用作原料的固体废物国内收货人注册登记、国外供货商注册登记号及名称。两者须对应准确。

9. 其他，填写进境植物繁殖材料隔离检疫圃申请、进出境动物指定隔离场使用申请进境栽培介质使用单位注册、进境动物遗传物质进口代理及使用单位备案、进境动物及动物产品国外生产单位注册、进境粮食加工储存单位注册、境外医疗器械捐赠机构登记、进出境集装箱场站登记、进口棉花境外供货商登记注册、对出口食品包装生产企业和进口食品包装的进口商实行备案。

六、企业资质编号

按进出口货物种类及相关要求，须在本栏目填报货物生产商/进出口商/代理商必须取得的资质对应的注册/备案编号。涉及多个资质的，须全部填写。

七、领证机关

填报领取证单的检验检疫机关。

八、口岸检验检疫机关

填报对入境货物实施检验检疫的检验检疫机关。

九、B/L 号

填报入境货物的提货单或出库单号码。当运输方式为“航空运输”时无须填写。

十、目的地检验检疫机关

需要在目的地检验检疫机关实施检验检疫的，在本栏目填报对应的检验检疫机关；不需要在目的地检验检疫机关实施检验检疫的，无须填写。

十一、启运日期

填报装载入境货物的运输工具离开启运口岸的日期。本栏目填报 8 位数字，顺序为年（4 位）、月（2 位）、日（2 位），格式为“YYYYMMDD”。

十二、原箱运输

申报使用集装箱运输的货物，根据是否为原集装箱原箱运输，填报“是”或“否”。

十三、使用单位联系人

填报进境货物销售、使用单位的联系人姓名。

十四、使用单位联系电话

填报进境货物销售、使用单位的联系人的电话。

十五、UN 编码

进出口货物为危险货物的，须按照“关于危险货物运输的建议书”，在“危险货物信息”中填写危险货物对应的 UN 编码。

十六、非危险化学品

企业填报的 HS 编码可能涉及危险化学品时，系统会弹出“危险货物信息”窗口，企业可在本栏目选择“是”或“否”。

十七、危包规格

进出口货物为危险货物的，须根据危险货物包装规格的实际情况，按照海关规定的“危险货物包装规格代码表”在“危险货物信息”项下的“危包规格”中，选择填报危险货物的包装规格代码。

十八、危包类别

进出口货物为危险货物的，须按照“危险货物运输包装类别划分方法”，在“危险货物信息”项下的“危包类别”中，填报危险货物的包装类别。

危险货物包装根据其内装物的危险程度划分为三种类别：

1. 盛装具有较大危险性的货物；
2. 盛装具有中等危险性的货物；
3. 盛装具有较小危险性的货物。

十九、危险货物名称

进出口货物为危险货物的，须在“危险货物信息”项下的“危险货物名称”中，填报危险货物的实际名称。

二十、货物属性代码

根据进出口货物的 HS 编码和货物的实际情况，按照海关规定的“货物属性代码表”，选填货物属性的对应代码。有多种属性的，要同时选择。

1. 入境强制性产品认证产品：必须在入境民用商品认证（11-3C 目录内、12-3C 目录外、13-无须办理 3C 认证）中选填对应项；

2. 食品、化妆品是否预包装、是否首次进口，必须在食品及化妆品（14-预包装、15-非预包装、18-首次进口）中选填对应项；

3. 含转基因成分须申报的，必须在转基因（16-转基因产品、17-非转基因产品）中选填对应项；

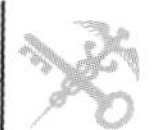

4. “成套设备”“旧机电”产品，必须在货物属性（18-首次进出口、19-正常、20-废品、21-旧品、22-成套设备）中选填对应项；

5. 特殊物品、化学试剂，必须在特殊物品（25-A级特殊物品、26-B级特殊物品、27-C级特殊物品、28-D级特殊物品、29-V/W非特殊物品）中选填对应项；

6. 木材（含原木）板材是否带皮，必须在是否带皮木材（23-带皮木材/板材、24-不带皮木材/板材）中选填对应项。

二十一、用途代码

根据进境货物的使用范围或目的，按照海关规定的“货物用途代码表”进行填报。例如，进口货物为核苷酸类食品添加剂（HS2934999001）时，用于工业时，应在本栏目选填“26-仅工业用途”；用于食品添加剂时，应在本栏目选填“21-食品添加剂”。

二十二、所需单证

进出口企业申请出具检验检疫证单时，应根据相关要求，在“所需单证”项下的“检验检疫签证申报要素”中，选填申请出具的检验检疫证单类型。

二十三、检验检疫货物规格

在“检验检疫货物规格”项下，填报“成分/原料/组分”“产品有效期”“产品保质期（天）”“境外生产企业”“货物规格”“货物型号”“货物品牌”“生产日期”“生产批次”等栏目。

1. 品牌以合同或装箱单为准，需要录入中英文品牌的，录入方式为“中文品牌/英文品牌”。

2. 境外生产企业名称默认为境外发货人。

3. 特殊物品、化妆品、其他检疫物等所含的关注成分或者其他检疫物的具体成分、食品农产品的原料等，在“成分/原料/组分”栏填报。

二十四、产品许可/审批/备案号码

进出口货物取得了许可、审批或备案等资质时，应在“产品资质”项下的“产品许可/审批/备案号码”中填报对应的许可、审批或备案证件编号。同一商品有多个许可、审批或备案证件号码时，须全部填报。

二十五、产品许可/审批/备案核销货物序号

进出口货物取得了许可、审批或备案等资质时，应在“产品资质”项下的“产品许可/审批/备案核销货物序号”中填报被核销文件中对应货物的序号。

二十六、产品许可/审批/备案核销数量

进出口货物取得了许可、审批或备案等资质时，应在“产品资质”项下的“产品许可/审批/备案核销数量”中，填报被核销文件中对应货物的本次实际进出口数

（重）量。

二十七、产品许可/审批/备案类别代码

进出口货物取得了许可、审批或备案等资质时，应在“产品资质”项下的“产品许可/审批/备案类别代码”中填报对应的许可/审批/备案证件类别。同一商品涉及多个许可、审批或备案证件类别的，须全部填报。

二十八、产品许可/审批/备案名称

进出口货物取得了许可、审批或备案等资质时，应在“产品资质”项下的“产品许可/审批/备案名称”中填报对应的许可、审批或备案证件名称。同一商品有多个许可、审批或备案证件名称时，须全部填报。

二十九、集装箱拼箱标识

根据进出口货物装运集装箱是否拼箱，选填“是”或“否”。

三十、关联号码及理由

填报关联的旧检验检疫号（处理旧存量数据用）或新报关单号后，选择关联的理由。

三十一、检验检疫签证申报要素

填报“所需单证”项下的“检验检疫签证申报要素”时，在确认境内收发货人名称、境外收发货人名称（中文）、境外收发货人地址、卸货日期和商品英文名称后，根据现行相关规定和实际需要，勾选申请单证类型，确认申请单证正本数和申请单证副本数后保存数据。

三十二、VIN 信息

申报进口已获 3C 认证的机动车辆时，填报机动车车辆识别代码，包括 VIN 序号、车辆识别代码（VIN）、单价、底盘（车架号）、发动机号或电机号、发票所列数量、品名（英文名称）、品名（中文名称）、提运单日期、型号（英文）、保质期共 11 项内容。车辆识别代码（VIN）一般与机动车的底盘（车架号）相同。

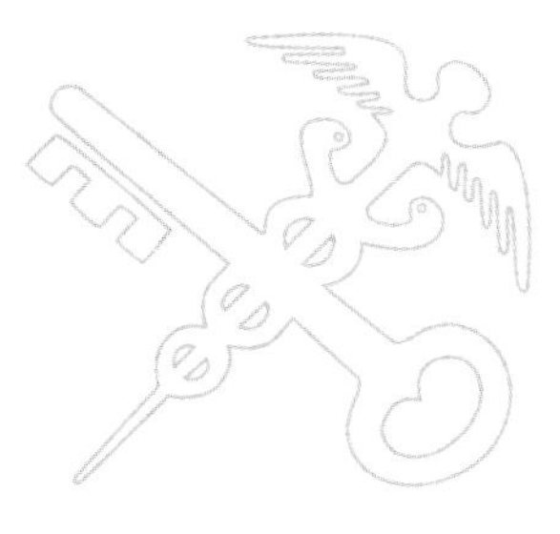

第八章・出入境货物报检流程设计

DI–BA ZHANG CHURUJING HUOWU BAOJIAN LIUCHENG SHEJI

◇ 知识目标

掌握本地货出境报检的工作流程
掌握异地货出境报检的工作流程
掌握本地货入境报检的工作流程
掌握异地货入境报检的工作流程

◇ 能力目标

能够独立完成各类实际业务报检工作流程设计

一般来讲，出境货物实行“先报检后报关，先检验后通关”的模式，入境货物则实行“关检融合”的申报模式。

第一节　本地货出境报检流程设计

一、相关案例

（一）业务背景

2022 年 2 月 11 日，天津高鑫化工有限公司与 PT. PD Industri Greenland International Industrial Center 签订合同，约定于 2022 年 4 月 22 日前由天津高鑫化工有限公司向该公司出口初级形状的酚醛树脂（商品编码为 3909400000，监管证件代码为 A/B，检验检疫类别为 M/N），装运港为天津新港，卸货港为印度尼西亚雅加达。

（二）报检流程

天津高鑫化工有限公司委托报关公司代理此票货物的通关事宜。本票货物报检流程如下：

1. 2022 年 3 月 23 日，报关公司收到天津高鑫化工有限公司发来的报检单证邮件，报检单证有报检委托书、发票、装箱单、合同等，准备后续报检事宜。
2. 2022 年 3 月 23 日，报关公司在“单一窗口”上录入出境货物检验检疫申请单。
3. 2022 年 3 月 23 日，“单一窗口”中返回的回执信息，已生成报检号，且回执显示布控查验，需与货物所在地海关联系检验检疫事宜。于是，报关人员与海关联系，预约查验时间。
4. 2022 年 3 月 24 日，按照预约时间，海关关员赴天津高鑫化工有限公司的工厂进行抽采样，并进行现场查验工作。经查验海关审查后，单货相符、单单相符、单证相符，货物批次清晰准确，符合出口要求。海关关员将取样化验样品带回实验室做进一步检验。
5. 2022 年 3 月 25 日，报关公司报关员在“单一窗口”中查询到此票海关已放行的回执信息，打印电子底账。下一步着手办理本票货物的报关事宜。

二、思考题

请编制下列出境货物的报检流程。

业务背景：2022 年 5 月 10 日，天津市好味来贸易有限公司与泰国 LOVE BLUE 有限公司签订合同，约定于 2022 年 6 月 30 日前天津市好味来贸易有限公司向泰国 LOVE BLUE 有限公司出口带壳榛子（原味低温烘焙）（商品编码为 2008199990，监管证件代码为 A/B，检验检疫类别为 PR/QS）。装货港为天津东疆，卸货港为泰国林查班。

第二节 异地货出境报检流程设计

一、相关案例

（一）业务背景

2022 年 4 月 12 日，天津市福德尔食品股份有限公司与巴西 VTAX 有限公司签订合同，约定于 2022 年 6 月 16 日前天津市福德尔食品股份有限公司向巴西 VTAX 出口樱桃脯（商品编码为 2006009090，监管证件代码为 A/B，检验检疫类别为 R/S）。货源供应公司为邯郸市伊味儿食品股份有限公司。装货港为天津新港，卸货港为巴西桑托斯。

（二）报检流程

天津市福德尔食品股份有限公司通关部业务员赵已然负责此票货物的通关跟进工作。本票货物报检流程如下：

1. 2022 年 5 月 9 日，赵已然将发票、装箱单、合同、食品生产企业备案证书复印件、厂检合格单、出口食品加工原料供货证明文件、出入境食品包装及材料检验检疫结果单等准备齐全，着手办理报检事宜。

2. 2022 年 5 月 10 日，赵已然在“单一窗口”中向海关提交了出境货物检验检疫申请。

3. 2022 年 5 月 10 日，收到“单一窗口”海关反馈的回执，已生成电子底账，且系统回执显示此票布控查验，可与海关联系检验检疫事宜。于是，赵已然与海关预约查验事宜。

4. 2022 年 5 月 11 日，按照约定，海关工作人员赴邯郸市伊味儿食品股份有限公司抽采样，并进行现场查验。经查验海关审查后，单货相符、单单相符、单证相符，货物批次清晰准确，符合出口要求。海关工作人员将所取樱桃脯样品带回实验室做进一步检验。

5. 2022 年 5 月 12 日，赵已然在“单一窗口”中查询到此票海关已放行的回执信息，打印电子底账。下一步着手办理本票货物的报关事宜。

二、思考题

请编制下列出境货物的报检流程。

业务背景：2022 年 5 月 18 日，北京爱家家具有限公司与澳大利亚 Studio 有限公司签订合同，约定于 2022 年 8 月 1 日前北京爱家家具有限公司向澳大利亚 Studio 有限公司出口木凳子（商品编码为 9401690090，监管证件代码为 A/B，检验检疫类别为 P/Q）。货物供货商为唐山木家具有限公司，装货港为天津新港，卸货港为澳大利亚悉尼。

第三节　本地货入境报检流程设计

一、相关案例

（一）本地食品入境报检流程设计

1. 业务背景

星达油籽（天津）有限公司从印度尼西亚PT有限公司进口起酥油（商品编码为1517901002，监管证件代码为A/B，检验检疫类别为R/S），货物预计于2022年6月12日到达天津口岸。星达油籽（天津）有限公司委托报关公司代理通关事宜。

2. 报检流程

星达油籽（天津）有限公司物流科业务员高尚负责与报关公司对接该票货物的通关事宜。本票货物通关流程如下：

（1）2022年6月6日，星达油籽（天津）有限公司物流科业务员高尚准备好通关单证及其他随附文件，通过电子邮件发送给报关公司报关员张鑫，之后张鑫开始拟定通关事宜。

（2）2022年6月6日，报关公司接收到通关单证后，开始审核单证的齐全性、有效性和准确性。核对无误后，准备在“单一窗口”中“进口报关单整合申报”处录入报关信息。

（3）2022年6月11日，报关员张鑫录入、核对信息后，在“单一窗口”中对本票业务进行申报。申报后系统返回的回执信息为“目的地检查”，需联系海关办理目的地查验事宜。

（4）2022年6月11日，报关员张鑫赴海关查验堆场进行目的地查验事宜。天津新港海关根据布控指令核实货物唛头、规格等信息并拍照后，准予放行。

（5）2022年6月12日，报关员张鑫到海关业务大厅领取“入境货物检验检疫证明”。

（二）本地旧机电产品（成套设备）入境报关报检流程设计

为保障人类、动植物健康以及保护环境和公共安全，我国进口的旧机电产品必须经过指定的认证机构认证合格、取得指定认证机构颁发的认证证书并加施认证标志后，才准予进口。进口旧机电产品应当实施口岸查验、目的地检验以及监督管理。

1. 业务背景

天津钟器机械有限公司从日本Hachity有限公司进口一台旧数控卧式加工中心（商品编码为8457102000，监管证件代码为O），货物预计于2022年4月27日到达天津新港。天津钟器机械有限公司委托报关公司代为办理报关报检事宜。

2. 报检流程

天津钟器机械有限公司通关部于庆山负责与报关公司客服部业务员王欣联系此票

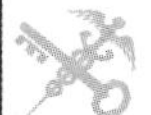

货物的通关事宜。本票货物报关报检流程如下：

（1）2022 年 4 月 15 日，天津钟器机械有限公司通关部于庆山将此票的报关报检文件准备齐全，文件包括发票、装箱单、采购合同、提单、装运前检验证书及相关情况说明，并将上述文件以电子邮件形式发送给业务员王欣。王欣准备报关事宜。

（2）2022 年 4 月 15 日，业务员王欣收到单证后，仔细核对并开始在“单一窗口”中进行进口报关单整合申报。

（3）2022 年 4 月 25 日，业务员王欣在“单一窗口”中对本票货物进行申报提交。提交后系统显示此票进入人工审单环节。

（4）2022 年 4 月 26 日，业务员王欣在“单一窗口”中查到此票货物被口岸及目的地海关布控查验。因口岸及属地海关均为新港海关，遂申请口岸及目的地同时验货。

（5）2022 年 4 月 27 日，业务员王欣持一套齐全的报关文件（进口货物报关单、发票、装箱单、采购合同、提单、装运前检验证书及相关情况说明）前往天津新港海关查验场地进行验货。口岸海关核实了货物的新旧程度及唛头；目的地海关对货物进行了拍照，验核型号后无异议，遂进行了放行处理。货物提离码头前，进行消杀处理。

（6）2022 年 4 月 28 日，业务员王欣联系众和（天津）科技发展有限公司对货物进行卫生检疫处理。

（7）2022 年 4 月 29 日，业务员王欣与天津钟器机械有限公司通关部于庆山确认了该票货物的送货时间，进行后续入库准备。

（三）本地医疗器械入境报检流程设计

1. 业务背景

天津恒宇商贸有限公司从中国香港 PILITI 电子器械有限公司进境一台数字化医用 X 射线摄影系统（商品编码为 9022140090，监管证件代码为 6OA，检验检疫类别为 M/），货物预计于 2022 年 6 月 13 日到达天津新港。天津恒宇商贸有限公司委托报关公司办理通关事宜。

2. 报检流程

天津恒宇商贸有限公司通关部李嫣然与报关公司客服部业务员林青对接此票货物的通关事宜，本票货物通关流程如下：

（1）2022 年 6 月 9 日，天津恒宇商贸有限公司通关部李嫣然将此票货物的文件准备齐全，文件包括发票、装箱单、采购合同、提单、医疗器械注册证等相关文件，并将上述文件以电子邮件形式发送给业务员林青。

（2）2022 年 6 月 9 日，业务员林青收到邮件后，将单证打印并一一核对。核对完成后，准备在“单一窗口”中进行报关单整合申报。

（3）2022 年 6 月 13 日，业务员林青在“单一窗口”中对本票货物进行申报提交。

（4）2022 年 6 月 13 日，业务员林青在“单一窗口”中查询到此票被布控目的地检查，遂与海关联系后续查验事宜。

（5）2022 年 6 月 14 日，业务员林青赴海关查验现场办理目的地检查手续。海关查验人员核对商品唛头及型号，核对无误后拍照留存，随即给予放行。

（6）2022 年 6 月 17 日，业务员林青赴海关业务大厅领取“入境货物检验检疫证明”。

二、思考题

（一）本地食品入境报检

请编制下列入境货物的报检流程。

业务背景：北京食贸进出口有限公司从泰国 BEADERN 公司进口东园盐焗混合坚果（腰果和夏威夷果）（商品编码为 2008199990，监管证件代码为 A/B，检验检疫类别为 P. R/Q. S），货物预计于 2022 年 6 月 17 日到达首都机场。

（二）本地旧机电产品（成套设备）入境报检

请编制下列入境货物的报检流程。

业务背景：益发电子（青岛）有限公司从日本 DAGRO 株式会社进口旧上盖组装机（商品编码为 8456110090，检验检疫类别为 M/），货物预计于 2022 年 6 月 19 日到达青岛口岸。

（三）本地医疗器械入境报检

请编制下列入境货物的报关报检流程。

业务背景：北京一凡医疗系统股份有限公司从德国 PTD 公司进口数字化医用 X 射线摄影系统（商品编码为 9022140090，监管证件代码为 6OA，检验检疫类别为 M/），货物预计于 2022 年 6 月 23 日到达首都机场。

第四节　异地货入境报检流程设计

一、相关案例

（一）异地乳制品入境报检流程设计

1. 业务背景

北京奶制品进出口有限公司从斯洛文尼亚 Merglandmilty 公司进口高钙脱脂牛奶（商品编码为 0401100000，监管证件代码为 7AB，检验检疫类别为 P. R/Q. S），货物预计于 2022 年 3 月 25 日到达天津口岸，货物最终将被运往北京奶制品进出口有限公司仓库。

2. 报检流程

北京奶制品进出口有限公司委托报关公司负责本次货物的通关工作，具体流程如下：

（1）2022 年 3 月 21 日，报关公司收到北京奶制品进出口有限公司发来的电子版单

证邮件。邮件内单证包括发票、装箱单、合同、提单、自动进口许可证、原产地证、卫生证、标签等其他随附文件，核对无误后着手准备通关手续。

（2）2022 年 3 月 23 日，报关公司在“单一窗口”中提交了进口货物报关单。

（3）2022 年 3 月 23 日，报关公司在“单一窗口”中查询到系统回执信息，显示“口岸检查”，遂与口岸海关联系后续查验事宜。

（4）2022 年 3 月 24 日，报关公司报关员拿着准备好的全套报关资料到海关查验堆场进行验货。查验海关对货物唛头、标签等信息进行核对后拍照，并随机抽取三盒牛奶进行取样化验。

（5）2022 年 3 月 30 日，海关反馈化验结果已经出具，货物没有问题，准予放行。

（6）2022 年 3 月 30 日，报关公司查询到货物已经放行，遂与北京奶制品进出口有限公司确认送货事宜。

（7）2022 年 3 月 31 日，报关公司到海关业务大厅领取了“入境货物检验检疫证明”等合格单证。

（二）异地原料药入境报检流程设计

1. 业务背景

唐山新风生物医药有限公司从丹麦 PODLUBI 公司进口瑞格列奈片（商品编码为 3004909099，检验检疫类别为 Q），货物预计于 2022 年 3 月 29 日到达天津口岸，最终将被运往唐山新风生物医药有限公司仓库。

2. 报检流程

唐山新风生物医药有限公司委托报关公司负责此票货物的通关事宜。本票货物的报检流程如下：

（1）2022 年 3 月 25 日，报关公司收到唐山新风进出口有限公司发来的单证邮件，单证含发票、装箱单、采购合同、提单、进口药品通关单等通关文件，着手准备报检事宜。

（2）2022 年 3 月 28 日，报关公司通过“单一窗口”提交了此票的信息。

（3）2022 年 3 月 28 日，报关公司在“单一窗口”中查询到此票被海关布控“口岸检查”。遂与海关联系后续查验事宜。

（4）2022 年 3 月 29 日，报关公司到达海关查验堆场进行验货，查验海关对货物规格型号进行校验后，随机抽取两盒样品进行化验。

（5）2022 年 4 月 1 日，报关公司收到海关反馈化验结果无异议，可取回剩余样品。随即在“单一窗口”中确认到此票海关已放行。

（6）2022 年 4 月 1 日，报关公司与唐山新风生物医药有限公司联系确认送货事宜。

（三）异地红酒入境报检流程设计

1. 业务背景

高星（北京）酒业有限公司从智利 Mima 进出口有限公司进口红酒（商品编码为 2204210000，监管证件代码为 A/B，检验检疫类别为 R/S），货物预计于 2022 年 4 月 13 日到达天津口岸，最终将被运往高星（北京）酒业有限公司仓库。

2. 报检流程

高星（北京）酒业有限公司通关部张男与报关公司业务员张毅对接此票货物的通关事宜。本票货物报检流程如下：

（1）2022 年 4 月 8 日，高星（北京）酒业有限公司将准备好的外贸单证、原产地证、红酒标签等文件发送至业务员张毅的邮箱中。

（2）2022 年 4 月 8 日，业务员张毅接收到该票单证后，逐一进行审核。核对无误后，在“单一窗口”中进行信息的录入。

（3）2022 年 4 月 8 日，业务员张毅在“单一窗口”中查询到此票被海关布控“目的地检查”，遂与海关联系检验检疫事宜。

（4）2022 年 4 月 13 日，业务员张毅在“单一窗口”中查询到海关放行回执，遂与高星（北京）酒业有限公司通关部张男联系送货事宜。

（5）2022 年 4 月 14 日，高星（北京）酒业有限公司将货物入库后便与海关联系检验检疫事宜。

（6）2022 年 4 月 14 日，海关查验工作人员到高星（北京）酒业有限公司工厂进行查验工作。对货物标签及型号进行核对拍照，核对完成后无误给予放行处理。

（7）2022 年 4 月 15 日，高星（北京）酒业有限公司通关部张男到海关业务大厅领取了“入境货物检验检疫证明”。

二、思考题

（一）异地食品入境报检

请编制下列入境货物的报检流程。

业务背景：青辰食品贸易（深圳）有限公司从法国 Lest 有限公司进口迷你可颂冷冻面团（商品编码为 1901200000，监管证件代码为 A/B，检验检疫类别为 R/S），货物预计于 2022 年 6 月 15 日到达上海口岸，最终将被运往青辰食品贸易（深圳）有限公司仓库。

（二）异地动物产品入境报检流程

请编制下列入境货物的报检流程。

业务背景：青岛晟兴国际贸易有限公司从澳大利亚 ROLKI 有限公司进口冷冻带骨牛背骨（商品编码为 0202200090，监管证件代码为 47ABx，检验检疫类别 P. R/Q. S），货物预计于 2022 年 7 月 7 日到达天津口岸，最终将被运往青岛晟兴国际贸易有限公司冷库。

（三）异地果汁入境报关报检

请编制下列入境货物的报检流程。

业务背景：北京芯达欣饮品进出口有限公司从希腊 READ COOP 有限公司进口宜山农庄苹果芒果复合果汁（100%新系列）（商品编码为 2009901000，监管证件代码为 A/B，检验检疫类别为 P. R/Q. S），货物预计于 2022 年 6 月 19 日到达青岛口岸，最终将被运往北京芯达欣饮品进出口有限公司仓库。

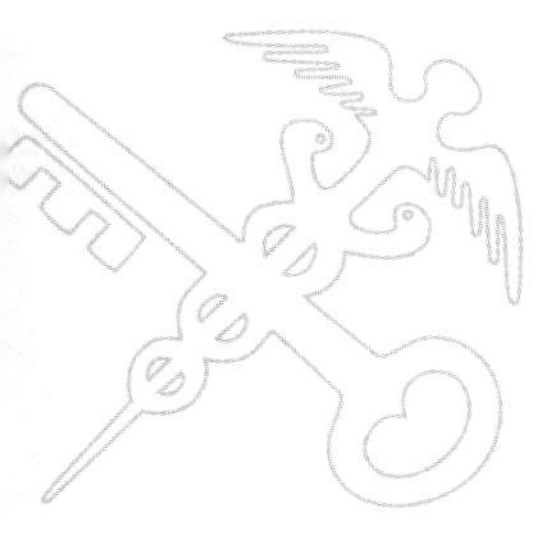

第九章·出入境涉检货物随附单据准备

DI-JIU ZHANG CHURUJING SHEJIAN HUOWU SUIFU DANJU ZHUNBEI

◇ **知识目标**

掌握各类出入境货物的基本单据准备要求
掌握各类出入境货物的特殊单证准备要求

◇ **能力目标**

能够独立完成各类出境货物的报检随附单据准备
能够独立完成各类入境货物的报检随附单据准备

第一节　出境涉检货物随附单据准备

一、相关案例

（一）木家具出境报检随附单据准备

案例：木柜子，商品编码为 9403609990，计量单位为件/千克，海关监管条件为 A/B，检验检疫类别为 P/Q。

应提供如下随附单据：

1. 合同如图 9-1 所示，发票如图 9-2 所示，装箱单如图 9-3 所示。

天津顺新城木制品有限公司

TIANJIN SHUNXINCHENG CO., LTD

售货合约　SALES CONTRACT

正本
(ORIGINAL)

买方：COOKER PAKER，LLC
Buyers: READ MILE ROAD, HEUYDG, OH, U. S. A.
Tel: 972-8179991

合约编号：
Contract No.: 10LT-22020288

卖方：天津顺新城木制品有限公司
Sellers: TIANJIN SHUNXINCHENG CO., LTD
Address: WUQING DISTRICT,TAINJIN,CHINA
Tel. 86.022.89579810
Post Code:

日期：2022/4/16
Date: 16-Apr-22
签约地：天津
Place: TIANJIN, CHINA

双方同意按下列条款由买方购进卖方售出下列商品：
The Buyers agree to buy and the Sellers agree to sell the following goods on terms and conditions as set forth below:

(1) 货物名称及规格，包装及装运唛头 Name of Commodity and Specifications, packing and Shipping Marks	(2) 数 量 Quantity	(3) 单 价 Unit Price	(4) 总 价 Total Amount
N/M 94036099.90　WOODEN FURNITURE　木家具 客厅家具|杨木制|无品牌| 柜子 规格：210x46x90cm桌子 规格：220x45x95cm等|无税收优惠	71PCS	USD369.00	USD26199.00
TOTAL:	71PCS	FOB XINGANG	USD26199.00

(装运数量允许有5%的增减)
(Shipping quantity 5% more or less allowed)

(5)装 运 期 限
Time of Shipment: 2022/3

(6)装 运 口 岸
Ports of Loading: TIANJIN, CHINA

(7)目 的 口 岸
Port of Destination: NEW YORK，US

(8)保 险 投 保
Insurance: BY THE BUYERS
险，由买方按发票金额110%投保
Risks for 110% of invoice value.

(9)付 款 条 件　T/T 90 DAYS AFTER SHIPMENT
Terms of Payment:
A. 采用不可撤销信用证，信用证须遵守国际商会UCP500出版物之规定，该信用证须于开船后15日到达卖方，并将于60日在中国到期，否则卖方有权撤销合同及就因此造成的损失，向买方提出索赔。
A. By an irrevocable letter of credit issued in accordance with ICC UCP NO.500. The covering L/C must reach the Seller and is to remain valid until_____in China, failing which the Sellers shall reserve the right to cancel this Contract and to clain from the Buyer for the losses resulting therefrom.
B. 其他付款方式：T/T
B. By other means: T/T

买方：COOKER PAKER, LLC　　　　卖方：天津顺新城木制品有限公司

The Buyers　　　　The Sellers

图 9-1　木柜子合同

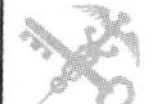

天津顺新城木制品有限公司
TIANJIN SHUNXINCHENG CO., LTD

INVOICE
发 票

CONTRACT NO. 22020288 NO. 22020288
L/C NO. DATE 2/28/2022
SHIPPED PER S.S. BY SEA FROM XINGANG
TO NEW YORK，US
FOR ACCOUNT AND RISK OF MESSRS COOKER PAKER，LLC

Marks and Nos.	Description of Goods	Quantity	Unit Price	Amount
N/M	WOODEN FURNITURE 木家具	71 PCS	USD369.00	USD26199.00
	TOTAL:	71 PCS	FOB XINGANG	USD26199.00

图 9-2 木柜子发票

天津顺新城木制品有限公司
TIANJIN SHUNXINCHENG CO., LTD

PACKING LIST
装 箱 单

Issuer **TIANJIN SHUNXINCHENG CO., LTD** NO.4 YONGXIN ROAD,WUQING DISTRICT,TAINJIN,CHINA	**装 箱 单** ***PACKING LIST***
To **COOKER PAKER，LLC** **READ MILE ROAD,HEUYDG,OH,U.S.A.**	Packing List No. 22020288 | Date 28-Feb-22

Marks and numbers	Number and kind of packages: description of goods			N.W	G.W
N/M	WOODEN FURNITURE 木家具		71 PCS	3479KGS	3575KGS
	TOTAL:	71PCS	N.W.:	3479KGS	3575KGS

PACKING: 71PKGS
G.W.: 3 575KGS
N.W.: 3 479KGS
MEASUREMENT: 35CBM

图 9-3 木柜子装箱单

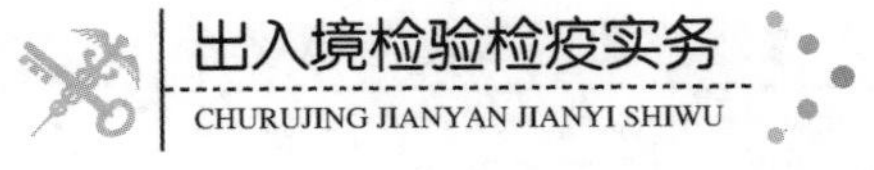

2. 厂检单如图 9–4 所示。

出境竹木草制品厂检记录单

厂名及代号（盖章）：天津市武清区永新路　　　　编号：TJ2022-9083
129000JCT0087　　　　222-3090871

<table>
<tr><td>品　　名</td><td>木柜子</td><td>数量/重量</td><td>71 纸箱/3479 千克</td><td>抽检数量</td><td>3 件</td></tr>
<tr><td>生产日期</td><td>2022.5.18</td><td>厂检日期</td><td>2022.5.20</td><td>生产批号/合同号</td><td>22020288</td></tr>
<tr><td rowspan="7">厂检项目</td><td colspan="2">原辅料情况</td><td colspan="3">原辅料无杂质、虫害、整洁、干燥。</td></tr>
<tr><td colspan="2">加工车间防虫及卫生情况</td><td colspan="3">专人负责除虫、卫生，负责人定期检查。车间无虫，卫生良好。</td></tr>
<tr><td colspan="2">防霉处理</td><td colspan="3">保持原料干燥、通风，定期检查。</td></tr>
<tr><td colspan="2">防虫处理</td><td colspan="3">车间周围喷药防虫。</td></tr>
<tr><td colspan="2">成品长霉、染虫情况</td><td colspan="3">成品无霉变、生虫情况。</td></tr>
<tr><td colspan="2">成品库消毒杀虫及卫生情况</td><td colspan="3">成品库使用喷药方式防虫、杀虫、卫生情况良好，并由专人负责。</td></tr>
<tr><td colspan="2">包装情况</td><td>纸箱包装完整
无木质包装</td><td>标记及号码</td><td>N/M</td></tr>
<tr><td colspan="3">厂检结果</td><td colspan="3">符合合同及出口检疫要求，厂检合格</td></tr>
<tr><td colspan="6">厂检员：张鑫　　日期：2022.5.20　　主管厂长：王丽娜　　日期：2022.5.20</td></tr>
</table>

图 9–4　木柜子厂检单

（二）危险货物出境报检随附单据准备

危险货物指具有燃烧、爆炸、腐蚀、毒性及放射性、辐射性等危险特性，对生命、财产、环境有害的物质和物品。盛装这些物质或物品的容器，称为危险货物包装容器，均列入法定检验范围。

生产危险货物出境包装容器的企业，必须申请检验检疫机构进行包装容器的性能检验，包装容器经检验检疫机构检验合格并取得相关性能检验合格单的，方可用于包装危险货物。生产出境危险货物的企业，必须申请检验检疫机构进行危险货物运输包装容器的使用鉴定。危险货物包装容器经检验检疫机构鉴定合格并取得使用鉴定结果单的，方可包装危险货物出境。

案例：可充式锂离子电池组，商品编码为 8507600090，计量单位为个/千克，海关监管条件为 A，检验检疫类别为 M/。

应提供如下随附单据：

1. 基本单据：如合同、发票、装箱单等。

2. 特殊单据：性能检验结果单如图 9-5 所示，“出境危险货物运输包装使用鉴定结果单”如图 9-6 所示。

二、思考题

（一）羽毛制宠物用品、圣诞节用品出境报检

请准备如下商品的出境报检随附单据。

1. 羽毛制宠物用品，商品编码为 6701000090，海关监管条件为 A/B，检验检疫类别为 P/Q。

2. 圣诞节用品，商品编码为 9505100010，海关监管条件为 A/B，检验检疫类别为 P/Q。

（二）食品出境报检

请准备如下商品的出境报检随附单据。

1. 可可脂，商品编码为 1516200000，监管证件代码为 A/B，检验检疫类别为 R/S。

2. 东园海苔芥末蚕豆，商品编码为 2005999990，监管证件代码为 A/B，检验检疫类别为 P. R/Q. S。

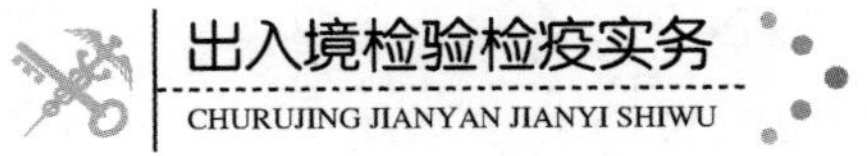

中华人民共和国出入境检验检疫

出入境货物包装性能检验结果单

正 本

编号 [illegible]

申请人	天津市[illegible]货运代理有限公司（生产企业：[illegible]工业有限公司）		
包装容器名称及规格	瓦楞纸箱 481X253X256MM	包装容器标记及批号	u n 4G/Y18/S/21 CN/CO[illegible] PI:002
包装容器数量	**1000**	生产日期	自 2021 年 02月 28日至 2021 年 02 月 28日
拟装货物名称	可充式锂离子电池组	状态	固态	比重	***

检验依据	《国际海运危险货物规则》	拟装货物类别（划“×”）	☒危险货物 ☐一般货物
		联合国编号	***
		运输方式	海运

检验结果：

按《国际海运危险货物规则》对样品进行性能测试的结果表明，该包装容器符合 II 类包装要求。

****

签字：[illegible]　　日期：2021 年 03 月 09 日

包装使用人	[illegible]有限公司
本单有效期	截止于 2022 年 02 月 27日

分批使用核销栏	日期	使用数量	结余数量	核销人	日期	使用数量	结余数量	核销人
	2021.3.10	72	928	[illegible]				

说明：1. 当合同或信用证要求包装检验证书时，可凭本结果单向出境所在地检验检疫机关申请检验证书。

2. 包装容器使用人向检验检疫机关申请包装使用鉴定时，须将本结果单交检验检疫机关核实。

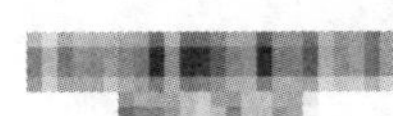

图 9–5　性能检验结果单

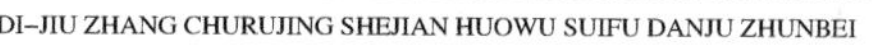

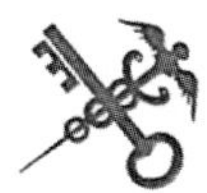

中华人民共和国出入境检验检疫

出境危险货物运输包装使用鉴定结果单

正　本

编号

申请人	天津市货运代理有限公司				
使用人	(天津)水下智能科技有限公司				
包装容器名称及规格 瓦楞纸箱 481X253X256MM			包装容器标记及批号 u/n 4G/Y18/S/21 CN/CO　PI:002		
货物包装类别	II				
包装容器性能检验结果单号					
运输方式	海运				
危险货物名称	(中文) 可充式锂离子电池组 (MIX11111)		危险货物类别	9	
	(英文) Rechargeable Li-ion Battery Pack(MIX11111)		联合国编号	3480	
危险货物状态	固态		危险货物密度	***	
报检包件数量	**24**	单件容积	***	单件毛重	**13**千克
危险货物灌装日期	2021 年 03 月 09 日			单件净重	**12**千克
检验依据	《国际海运危险货物规则》				
鉴定结果	上述危险货物所使用的包装容器，经抽样鉴定，其适用性及使用方法符合《国际海运危险货物规则》要求。 ******** 签字：　日期：2021 年 03 月 10 日				
本结果单有效期	截止于 2022 年 02 月 27 日				

分批出境核销栏	日期	出境数量	结余数量	核销人	日期	出境数量	结余数量	核销人

说明：1. 外贸经营单位必须持本结果单正本向有关运输部门办理危险货物出境托运手续。2. 当合同或信用证要求包装检验证书时，可凭本结果单向出境所在地检验检疫机关申请签发检验证书或根据需要办理分证。

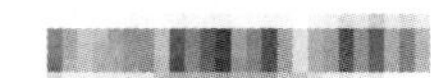

图 9-6　使用鉴定结果单

第二节　入境涉检货物随附单据准备

一、相关案例

（一）食品入境报检随附单据准备

案例：红珊瑚宽塑性起酥油，商品编码为1517901090，计量单位为千克，海关监管条件为A/B，检验检疫类别为R/S。

应提供如下随附单据：

1. 基本单据：发票如图9-7所示，装箱单如图9-8所示，合同如图9-9所示，提单如图9-10所示。

INVOICE

INVOICE NO.:	EPT/3324/0621/000897
CONTRACT NO.:	EBC/3324/180421/0001
DATE:	2022.04.21
FROM:	FT SMART TBK.
TO MESSRS:	SHARING GOLD OILSEED CRUSHING(NINGBO) Co., Ltd.
ADD:	[illegible] BEILUN NINGBO,ZHEJIANG,P.R.CHINA
Origin:	INDONESIA
PAYMENT:	T/T

Descriptions Of Goods	Qty.	UNIT	UNIT PRICE	AMOUNT
红珊瑚宽塑性起酥油 Red Coral WIDE PLASTIC RANGE SHORTENING 16KG	120.768	MTS	CNY 6671.000	CNY 805,643.33
			TOTAL:	**805643.33**

买　方　　　　　　　　　　　　卖　方
BUYERS SIGNATURE　　　　　　SELLERS SIGNATURE

图9-7　起酥油发票

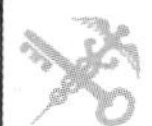

PACKING LIST

INVOICE NO.:	EPT/3324/0621/000897
CONTRACT NO.:	EBC/3324/180421/0001
TO MESSRS:	SHARING GOLD OILSEED CRUSHING(NINGBO) Co., Ltd.
	ADD: [illegible] BEILUN NINGBO,ZHEJIANG,P.R.CHINA

Descriptions Of Goods	Measurement	QUANTITY	UNIT	G.W.(KG)	N.W.(KG)
红珊瑚宽塑性起酥油 Red Coral WIDE PLASTIC RANGE SHORTENING 16KG TOTAL: 7548CTNS		120.768	MTS	125598.72 125,598.720	120768 120,768.000

买　方
BUYERS SIGNATURE

卖　方
SELLERS SIGNATURE

图 9-8　起酥油装箱单

销货合同
SALES CONTRACT

合约编号：CONTRACT NO.	EBC/3324/180421/0001
签约日期：SIGNED DATE:	2022.04.21
签约地点：SINGNED AT:	宁波 Ningbo

卖　方：SELLERS:	FT SMART TBK.	电　话：TELEPHONE:	
原产地：Origin:	INDONESIA	传真：FAX:	
地　址：ADDRESS:			
买　方：BUYERS:	莎瑞食品（宁波）有限公司 Tianjin Modil Space High Partition Co., Ltd	电　话：TELEPHONE:	87981009
地　址：ADDRESS:	浙江省宁波市北仑路[illegible] [illegible] BEILUN NINGBO,ZHEJIANG,P.R.CHINA	FAX:	87986200

兹经买卖双方同意成交下列商品，订立条款如下：
The undersigned sellers and buyers have agreed to close to following transactions according to the terms and conditions stipulated below.

货号品名及规格 ART NO DESCRIPTION OF GOODS	数量 QUANTITY	单位 UNIT	价格条款/单价 UNIT PRICE	金额 AMOUNT
红珊瑚宽塑性起酥油 Red Coral WIDE PLASTIC RANGE SHORTENING 16KG	120.768	MTS	CNY 6671.000 TOTAL:	CNY 805,643.33 805643.33

总　值：TOTAL VALUE:	805643.33
交货期：DELIVERY DATE:	
起运地及目的地：PLACE OF SHIPMENT AND DESTINATION:	FROM Hamburg TO CIF TIANJIN XINGANG, CHINA By sea
付　款：TERMS OF PAYMENT:	BY T/T
保　险：INSURANCE	THE SELLER IS RESPONSIBLE FOR TO DOOR CARGO INSURANCE

买　方
BUYERS SIGNATURE

卖　方
SELLERS SIGNATURE

图 9-9　起酥油合同

SITC SITC CONTAINER LINES CO., LTD. B/L No.

1.Shipper

. SMART TBK
SINAR MAS LAND PLAZA MENARA 2 LT. 28-30
JL. M.H. THAMRIN NO. 51 GONDANGDIA MENTENG
JAKARTA PUSAT DKI JAKARTA 10350 INDONESIA

2.Consignee

GOLD OILSEED CRUSHING (NINGBO) CO., LTD.
ROAD, BEILUN
NINGBO, ZHEJIANG, P.R. CHINA 315800
PHONE NO. 86-
ATTN. MR

3.Notify Party (It is agreed that no responsibility shall attach to the Carrier or his agent for failure to notify)

GOLD OILSEED CRUSHING (NINGBO) CO., LTD.
ROAD, BEILUN
NINGBO, ZHEJIANG, P.R. CHINA 315800
PHONE NO. 86-
ATTN. MR

4.*Pre-carriage by (Applicable only when this document is used as a Combined Transport Bill of Lading)	5.*Place of Receipt (Applicable only when this document is used as a Combined Transport Bill of Lading) SURABAYA, INDONESIA
6.Vessel/Voy No DERBY D V.0KRJ8E	7.Port of Loading SURABAYA, INDONESIA
8.Port of Discharge XINGANG, CHINA	9.*Place of Delivery (Applicable only when this document is used as a Combined Transport Bill of Lading) XINGANG, CHINA

Port to Port or Combined Transport
BILL OF LADING

RECEIVED for shipment in external apparent good order and condition, unless otherwise indicated. The total number of packages or units stuffed in the container, the description of the goods and the weights shown in this Bill of Lading are furnished by the Merchants and the containers are already sealed by the Merchants, and which the carrier has no reasonable means of checking and is not a part of this Bill of Lading contract. The carrier has issued the number of Bills of Lading stated below, all of this tenor and date, one of the original Bills of Lading must be surrendered and endorsed or signed against the delivery of the goods or the delivery order and whereupon any other original Bills of Lading shall be void.

NOTE: Notwithstanding any customs or privileges to the contrary, the Merchant's attention is drawn to the fact that the Merchant, in accepting this Bill of Lading, expressly agrees to be bound by all the stipulations, exceptions, limitations, liberties, terms and conditions attached hereto or stated herein, whether written, printed, stamped or otherwise incorporated on the front and/or reverse side hereof as well as the provisions of the Carrier's published Tariff Rules, Regulations and Schedules, without exceptions, as fully as if they were all signed by such Merchant, and the carrier's undertaking to carry the goods is made on the basis of the merchant's acceptance and agreements as aforesaid.

This Bill of Lading is governed by the laws of the People's Republic of China. Any claims and disputes arising under or in connection with this Bill of Lading shall be determined by Shanghai Maritime Court or Qingdao Maritime Court at the exclusion of the Courts of any other country.

The printed terms and conditions appearing on the face and reverse side of this Bill of Lading are available at www.sitc.com in SITC's published tariffs.

PARTICULARS FURNISHED BY THE MERCHANT

Container No./Seal No. Marks and Numbers	Number and Kind of packages: description of goods	Gross Weight Kgs	Measurement
N/M	5X20GP FCL CONTAINER STC WIDE PLASTIC RANGE SHORTENING BLUE 15 KG QUANTITY : 104.85 MTS / 6,990 CTNS ORIGIN : INDONESIA NET WEIGHT : 104,850.00 KG SITC AGENT ADDRESS AT DESTINATION : SITC TIANJIN 1709 TIANXING HEPAN SQURAE, TEL. +86-22- FAX. +86-22-	109113.900 KGS	125.000 CBM

FIRST

CY-CY
SHIPPER'S LOAD COUNT & SEAL
FREIGHT PREPAID

ORIGINAL

Above particulars declared by shipper. Carrier is not responsible. (see clause 12)

PT. SITC INDONESIA(IDSUB)
AS AGENT FOR THE CARRIER

10.Total No. of Containers Or Packages (in words): SAY FIVE CONTAINERS ONLY

11.Freight & Charges	Rate	Unit	Prepaid	Collect

Prepaid at	Payable at SURABAYA, INDONESIA	Number of Original B(s)/L THREE (3)
Place of issue and Date SURABAYA, INDONESIA 14 JUNE		12.Declared Value/Charge

LADEN ON BOARD THE VESSEL
DATE 14/06/ BY DERBY D V.0KRJ8E

AS AGENT FOR THE CARRIER.
SITC CONTAINER LINES CO., LTD

2040627

SITC STANDARD FORM 2011

图 9–10　起酥油提单

2. 特殊单据：检测证书如图 9-11 所示，卫生证书如图 9-12 所示，卫生证书附表如图 9-13 所示，产品说明/标签如图 9-14 所示，原产地证书如图 9-15 所示。

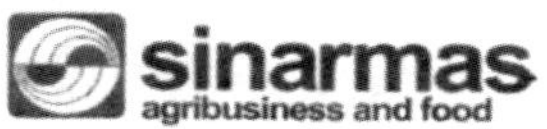

CERTIFICATE OF ANALYSIS

Commodity :	Red Coral Wide Plastic Range Shortening Blue 1x15 Kg Ctn
Production Date	2022.05.12
Shelf Life	18 months
Batch Number	SKY 21157
Sales confirmation number	EBC/3324/180421/0001

TEST RESULTS

PHYSICOCHEMICAL ANALYSIS :				
Parameter	**UoM**	**Methods**	**Specification**	**Results**
Iodine Value - 碘值	g I_2/100 g	AOCS Cd 1b - 87	**37 - 44**	41.67
Acid Value (in Fat) (KOH)- 酸值	mg/g	AOCS Cd 3d - 63	**0.1 max**	0.07
Moisture -水分	%	AOCS Ca 2b - 38	**0.1 max**	0.027
Insoluble impurities content-不溶性杂质含量	%	-	**0.05 max**	< 0.05
Peroxide Value- 过氧化值-When packed*	g/100 g	AOCS Cd 8b - 90	**0.13 max**	0.009
Slip Melting Point-熔点	°C	AOCS Cc 3 - 25	**48 - 52**	49.4
Solid Fat Content-固体脂肪含量	°C	AOCS Cd 16b - 93	**12 - 17**	17
Transfat-反式脂肪酸	%	AOCS Ce 2 - 66	**-**	0.00
Fat Content-脂肪含量	%	-	**99 min**	99.973
Gas Content-气体含量	mL/100 g	-	**20.0 max**	6.7
Parameter Organoleptic				
Appearance -外观	-		**Solid, Homogeneous**	Solid, Homogeneous
Colour -色泽	-		**White Yellowish**	White Yellowish
Odor- 滋味,气味	-		**Normal Odor (No smell of mold or other foreign smell)**	Normal Odor

AUTHORIZED LAB. OFFICER :

Name : **Budi Santoso**
Signature :

图 9-11 起酥油检测证书

HEALTH CERTIFICATE
NO: ST.06.05.106.1065.06.22.019578

Indonesian FDA hereby certifies the export of the following item :

DESCRIPTION	QUANTITY	Batch No./Product Code/Production Date/Expiry Date
RED CORAL WIDE PLASTIC RANGE SHORTENING BLUE 15 KG	6.990 Carton @ 15 Kilogram	SKY 21156/2022.5.12/2023.5.12 SKY 21157/2022.5.12/2023.5.12

Manufactured By : PT. SMART TBK

Imported By / Buyer : SHARING GOLD OILSEED CRUSHING (NINGBO) CO., LTD
[illegible],BEILUN NINGBO,ZHEJIANG,P.R.CHINA
315800 PHONE NO. 86-[illegible] ATTN. MR ZHANGTAO

Destination Port : Xingang, China

Shipper : PT SMART TBK.
THAMRIN NO. 51, GONDANGDIA MENTENG JAKARTA PUSAT DKI JAKARTA
10350 INDONESIA

DESCRIPTION OF GOODS : Red Coral WIDE PLASTIC RANGE SHORTENING BLUE 15 KG
QUANTITY : 104.85 MTS / 6,990 CTNS
ORIGIN : INDONESIA

It is fit for human consumption.

This letter is issued for export purposed to China.

图 9-12　起酥油卫生证书

卫 生 证 书 附 表

ADDITIONAL FORM OF SANTITARY CERTIFICATE

本表所列食品和数量是　　　　　　　　　　号《卫生证书》所证明的同批货物

序号	食品名称	产地	批号	规格	数量	生产日期/保质期	中文标签备案号
1	红珊瑚宽塑性起酥油	印度尼西亚	SKY 21156	16KG/箱	4873 箱	2022.5.12/2023.11.12	/
2	红珊瑚宽塑性起酥油	印度尼西亚	SKY 21157	16KG/箱	2675 箱	2022.5.12/2023.11.12	/
3							
4							
5							
6							
7							

图 9-13　起酥油卫生证书附表

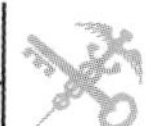

产品名称：红珊瑚塑性起酥油　　制造商：FT SMART Tbk
配料　：精炼棕榈油、食品添加剂（特丁基对苯二酚）　　地址　：SINARMASLAND PLAZA, TOWER II，28th FLOOR, JI. M. H. THAMRLN NO. 51, JAKARTA 10350 - INDONESLA
净含量　：16千克
保质期　：18个月
生产日期：2022.05.12
产品用途：煎炸专用
原产国　：印度尼西亚
运输温度：常温
储存方式：置于阴凉干燥处，避免阳光直射
食品加工原料，非零售
本产品未经氢化，不含氢化油

产品名称：红珊瑚塑性起酥油　　制造商：FT SMART Tbk
配料　：精炼棕榈油、食品添加剂（特丁基对苯二酚）　　地址　：SINARMASLAND PLAZA, TOWER II，28th FLOOR, JI. M. H. THAMRLN NO. 51, JAKARTA 10350 - INDONESLA
净含量　：16千克
保质期　：18个月
生产日期：2022.05.12
产品用途：煎炸专用
原产国　：印度尼西亚
运输温度：常温
储存方式：置于阴凉干燥处，避免阳光直射
食品加工原料，非零售
本产品未经氢化，不含氢化油

产品名称：红珊瑚塑性起酥油　　制造商：FT SMART Tbk
配料　：精炼棕榈油、食品添加剂（特丁基对苯二酚）　　地址　：SINARMASLAND PLAZA, TOWER II，28th FLOOR, JI. M. H. THAMRLN NO. 51, JAKARTA 10350 - INDONESLA
净含量　：16千克
保质期　：18个月
生产日期：2022.05.12
产品用途：煎炸专用
原产国　：印度尼西亚
运输温度：常温
储存方式：置于阴凉干燥处，避免阳光直射
食品加工原料，非零售
本产品未经氢化，不含氢化油

图 9-14　起酥油产品说明/标签

Original

1. Products consigned from (Exporter's business name, address, country) FT SMART TBK THAMRIN NO. 51 GONDANGDIA MENTENG JAKARTA PUSAT DKI JAKARTA 10350 INDONESIA	Reference No. 0059878/SBY/2022 ASEAN-CHINA FREE TRADE AREA PREFERENTIAL TARIFF CERTIFICATE OF ORIGIN (Combined Declaration and Certificate) FORM E Issued in INDONESIA See Overleaf Notes
2. Products consigned to (Consignee's name, address, country) SHARING GOLD OILSEED CRUSHING (NINGBO) CO. LTD [illegible],BEILUN NINGBO,ZHEJIANG,P.R.CHINA NINGBO, ZHEJIANG, P.R. CHINA 315800 PHONE NO. 86-15824206780 ATTN. MR. ZHANGTAO	
3. Means of transport and route (as far as known) Departure Date JUNE 14, 2021 Vessel's name/Aircraft etc. DERBY D V.0KRJ8E Port of Discharge XINGANG, CHINA	4. For Official use ☐ Preferential Treatment Given ☐ Preferential Treatment Not Given (Please state reason/s) Signature of Authorised Signatory of the Importing Party

5. Item number	6. Marks and numbers of packages	7. Number and type of packages, description of products (including quantity where appropriate and HS number in six digit code)	8. Origin criteria (see Overleaf Notes)	9. Gross weight or net weight or other quantity and value (FOB) only when RVC criterion is applied	10. Number, date of invoices
1	NO MARK	RED CORAL WIDE PLASTIC RANGE SHORTENING BLUE 15 KG QUANTITY : 41.91 MTS / 2,794 CTNS HS: 151790	"WO"	GW : 43,614.34 KGM NW : 41,910.00 KGM	EPT/3324/0621/000897 2022.5.17
2	NO MARK	RED CORAL WIDE PLASTIC RANGE SHORTENING BLUE 15 KG QUANTITY : 9.81 MTS / 654 CTNS HS: 151790	"WO"	GW : 10,208.94 KGM NW : 9,810.00 KGM	
3	NO MARK	RED CORAL WIDE PLASTIC RANGE SHORTENING BLUE 15 KG QUANTITY : 43.35 MTS / 2,890 CTNS HS: 151790	"WO"	GW : 45,112.90 KGM NW : 43,350.00 KGM	
4	NO MARK	RED CORAL WIDE PLASTIC RANGE SHORTENING BLUE 15 KG QUANTITY : 9.765 MTS / 651 CTNS HS: 151790	"WO"	GW : 10,162.11 KGM NW : 9,765.00 KGM	
5	NO MARK	RED CORAL WIDE PLASTIC RANGE SHORTENING BLUE 15 KG QUANTITY : 0.015 MTS / 1 CTNS HS: 151790	"WO"	GW : 15.61 KGM NW : 15.00 KGM	

11. Declaration by the exporter The undersigned hereby declares that the above details and statement are correct; that all the products were produced in INDONESIA (Country) and that they comply with the origin requirements specified for these products in the Rules of Origin for the ACFTA for the products exported to CHINA (Importing Country) JAKARTA, JUNE 17, 2022 Place and date, signature of authorised signatory	12. Certification It is hereby certified, on the basis of control carried out, that the declaration by the exporter is correct **ISSUING OFFICE IN PROVINSI JAWA TIMUR** ABDIEL POPANG KABANGA SURABAYA, JUNE 17, 2022 Place and date, signature and stamp of certifying authority
13. ☑ Issued Retroactively ☐ Exhibition ☐ Movement Certificate ☐ Third Party Invoicing	

Page 1 / 1

Form E Serial : E - IBL - [illegible]

图 9-15　起酥油原产地证书

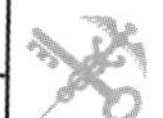

（二）动物产品入境报检随附单据准备

案例：冷冻仿刺参，商品编码为0308120090，海关监管条件为A/B，检验检疫类别为P. R/Q. S。

应提供如下随附单据：

1. 基本单据：如合同或信用证、发票、装箱单、提单。

2. 特殊单据：如原产地证、卫生/健康证书、放射性物质检测合格证明（如图9-16)等。

NY1411CN68986

MAFF
Ministry of Agriculture, Forestry and Fisheries

MINISTRY OF AGRICULTURE, FORESTRY AND FISHERIES, GOVERNMENT OF JAPAN
1-2-1, Kasumigaseki, Chiyoda-ku, Tokyo 100-8950, Japan

Certification of the Safety Level of the Radiation
for the import into the People's Republic of China
（对中华人民共和国出口产品放射性物质检测合格证明书）
Fishery products of Japan
（日本国水产品）

Invoice Number（发票号码）： S2022-22-01-090898
Declaration Number（证明书号码）： NY1411CN68986

Country of dispatch（出口国）： Japan
Central Competent authority（主管部门）：The Export and International Affairs Bureau, Ministry of Agriculture, Forestry and Fisheries
Local Government（地方政府）： HOKKAIDO PREFECTURE,JAPAN
Name of Products（产品名称）： FROZEN SEA CUCUMBER
Products and Package（产品及包装）：FROZEN SEA CUCUMBER IN PAPER VINYL BAG
Embarkation（出口地）： KUSHIRO,HOKKAIDO, Japan
Destination（目的地）： TIANJIN,CHINA via BUSAN,KOREA
Producing district（原产地）：Hokkaido prefecture, Japan
Capturing Area（捕捞区域）：Okhotsk Sea off Hokkaido
FAO Fishing Area（FAO 捕捞渔区）：FAO 61

Methods and Routes of Transportation between the producing district (port name), embarkation place (port name) and the destination in China
（从捕捞区域到卸货地（港口名）、发货地（港口名）、中国进口地的运输方式及路线）
The Pacific Ocean Off Hokkaido→(by fishing vessels)→Hokkaido fishing port→Hokkaido fishery market→(by truck)→SONGTRADING CO.,LTD. 3-10, HONCHO NEMURO-CITY HOKKAIDO JAPAN(CN100704)→(by truck)→KUSHIRO PORT→(BY SEA)→BUSAN,KOREA→TIANJIN PORT IN CHINA

Name and Address of Establishment（加工厂名称及地址）：
SONGTRADING CO.,LTD.
3-10, HONCHO NEMURO-CITY HOKKAIDO JAPAN

Name of Exporter（出口商）： SONGTRADING CO.,LTD
Name of Consignee （进口商）：FENGYUNHE COMPREHENSIVE BONDED ZONE ASIA PACIFIC ECONOMIC AND TRADE CO.,LTD
Quantity and Weight（数量和重量）：4800BAG,Net 72000kg
Date of Production（生产日期）： 24.September.2022～29.October.2022

Analysis and Result（检测分析及结果）

报关专用
电子签章
放射性物质合格证明

图 9-16　放射性物质检测合格证明

二、思考题

（一）食品入境报检

请准备如下商品的入境报检随附单据。

香肠，商品编码为1601003090，计量单位为千克，海关监管条件为A/B，检验检疫类别为P. R/QS。

（二）动物产品入境报检

请准备如下商品的入境报检随附单据。

冻熟鸡爪，商品编码为0207142200，计量单位为千克，海关监管条件为7AB4x，检验检疫类别为P. R/Q. S。

（三）旧机电入境报检

请准备如下商品的入境报检随附单据。

旧下盖密封材涂布机，商品编码为8479899910，计量单位为台/千克，海关监管条件为A，检验检疫类别为M/。

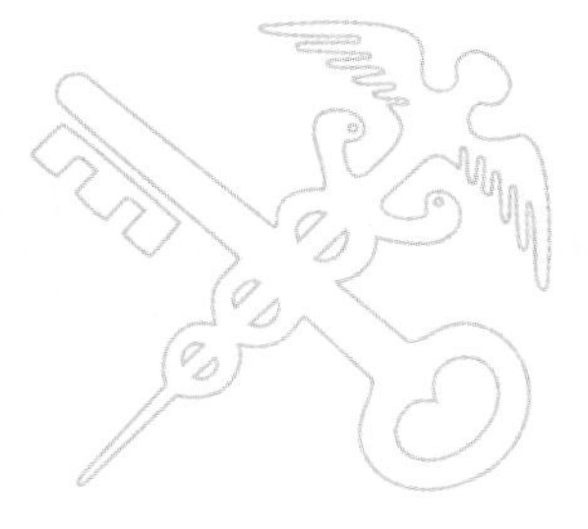

第十章・出入境涉检货物所需证单申领

DI-SHI ZHANG CHURUJING SHE JIAN HUOWU SUOXU ZHENGDAN SHENLING

◇ 知识目标

明确各类出入境货物各环节需要申领的证单
明确各类出入境货物检验后需要申领的证书

◇ 能力目标

能够独立完成各类出入境货物的证单申领

第一节　出境涉检货物所需证单申领

一、相关案例

（一）本地食品出境报检所需证单申领

案例：2022 年 3 月 15 日，天津曦泽食品有限公司向海关报检，货物为华夫饼干，商品编码为 1905320000，货物产地为天津，拟从天津口岸海运出境。

可申领如下证单：

出境货物电子底账，如图 10-1 所示；卫生证书，如图 10-2 所示。

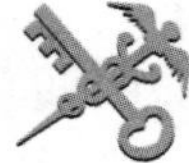

中华人民共和国海关
出境货物检验检疫申请

电子底账数据号：120000122020896885

报检单位（加盖公章）：天津[illegible]报关股份有限公司　　*编　号 113270636010464

报检单位登记号：1100120011　　联系人：李硕　　电话：022-66282100　　报检日期：2022年3月18日

发货人	(中文)	天津曦泽食品有限公司			
	(外文)	TIANJIN XIZER FOOD CO., LTD			
收货人	(中文)	***			
	(外文)	SWEET FOOD，LLC			
货物名称(中/外文)	H.S.编码	产地	数/重量	货物总值	包装种类及数量
华夫饼干	1905320000（R/S）	天津保税区	168纸箱	16800人民币	纸箱/168
运输工具名称号码	水路运输	贸易方式	一般贸易	货物存放地点	本厂仓库
合同号	2022FT886S	信用证号	T/T	用途	其他
发货日期	***	输往国家（地区）	德国	许可证/审批号	***
启运地	天津	到达口岸	汉堡(德国)	生产单位注册号	1207230069/天津曦泽食品有限公司
集装箱规格、数量及号码					
合同、信用证订立的检验检疫条款或特殊要求	标记及号码			随附单据（划“√”或补填）	
无纸化报检	N/M			√合同 □信用证 √发票 √换证凭单 √装箱单 √厂检单	□包装性能结果单 □许可/审批文件 √其他单据 √合格保证 □ □
需要证单名称(划“√”或补填)				*检验检疫费	
□品质证书　正　副 □重量证书　正　副 □数量证书　正　副 □兽医卫生证书　正　副 □健康证书　正　副 □卫生证书　正　副 □动物卫生证书　正　副	□植物检疫证书　正　副 □熏蒸/消毒证书　正　副 □出境货物换证凭单　正　副 √电子底账　1正 □ □ □			总金额（人民币元） 计费人 收费人	
报检人郑重声明： 1. 本人被授权报检。 2. 上列填写内容正确属实、货物无伪造或冒用他人的厂名、标志、认证标志、并承担货物质量责任。 签名：________				领取证单	
				日期	
				签名	

注：有“*”号栏由海关填写

图 10-1　出境货物电子底账示例

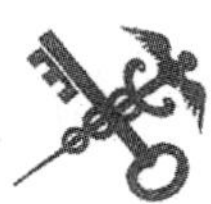

中华人民共和国出入境检验检疫
ENTRY-EXIT INSPECTION AND QUARANTINE
OF THE PEOPLE'S REPUBLIC OF CHINA

正 本
ORIGINAL

共 1 页 第 1 页 Page 1 of 1

卫 生 证 书
SANITARY CERTIFICATE

编号 No.: 20227221

发货人名称及地址 Name and Address of Consignor	天津曦泽食品有限公司 TIANJIN XIZER FOOD CO.,LTD
收货人名称及地址 Name and Address of Consignee	SWEET FOOD,LLC
品名 Description of Goods	Waffle
加工种类或状态 State or Type of Processing	***
报检数量/重量 Quantity/Weight Declared	620CARTONS/1240KGS
包装种类及数量 Number and Type of Packages	620CARTONS
贮藏和运输温度 Temperature during Storage and Transport	***
标记及号码 Mark & No.	
加工厂名称、地址及编号(如果适用) Name, Address and approval No. of the approved Establishment (if applicable)	TIANJIN XIZER FOOD CO.,LTD
启运地 Place of Despatch	TIANJIN,CHINA
到达国家及地点 Country and Place of Destination	HAMBURG,GERMANY
运输工具 Means of Conveyance	BY VESSEL
发货日期 Date of Despatch	2022.3.15

签证地点 Place of Issue TIANJIN,CHINA　签证日期 Date of Issue 2022.3.12

授权签字人 Authorized Officer ZHU TAO　签 名 Signature 朱韬

中华人民共和国出入境检验检疫机关及其官员或代表不承担签发本证书的任何财经责任。No financial liability with respect to this certificate shall attach [illegible] quarantine authorities of the P. R. of China or to any of its officers or representatives.

图 10-2　卫生证书示例

（二）异地生牛皮出境报检所需证单申领

案例：2022 年 3 月 22 日，河北省盛通达贸易有限公司向海关报检，货物为生牛皮，商品编码为 4101901190，货物产地为河北保定，拟从天津口岸海运出境。

可申领如下证单：

由产地海关签发：出境货物电子底账，如图 10-3 所示；动物卫生证书，如图 10-4 所示。

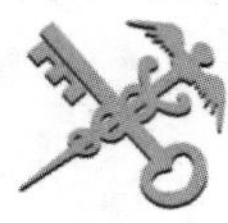

中华人民共和国海关
出境货物检验检疫申请

电子底账数据号：132000165020456485

报检单位 (加盖公章)：天津■■报关股份有限公司保定分公司　　*编　号 133270635886989

报检单位登记号：1300186011　联系人：李硕　电话：0312-68788900　报检日期：2022年3月24日

发货人	(中文)	河北省盛通达贸易有限公司			
	(外文)	TONGDA TRADING CO.LTD			
收货人	(中文)	***			
	(外文)	BTB，LLC			
货物名称(中/外文)	H.S.编码	产地	数/重量	货物总值	包装种类及数量
生牛皮	4101901190（M.P/Q）	河北省保定	1580张	504000人民币	张/1580
运输工具名称号码	水路运输	贸易方式	一般贸易	货物存放地点	本厂仓库

合同号	20220310TD	信用证号	T/T	用途	其他
发货日期	***	输往国家（地区）	美国	许可证/审批号	***
启运地	天津	到达口岸	长滩(美国)	生产单位注册号	1307260123/河北省盛通达贸易有限公司
集装箱规格、数量及号码					

合同、信用证订立的检验检疫条款或特殊要求	标记及号码	随附单据（划“√”或补填）	
无纸化报检	N/M	√合同 □信用证 √发票 √换证凭单 √装箱单 √厂检单	□包装性能结果单 □许可/审批文件 √其他单据 √合格保证 □ □

需要证单名称（划“√”或补填）				*检验检疫费	
□品质证书	正 副	□植物检疫证书	正 副	总金额 （人民币元）	
□重量证书	正 副	□熏蒸/消毒证书	正 副		
□数量证书	正 副	□出境货物换证凭单	正 副	计费人	
□兽医卫生证书	正 副	√电子底账	1正		
□健康证书	正 副	□		收费人	
□卫生证书	正 副	□			
□动物卫生证书	正 副	□			

报检人郑重声明：	领取证单	
1. 本人被授权报检。 2. 上列填写内容正确属实、货物无伪造或冒用他人的厂名、标志、认证标志、并承担货物质量责任。	日期	
签名：________	签名	

注：有“*”号栏由海关填写

图 10-3　出境货物电子底账示例

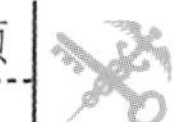

中华人民共和国出入境检验检疫
ENTRY-EXIT INSPECTION AND QUARANTINE
OF THE PEOPLE'S REPUBLIC OF CHINA

正　本
ORIGINAL

共1页，第1页Page1of1

编号 No.

动 物 卫 生 证 书
ANIMAL HEALTH CERTIFICATE

发货人名称及地址
Name and Address of Consignor

收货人名称及地址
Name and Address of Consignee

动物种类
Species of Animals

动物学名
Scientific Name of Animals ***

动物品种
Breed of Animals SHORTHAIR, DOMESTIC

产地
Place of Origin NANTONG

报检数量
Quantity Declared

检验日期
Date of Inspection

启运地
Place of Despatch

发货日期
Date of Despatch

到达国家/地区
Country/Region of Destination

运输工具
Means of Conveyance

兹证明：
1. 上述动物来自非疫区。
2. 经本检疫机关检疫，动物是健康的，未发现传染病临床症状。
3. 预防注射：狂犬病疫苗 注射日期：2019年5月27日。
THIS IS TO CERTIFY THAT:
1.THE ANIMAL DESCRIBED ABOVE IS ORIGINED FROM NON-EPIDEMIC AREA.
2.IT WAS EXAMINED BY OUR BUREAU AND WAS FOUND TO BE HEALTHY AND FREE FROM CLINICAL SIGNS OF INFECTIOUS OR CONTAGIOUS DISEASES.
3.PREVENTIVE INOCULATION: RABIES ON 27 MAY, 2019.
****

签证地点Place of Issue　　签证日期Date of Issue

官方兽医Official Veterinarian　　Signature

No financial liability with respect to this certificate shall attach to the entry-exit inspection and quarantine authorities of the P. R. of China or to any of its officers or representatives.

[c4-1(2018.4.20) * 1]

图 10-4　动物卫生证书示例

二、思考题

（一）天然蜂蜜出境报检

请制作如下商品的出境报检所需证单。

2022 年 3 月 14 日，天津凯翼食品进出口有限公司向海关报检，货物为天然蜂蜜，商品编码为 0409000000，计量单位为千克，海关监管证件代码为 A/B，检验检疫类别为 P. R/Q. S。货物产地为天津宁河，拟从天津口岸海运出境。

（二）异地饲料出境报检

请制作如下商品的出境报检所需证单。

2022 年 4 月 19 日，保定瀚瑞旗有限公司向海关报检，货物为饲料用鱼粉，商品编码为 2301201000，计量单位为千克，海关监管证件代码为 A/B，检验检疫类别为 MP/Q。货物产地为河北保定，拟从天津口岸海运出境。

（三）异地鲜猕猴桃出境报检

请制作如下商品的出境报检所需证单。

2022 年 3 月 16 日，北京鲜果进出口有限公司向海关报检，货物为鲜猕猴桃，商品编码为 0810500000，计量单位为千克，海关监管证件代码为 A/B，检验检疫类别为 P. R/Q. S。货物产地为北京大兴，拟从天津口岸海运出境。

（四）烟花出境报检

请制作如下商品的出境报检所需证单。

2022 年 4 月 13 日，天津隆祥烟花爆竹有限公司向海关报检，货物为烟花，商品编码为 3604100000，计量单位为千克，海关监管证件代码为 A/B，检验检疫类别为 M/N。货物产地为天津经济技术开发区，拟从青岛口岸海关出境。

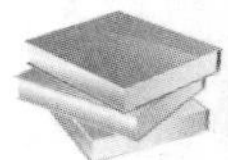
知识加油站

检验检疫证单

报关员向海关申领的检验检疫证单，按照用途，可分为如下几种。

一、国际社会检验检疫方面的法则、公约与惯例要求的准入凭证

国际社会在检验检疫方面已形成许多法则、公约与惯例，这些法则、公约与惯例，例如国际兽医局（OIE）制定的《国际动物卫生法典》、《国际植物保护公约》组织制定的《国际植物保护公约》、《华盛顿公约》组织（CITES）制定的《濒危野生动植物种国际贸易公约》等，已被世界各国（地区）广泛接受和遵守。

作为检验检疫机构履行职责、代表国家履行国际义务的手段，检验检疫机构签发的检验检疫证单，如兽医卫生证书、卫生证书、动物卫生证书、植物检疫证书、交通工具卫生证书、国际旅行健康证书、国际预防接种证书等，是人员及货物进入进口国（地区）的准入凭证。

二、出境货物通关需要的凭证

凡列入《必须实施检验的进出口商品目录》范围内的进出口货物（包括转关运输货物），海关一律凭货物报关地出入境检验检疫机构签发的“电子底账”验放。

三、进口国（地区）准入的有效证件

有些出境货物，尤其是涉及社会公益、安全、卫生、检疫、环保等方面，入境国家的海关将依据该国家法令或政府规定，要求凭检验检疫机构签发的证书，如品质证书、植物检疫证书、兽医卫生证书、健康卫生证书、熏蒸消毒证书等方可入境，运输工具凭检验检疫机构出具的交通工具卫生证书及检疫证书入境。

四、进口国（地区）海关征收和减免关税需要的有效凭证

有些国家（地区）海关在征收进出境货物关税时，经常依据检验检疫证单上的检验检疫结果征税，以检验检疫证单作为把关或计收关税的凭证。

对到货后因发货人责任造成的残损、短缺或品质等问题的入境货物，发生换货、退货或赔偿等现象时往往涉及免征关税或退税。检验检疫机构签发的证书可作为通关免税或者退税的重要凭证。

检验检疫机构签发的原产地证书是进口国（地区）海关征收或减免关税的有效凭证。一般原产地证书是享受最惠国税率的有效凭证，普惠制原产地证书是享受给惠国减免关税的有效凭证。

五、贸易双方结算货款的凭证

凡对外贸易合同、协议中规定以检验检疫证书为结算货款依据的进出境货物，检验检疫证书中所列的货物品质、规格、成分等检验检疫结果是买卖双方计算货款的依据，检验检疫证书是双方结算货款的凭证。

凡对外贸易合同、信用证中规定，以检验检疫证书作为交货付款的依据之一的，议付银行受开户银行的委托，审核信用证规定需要的证单及其内容，符合条件的方予结汇。

六、处理商务纠纷的有效证件

承运人或其他贸易关系人申请检验检疫机构证明出入境货物的积载情况、

验舱、舱口检视、水尺计重、证明液体商品的温度和密度、签封样品、冷藏舱检温、冷冻货检温等，都是一种明确责任范围的证明文件。在发生商务纠纷或争议时，检验检疫机构签发的证书是证明事实状态、履约情况及明确责任归属的重要凭证。

对入境货物，经检验检疫机构检验检疫发现残损、短少或与合同、标准不符的，检验检疫机构签发检验证书。买方在合同规定的索赔有效期限内，凭检验检疫机构签发的检验证书，向卖方提出索赔或换货、退货、维修要求。属保险人、承运人责任的，也可以凭检验检疫机构签发的检验证书提出索赔。有关方面也可以依据检验检疫机构签发的证书进行仲裁。检验检疫证书在诉讼时是举证的有效证明文件。

七、办理验资的有效证明文件

外商投资企业及各种对外补偿贸易方式中，境外（包括中国港、澳、台地区）投资者以实物作价投资的，或外商投资企业委托国外投资者用投资资金从境外购买的财产，检验检疫机构办理外商投资财产鉴定工作，按规定出具鉴定证书。价值鉴定证书是证明投资各方投入财产价值量的有效依据。

第二节　入境涉检货物所需证单申领

一、相关案例

石榴汁入境报关报检所需证单申领

案例：2022 年 3 月 23 日，天津大联贸易有限公司从韩国进口一批石榴汁，商品编码为 2202990099，入境口岸为天津，货物目的地为天津滨海新区。

应申领如下证单：

入境货物检验检疫证明，如图 10-5 所示。

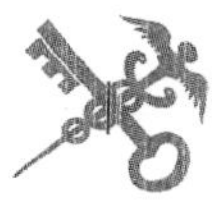

中华人民共和国出入境检验检疫

入境货物检验检疫证明

编号 02022022

收货人			
发货人			
品　名	见货物清单	报检数/重量	见货物清单
包装种类及数量	**6048纸制或纤维板制盒/箱	输出国家或地区	韩国
合同号	GZ20220320	标记及号码 N/M	
提/运单号	00LU268		
入境口岸	天津		
入境日期	2022年 3 月24日		

证明
清单：

序号	货物品名	品牌	原产国(地区)	批号	规格	数/重量	生产日期
1	石榴汁	POLAER	韩国	CKR21343	20KG/箱	**/**9900千克	2021-12-9
2	石榴汁	POLAER	韩国	CKR21344	20KG/箱	**/**111060千克	2021-12-9

上述货物经检验检疫合格评定，予以通关放行。

****

签字：　　　　日期：2022 年 01 月 06 日

备注
***

① 货主收执

图 10-5　入境货物检验检疫证明示例

二、思考题

（一）压缩机入境报关报检

请制作如下商品的入境报关报检所需证单。

2022 年 5 月 12 日，北京施罗德电器有限公司从德国进口一批压缩机，商品编码为 8414301100，海关监管证件代码为 A，检验检疫类别为 L. M/。入境口岸为天津，货物目的地为北京大兴。

（二）苹果汁入境报检

请制作如下商品的入境报检所需证单。

2022 年 7 月 12 日，江西卢深经贸有限公司从韩国进口一批苹果汁，商品编码为 2009710000，海关监管证件代码为 A/B，检验检疫类别为 P. R/Q. S。入境口岸为上海，货物目的地为江西省南昌市。

综合训练篇

ZONGHE XUNLIAN PIAN

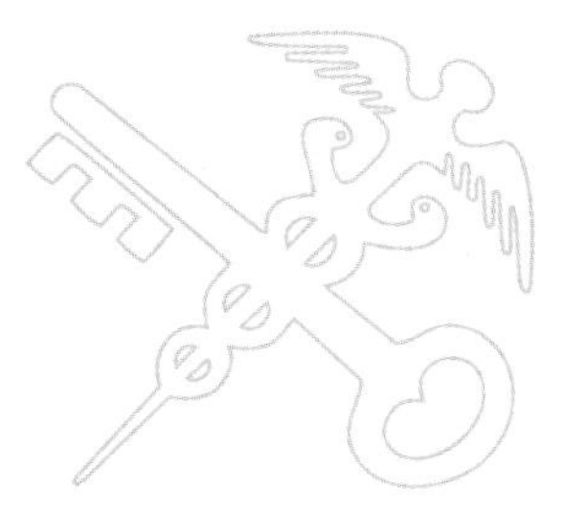

第十一章・出境货物报检综合训练

DI-SHIYI ZHANG CHUJING HUOWU BAOJIAN ZONGHE XUNLIAN

◇ **知识目标**

掌握各类出境货物报检的特殊要求

掌握各类出境货物报检的操作规范

◇ **能力目标**

能够独立完成各类出境货物的报检实际操作

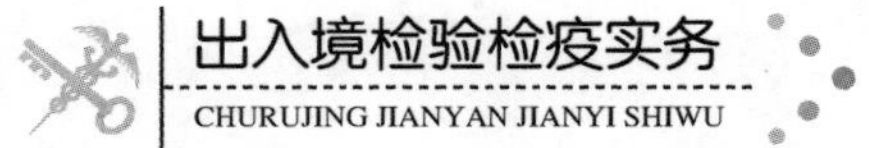

出境货物报检一般流程，如图 11-1 所示。

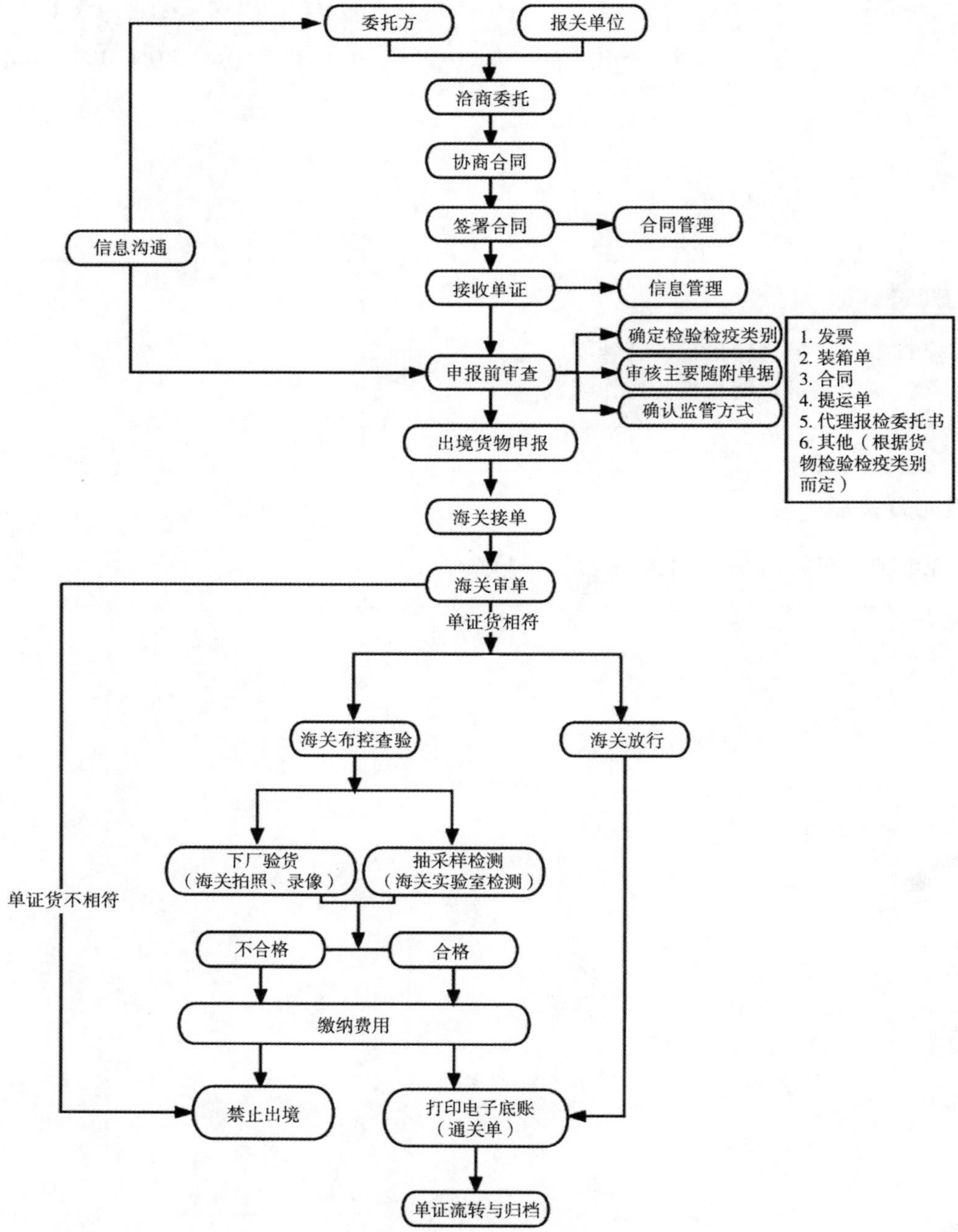

委托方
报关单位
洽商委托
协商合同
签署合同
合同管理
信息沟通
接收单证
信息管理
确定检验检疫类别
申报前审查
审核主要随附单据
确认监管方式
1. 发票
2. 装箱单
3. 合同
4. 提运单
5. 代理报检委托书
6. 其他（根据货物检验检疫类别而定）
出境货物申报
海关接单
海关审单
单证货相符
海关布控查验
海关放行
下厂验货（海关拍照、录像）
抽采样检测（海关实验室检测）
单证货不相符
不合格
合格
缴纳费用
禁止出境
打印电子底账（通关单）
单证流转与归档

图 11-1　出境货物报检流程图

第一节　出境货物报检实操

2022 年 1 月 16 日，北京世辉文化有限公司（以下简称北京世辉）与美国 ARH 公司签订合同，约定于 2022 年 2 月 28 日前由北京世辉向美国 ARH 公司出口木家具（商品编码为 9403609990，检验检疫类别为 P/Q），装运港为天津新港，卸货港为美国纽约。北京世辉委托报关公司代为完成报检事宜。

一、洽商委托

（一）确认委托事项

报关公司接到委托后，指定报关员王小姐为洽商负责人，王小姐确认委托事项如下：

1. 该票货物“木家具”为木制品，属于本公司经营范围；
2. 该票货物的实际包装为纸箱和木托盘；
3. 该票货物的运输方式为海运；
4. 该票货物的属地海关是北京亦庄海关。

（二）确认双方资质

确认双方是否有进出口权，是否有属地海关报检资质及相关报关人员。

经确认北京世辉有进出口权，报关公司有属地海关报检资质及相关报关人员。

二、协商合同

（一）代理事项

1. 甲方委托乙方作为其代理人，代为办理货物出入境检验检疫手续。乙方接受甲方委托，并根据甲方的指示，办理有关代理事项。

2. 乙方每完成甲方一批货物的报检，即将电子底账、换证凭条等海关签发的证明文件交给甲方，此为“一票”业务。

（二）合同期限

1. 合同期限为一年。
2. 合同到期后，双方可商议续签事宜。

（三）费用支付

1. 每票业务涉及的费用有：

（1）检测费（凭海关发票向甲方实报实销）；

（2）电子底账、换证凭单等证单的代理费；

（3）其他费用。

2. 双方可选择采用的结算方式：

（1）每票业务完成后约定天数内，甲方结清应付乙方费用；

（2）每月约定日期前，双方统计当月已完成业务票数，甲方向乙方支付相应费用。

（四）双方权利义务

1. 甲方应按照法律规定和国家有关部门要求，将报检所需材料提交给乙方，以便乙方顺利办理委托事项，每办理一票业务，乙方应从甲方处获得针对代理具体批次货物报检的授权委托书。

2. 乙方收到甲方报检委托及报检材料后完成该票报检业务，将海关所签发的单据交给甲方。

3. 乙方合格完成合同义务的，甲方应及时按照合同规定，足额支付乙方费用。

4. 未经甲方书面授权，乙方不得将委托事项转交第三方完成。

5. 甲方有权了解乙方业务的办理情况，乙方应如实告知。

6. 报检过程中出现任何影响办理报检的状况，乙方应在第一时间向甲方告知，共同协商应对。

7. 其他应注意事项：甲方需及时向乙方提供正确的报检文件，并保证单证的内容与实际进口货物真实性相符，严格遵守海关规定。

三、签署合同

报关单位应授权专门人员作为合同签署人；应审核合同条款是否符合双方商定的内容，如委托方签章是否真实有效；注意合同签署时间不宜晚于报检服务实际操作时间。

如因履行合同发生争议，双方应协商解决，协商不成或不愿协商，可向所在地人民法院提起诉讼。

四、接收单证

报关公司接到北京世辉发来的单证邮件，经审核单证齐全后予以邮件回复，表示单证已经接收完成。

经验证，发票、装箱单、合同、代理报检委托书、出口货物合格保证书和出境竹木草制品厂检记录单内容齐全，已盖有公章并真实有效。报关公司报关员填制代理报检委托书上相关内容并在“受托人”处盖上报关公司公章/报检专用章。

五、申报前审查

（一）确定检验检疫类别

在对单证进行分析之后，报关公司王小姐根据客户提供的品名及商品编码（9403609990），确定该批货物的海关监管条件为 A/B，该批货物出口涉检；检验检疫类别为 P/Q，该批货物需实施出境动植物、动植物产品检疫。

（二）审查主要随附单据

收到单证后，报关公司王小姐审查并整理该票货物报检随附单据，具体如下：

1. 发票，如图 11-2 所示。

北京世辉文化有限公司
BEIJING SHISUN SUN CO., LTD

INVOICE
发 票

CONTRACT NO. 2202ST401-10　　NO. 2202ST401-10

L/C NO. 　　DATE 1/28/2022

SHIPPED PER S.S. BY SEA　　FROM XINGANG

TO NEW YORK，US

FOR ACCOUNT AND RISK OF MESSRS ARH，LLC

Marks and Nos.	Description of Goods	Quantity	Unit Price	Amount
N/M	WOODEN FURNITURE 木家具	71 PCS	USD369.00	USD26199.00
	TOTAL:	71PCS	FOB XINGANG	USD26199.00
	PACKING: 71PKGS G.W.: 3575KGS N.W.: 3479KGS MEASUREMENT: 35CBM			

图 11-2 发票示例

2. 装箱单，如图 11-3 所示。

北京世辉文化有限公司
BEIJING SHISUN SUN CO., LTD

PACKING LIST
装 箱 单

Issuer
BEIJING SHISUN SUN CO., LTD
DAXING DISTRICT

装 箱 单
PACKING LIST

To
ARH，LLC
61 E. HINES HILL ROAD,HUDSEN,OH,44326,U.S.A.

Packing List No.	Date
2202ST401-10	28-Jan-22

Marks and numbers	Number and kind of packages: description of goods				N.W	G.W
N/M	WOODEN FURNITURE	木家具		71 PCS	3479KGS	3575KGS
	TOTAL:		71PCS	N.W.:	3479KGS	3575KGS

PACKING: 71PKGS
G.W.: 3575KGS
N.W.: 3479KGS
MEASUREMENT: 35CBM

图 11-3　装箱单示例

3. 合同，如图 11-4 所示。

北京世辉文化有限公司
BEIJING SHISUN SUN CO., LTD
售货合约　SALES CONTRACT

正本
(ORIGINAL)

买方：　ARH，LLC
Buyers:　61 E. HINES HILL ROAD, HUDSEN, OH, 44326, U. S. A.
Tel: 4404397070

合约编号：
Contract No.: 2202ST401-10

卖方：　北京世辉文化有限公司
Sellers:　BEIJING SHISUN SUN CO., LTD
Address:　DAXING DISTRICT,BEIJ ING.
Tel. 86.10.89570160
Post Code:

日期：2022/1/16
Date: 16-Jan-22
签约地：北京
Place: BEIJING, CHINA

双方同意按下列条款由买方购进卖方售出下列商品：
The Buyers agree to buy and the Sellers agree to sell the following goods on terms and conditions as set forth below:

(1) 货物名称及规格，包装及装运唛头 Name of Commodity and Specifications, packing and Shipping Marks	(2) 数 量 Quantity	(3) 单 价 Unit Price	(4) 总 价 Total Amount
N/M 94036099.90　WOODEN FURNITURE　木家具	71PCS	USD369.00	USD26199.00
客厅家具|杨木制|无品牌| 柜子 规格：210x46x90cm桌子 规格：220x45x95cm等|无税收优惠			
TOTAL:	71PCS	FOB XINGANG	USD26199.00
PACKING: 71PKGS **G.W.: 3575KGS** **N.W.: 3479KGS** **MEASUREMENT: 35CBM**	(装运数量允许有5%的增减) (Shipping quantity 5% more or less allowed)		

(5)装 运 期 限
Time of Shipment: 2022/3
(6)装 运 口 岸
Ports of Loading: TIANJIN, CHINA
(7)目 的 口 岸
Port of Destination: NEW YORK，US
(8)保 险 投 保
Insurance: BY THE BUYERS
险，由买方按发票金额110%投保
Risks for 110% of invoice value.
(9)付 款 条 件　T/T 90 DAYS AFTER SHIPMENT
Terms of Payment:
A. 采用不可撤销信用证，信用证须遵守国际商会UCP500出版物之规定，该信用证须于开船后15日到达卖方，并将于60日在中国到期，否则卖方有权撤销合同及就因此造成的损失，向买方提出索赔。
A. By an irrevocable letter of credit issued in accordance with ICC UCP NO.500. The covering L/C must reach the Seller and Is to remain valid until_____in China, failing which the Sellers shall reserve the right to cancel this Contract and to clain from the Buyer for the losses resulting therefrom.
B. 其它付款方式：T/T
B. By other means: T/T

买方：　　　　　　卖方：北京世辉文化有限公司
The Buyers　　　　The Sellers

图 11-4　合同示例

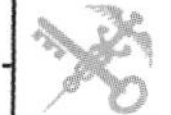

4. 厂检单，如图 11-5 所示。

出境竹木草制品厂检记录单

厂名及代号（盖章）：　　　　编号：BW2022-6032
222-4626196

<table>
<tr><td>品　　名</td><td>桌子柜子木制品</td><td>数量/重量</td><td>71 纸箱/3479 千克</td><td>抽检数量</td><td>3 件</td></tr>
<tr><td>生产日期</td><td>2022.1.24</td><td>厂检日期</td><td>2022.2.9</td><td>生产批号/合同号</td><td>22STSE001</td></tr>
<tr><td rowspan="7"></td><td colspan="2">原辅料情况</td><td colspan="3">原辅料无杂质、虫害、整洁、干燥。</td></tr>
<tr><td colspan="2">加工车间防虫及卫生情况</td><td colspan="3">专人负责除虫、卫生，负责人定期检查。车间无虫，卫生良好。</td></tr>
<tr><td colspan="2">防霉处理</td><td colspan="3">保持原料干燥、通风，定期检查。</td></tr>
<tr><td colspan="2">防虫处理</td><td colspan="3">车间周围喷药防虫。</td></tr>
<tr><td colspan="2">成品长霉、染虫情况</td><td colspan="3">成品无霉变、生虫情况。</td></tr>
<tr><td colspan="2">成品库消毒杀虫及卫生情况</td><td colspan="3">成品库使用喷药方式防虫、杀虫、卫生情况良好，并由专人负责。</td></tr>
<tr><td colspan="2">包装情况</td><td>纸箱包装完整
无木质包装</td><td>标记及号码</td><td>N/M</td></tr>
<tr><td colspan="3">厂检结果</td><td colspan="3">符合合同及出口检疫要求，厂检合格</td></tr>
<tr><td colspan="6">厂检员：冯一泽　　日期：2022.2.9　　主管厂长：张山　　日期：2022.2.9</td></tr>
</table>

图 11-5　厂检单示例

5. 出入境货物收/发货人质量安全合格保证，如图 11-6 所示。

出入境货物收/发货人质量安全合格保证

<table>
<tr><td>1. 单位名称（公章）</td><td>北京世辉文化有限公司</td></tr>
<tr><td>2. 统一社会信用代码</td><td>91110115681246666B</td></tr>
<tr><td>3. 报检企业备案号</td><td>1100614668</td></tr>
<tr><td colspan="2">4. 本单位作为出入境货物收/发货人，郑重承诺如下：
（1）本单位悉知并严格遵守出入境检验检疫相关法律、法规和规章制度。
（2）本单位承担所经营的出入境货物质量安全主体责任，严格遵守国家相关法律法规规定，履行法定义务，依法接受检验检疫等监管机关的管理，保证向检验检疫机关提供的出入境货物信息及随附相关证明材料真实有效。
（3）本单位保证所经营的入境货物符合我国法律法规和国家技术规范强制要求。保证所经营的出境货物符合进口国标准及双边协议、合同等要求。
（4）本单位加强对出入境货物的质量安全管理，建立和完善质量安全风险防控机制，主动向检验检疫机关报告所经营出入境货物质量安全风险和缺陷，依法采取召回、销毁、退货（退回）、技术处理等方式对不合格产品进行处理。
（5）本单位保证依法对本单位及本单位委托代理人的行为承担法律责任。</td></tr>
<tr><td>5. 法定代表人（签字</td><td>宋玉清</td></tr>
<tr><td>6. 签署日期</td><td>2021年02月15日
（本合格保证自签署之日起一年有效）</td></tr>
</table>

图 11-6　出入境货物收/发货人质量安全合格保证示例

6. 代理报检委托书，如图 11-7 所示。

代理报检委托书

本委托人［企业备案号/统一社会信用代码（组织机构代码）________］保证遵守国家有关检验检疫法律、法规的规定，保证所提供的委托报检事项真实、单货相符。否则，愿承担相关法律责任。具体委托情况如下：

本委托人将于 2022 年 3 月间进口/出口如下货物：

品　名	木家具	HS 编码	9403609990
数（重）量	71 个/3479 千克	包装情况	良好
信用证/合同号	2202ST401-10	许可文件号	/
进口货物收货单位及地址	/	进口货物提/运单号	/
其他特殊要求			

特委托 ______（企业备案号 1100120011），代表本委托人办理上述货物的下列出入境检验检疫事宜：

☑1. 办理报检手续；

☑2. 代缴纳检验检疫费；

☑3. 联系和配合海关实施检验检疫；

☑4. 领取检验检疫证单。

☒5. 其他与报检有关的事宜：________

联 系 人：刘瑞

联系电话：89570616

本委托书有效期至 2022 年 12 月 30 日

委托人（加章公章）
2022年2月15日

受托人确认声明

本企业完全接受本委托书。保证履行以下职责：

1. 对委托人提供的货物情况和单证的真实性、完整性进行核实；
2. 根据检验检疫有关法律法规规定办理上述货物的检验检疫事宜；
3. 及时将办结检验检疫手续的有关委托内容的单证、文件移交委托人或其指定的人员；
4. 如实告知委托人海关对货物的后续检验检疫及监管要求。

如在委托事项中发生违法或违规行为，愿承担相关法律和行政责任。

联 系 人：王珊

联系电话：66282100

受托人（加盖公章）
2022年2月15日

图 11-7　代理报检委托书示例

（三）确认监管方式

报关公司王小姐在对主要随附单据进行了检查、审核和分析之后，确定该批货物的监管方式为一般贸易。在报检操作环节中，无须提供其他特殊资料。

六、出境货物申报

经前期准备，确定该木家具属于涉检货物。报关公司王小姐开始准备报检事宜。

整理好随附单证，2022 年 2 月 15 日，报关公司王小姐在“单一窗口”中的出境检验检疫申报模块将相关数据进行逐一录入，如图 11-8 所示。录入完毕后仔细核对录入信息，如图 11-9 所示。待信息核对无误后提交电子信息，将电子信息发送到海关，如图 11-10 所示。

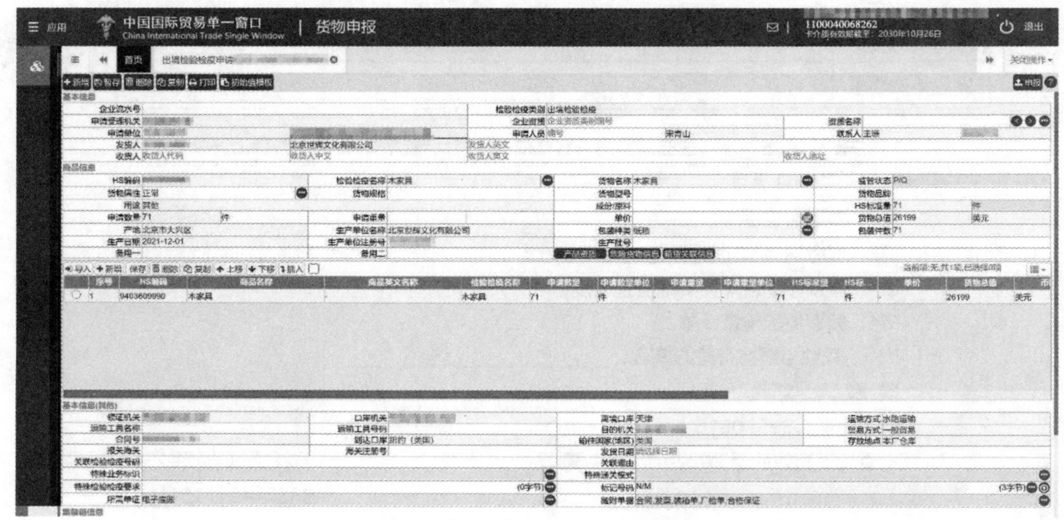

图 11-8　“单一窗口”出境检验检疫申请录入示例

2022-2-15

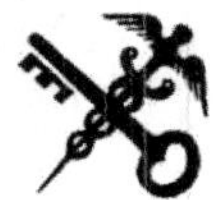

中华人民共和国海关
出境货物检验检疫申请

电子底账数据号：

申请单位（加盖公章）：　　　　　　　　　　　　＊编号：

申请单位登记号：　　联系人：　　电话：　　申请日期：　　年　　月　　日

发货人	（中文）北京世辉文化有限公司				
	（外文）***				
收货人	（中文）***				
	（外文）***				
货物名称（中/外文）	H.S.编码	产地	数/重量	货物总值	包装种类及数量
木家具	9403609990(P/Q)	北京市大兴区	71件	26199 美元	纸箱/71

运输工具名称号码	水路运输	贸易方式	一般贸易	货物存放地点	本厂仓库
合同号	2202ST401-10	信用证号		用途	其他
发货日期	***	输往国家（地区）	美国	许可证/审批号	***
启运地	天津	到达口岸	纽约（美国）	生产单位注册号	1100622988/北京世辉文化有限公司
集装箱规格、数量及号码					

合同、信用证订立的检验检疫条款或特殊要求	标记及号码	随附单据（划“√”或补填）	
	N/M	☑合同	□包装性能结果单
		□信用证	□许可/审批文件
		☑发票	☑合格保证
		□换证凭单	□
		☑装箱单	□
		☑厂检单	□

需要证单名称（划“√”或补填）				＊检验检疫费	
□品质证书	_正_副	□植物检疫证书	_正_副	总金额（人民币元）	
□重量证书	_正_副	□熏蒸/消毒证书	_正_副		
□数量证书	_正_副	□出境货物换证凭单	_正_副	计费人	
□兽医卫生证书	_正_副	☑电子底账	1正		
□健康证书	_正_副	□		收费人	
□卫生证书	_正_副	□			
□动物卫生证书	_正_副	□			

申请人郑重声明： 1. 本人被授权申请检验检疫。 2. 上列填写内容正确属实、货物无伪造或冒用他人的厂名、标志、认证标志、并承担货物质量责任。 签名：__________	领取证单	
	日期	
	签名	

注：有“＊”号栏由海关填写

图 11-9　“单一窗口”导出出境检验检疫申请单审核后示例

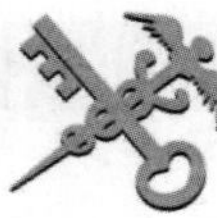

中华人民共和国海关
出境货物检验检疫申请

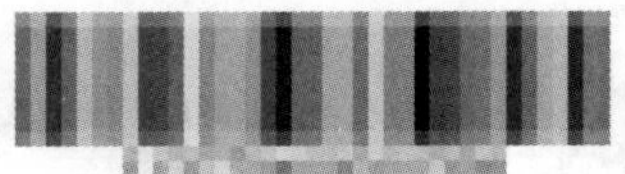

电子底账数据号：

报检单位（加盖公章）： *编　号 113270419010338

报检单位登记号： 联系人：王珊 电话： 报检日期：2022年2月15日

发货人	（中文）	北京世辉文化有限公司			
	（外文）	BEIJING SHSUN SUN CO.,LTD			
收货人	（中文）	***			
	（外文）	ARH，LLC			

货物名称（中/外文）	H.S.编码	产地	数/重量	货物总值	包装种类及数量
木家具	9403609990（P/Q）	北京市大兴区	3479千克	26199美元	纸箱/71
运输工具名称号码	水路运输	贸易方式	一般贸易	货物存放地点	本厂仓库

合同号	2202ST401-10	信用证号	T/T	用途	其他
发货日期	***	输往国家（地区）	美国	许可证/审批号	***
启运地	天津	到达口岸	纽约（美国）	生产单位注册号	1100622988/北京世辉文化有限公司
集装箱规格、数量及号码					

合同、信用证订立的检验检疫条款或特殊要求	标记及号码	随附单据（划“√”或补填）	
无纸化报检	N/M	√合同 ☐信用证 √发票 √换证凭单 √装箱单 √厂检单	☐包装性能结果单 ☐许可/审批文件 √其他单据 √合格保证 ☐ ☐

需要证单名称（划“√”或补填）		*检验检疫费	
☐品质证书　正　副 ☐重量证书　正　副 ☐数量证书　正　副 ☐兽医卫生证书　正　副 ☐健康证书　正　副 ☐卫生证书　正　副 ☐动物卫生证书　正　副	☐植物检疫证书　正　副 ☐熏蒸/消毒证书　正　副 ☐出境货物换证凭单　正　副 √电子底账　1正 ☐ ☐ ☐	总金额（人民币元） 计费人 收费人	

报检人郑重声明： 1. 本人被授权报检。 2. 上列填写内容正确属实、货物无伪造或冒用他人的厂名、标志、认证标志、并承担货物质量责任。 签名：________	领取证单	
	日期	
	签名	

注：有“*”号栏由海关填写

图 11-10　“单一窗口”导出出境检验检疫申请单示例

待“单一窗口”系统审核电子信息完毕后，接收报检回执信息，打印出境电子检验检疫申请受理凭条，如图 11-11 所示。可与所在地海关联系检验检疫事宜。

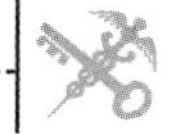

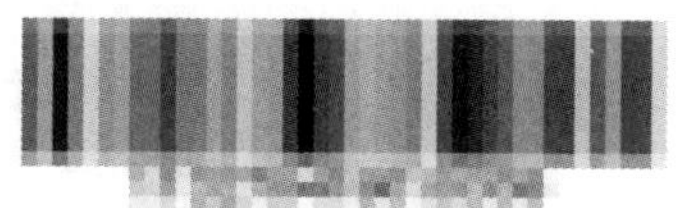

出境电子检验检疫申请受理凭条

检验检疫编号：113270419010338

贵单位

检验的：

木家具　9403609990（P/Q）　北京市大兴区　71 件　26199 美元　71 纸箱　3479 千克

检验检疫编号：　请与【　】联系检验检疫事宜，联系电话：13920200001。审单结论：命中的货物编号为【2】，集装箱装载的出境动植物及其产品，如抽中现场查验和抽样送检，未经海关许可，不得擅自开、掏箱。特别提示：将由　生成电子底账数据号用于报关。

2022 年 2 月 15 日

图 11-11　出境电子检验检疫申请受理凭条示例

七、施检部门实施检验检疫

实施检验检疫的海关人员到达北京世辉仓库后，对现场货物进行取样，同时拍照、录像，带回实验室检验。

八、缴纳费用

2022 年 2 月 16 日，海关将本票报检货物计费完成后，由报关公司代缴本票的检验检疫费用（支票、现金或者电汇），同时明确告知收费人员发票抬头如何开具（涉及缴纳的费用一般为第三方抽样化验的相关费用等）。

九、打印电子底账（通关单）

2022 年 2 月 16 日，检验检疫费用缴纳完毕后，“单一窗口”发送回执提示该票货物已放行，报关公司王小姐查询到电子底账（出境货物通关单）后，在“单一窗口”查询并下载打印电子底账（如图 11-12）后发送给北京世辉。

中华人民共和国海关
出境货物检验检疫申请

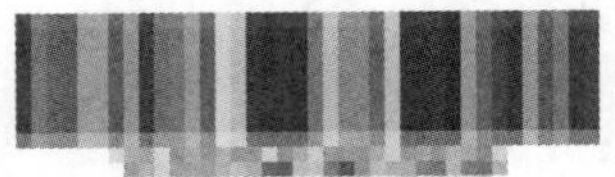

电子底账数据号：

报检单位（加盖公章）：　　　　*编　号 113270419010338

报检单位登记号：　　　联系人：　王珊　　电话：　　　报检日期：2022年2月15日

发货人	（中文）	北京世辉文化有限公司
	（外文）	BEIJING SHISUN SUN CO.,LTD
收货人	（中文）	***
	（外文）	ARH，LLC

货物名称（中/外文）	H.S.编码	产地	数/重量	货物总值	包装种类及数量
木家具	9403609990（P/Q）	北京市大兴区	3479千克	26199美元	纸箱/71
运输工具名称号码	水路运输	贸易方式	一般贸易	货物存放地点	本厂仓库

合同号	2202ST401-10	信用证号	T/T	用途	其他
发货日期	***	输往国家（地区）	美国	许可证/审批号	***
启运地	天津	到达口岸	纽约（美国）	生产单位注册号	1100622988/北京世辉文化有限公司
集装箱规格、数量及号码					

合同、信用证订立的检验检疫条款或特殊要求	标记及号码	随附单据（划“√”或补填）	
无纸化报检	N/M	√合同	□包装性能结果单
		□信用证	□许可/审批文件
		√发票	√其他单据
		√换证凭单	√合格保证
		√装箱单	□
		√厂检单	□

需要证单名称（划“√”或补填）				*检验检疫费	
□品质证书	正 副	□植物检疫证书	正 副	总金额（人民币元）	
□重量证书	正 副	□熏蒸/消毒证书	正 副		
□数量证书	正 副	□出境货物换证凭单	正 副	计费人	
□兽医卫生证书	正 副	√电子底账	1正		
□健康证书	正 副	□		收费人	
□卫生证书	正 副	□			
□动物卫生证书	正 副	□			

报检人郑重声明：	领取证单	
1. 本人被授权报检。 2. 上列填写内容正确属实、货物无伪造或冒用他人的厂名、标志、认证标志、并承担货物质量责任。	日期	
签名：＿＿＿＿＿＿	签名	

注：有“*”号栏由海关填写

图 11-12　电子底账示例

十、结费与归档

2022 年 2 月 17 日，报关公司王小姐将本票货物的检验检疫费用票据转至财务部门进行台账登记，以便作为与北京世辉结算报检相关费用的凭证。

第二节　出境货物报检实操训练

一、出境水果脯制品的报检

业务背景：2022 年 3 月 10 日，邯郸市福音西食品股份有限公司与巴西 MIKI TRADING IMPORTACAO EXPORTACAO LTD 公司签署了一份出口协议，从天津出口一批草莓脯到巴西桑托斯（商品编码为 2006009090，检验检疫类别为 A/B），以海运形式出口到巴西。邯郸市福音西食品股份有限公司委托报关公司代为完成报检事宜。

二、出境配制饲料（用于喂养国外高档鸟类）的报检

业务背景：2022 年 4 月 22 日，青岛丰和瑞进出口有限公司与新加坡一家公司签署了一份出口协议，从天津出口一批干黄粉虫（配制饲料）到新加坡（商品编码为 0511999090，检验检疫类别为 A/B），以海运形式出口到新加坡。青岛丰和瑞进出口有限公司委托报关公司代为完成报检事宜。

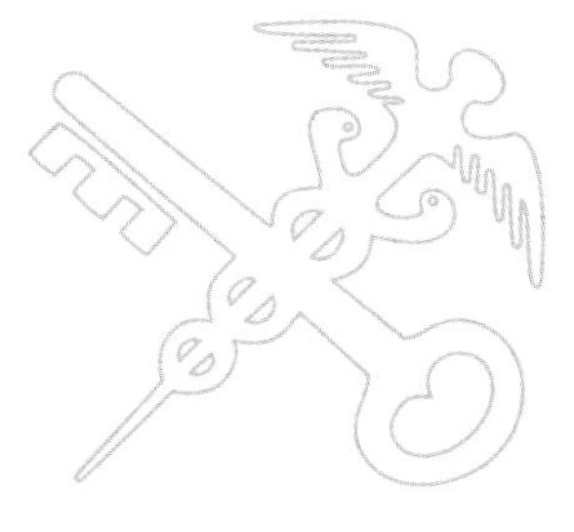

第十二章·入境货物报检综合训练

DI-SHI-ER ZHANG RUJING HUOWU BAOJIAN ZONGHE XUNLIAN

◇ 知识目标

掌握各类入境货物报检的特殊要求
掌握各类入境货物报检的操作规范

◇ 能力目标

能够独立完成各类入境货物的报检实际操作

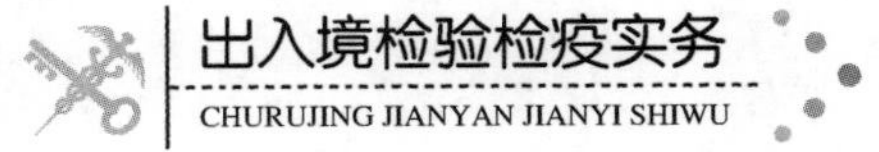

入境货物报检一般流程，如图 12-1 所示。

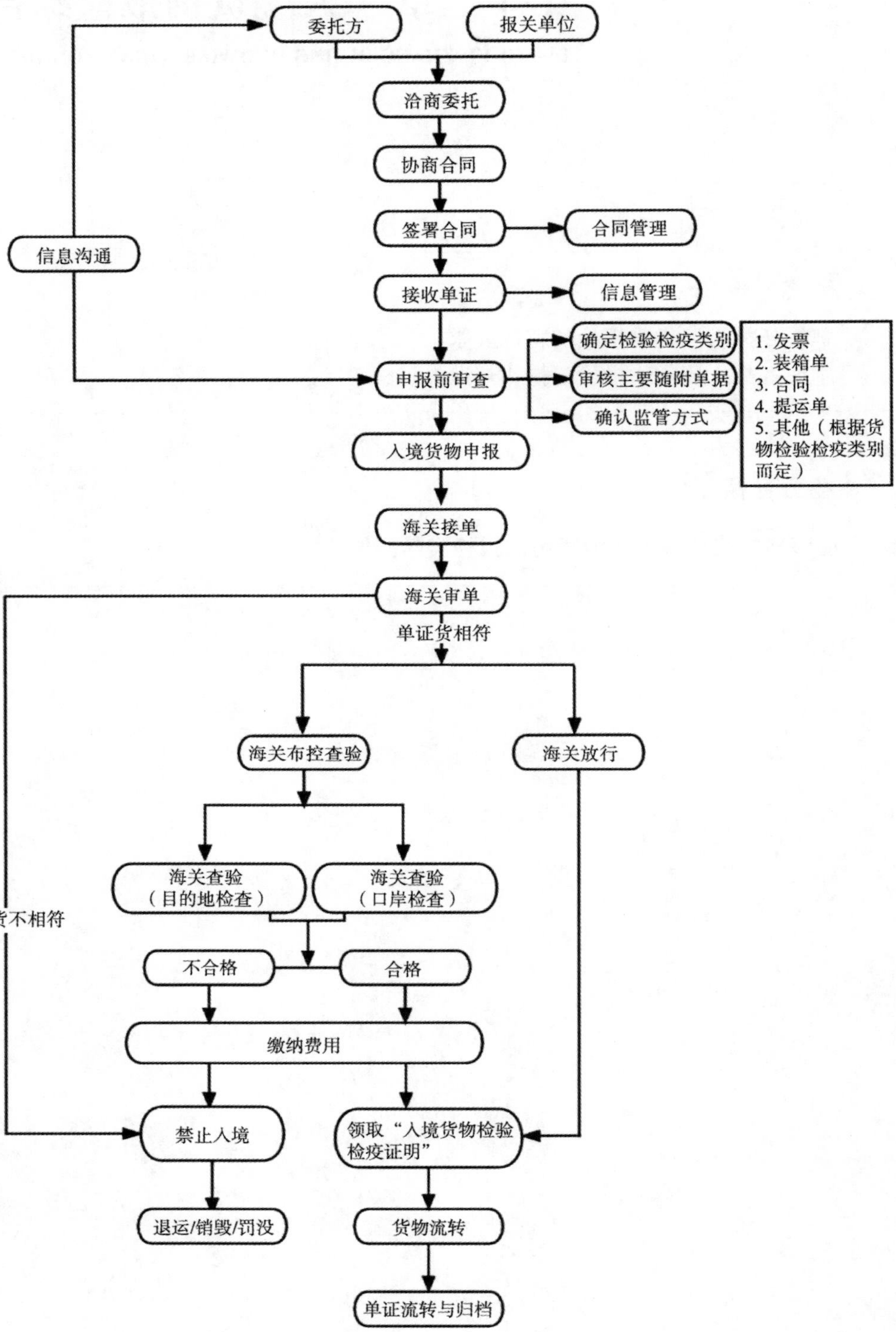

委托方
报关单位
洽商委托
协商合同
签署合同
合同管理
信息沟通
接收单证
信息管理
确定检验检疫类别
审核主要随附单据
确认监管方式
申报前审查
1. 发票
2. 装箱单
3. 合同
4. 提运单
5. 其他（根据货物检验检疫类别而定）
入境货物申报
海关接单
海关审单
单证货相符
单证货不相符
海关布控查验
海关放行
海关查验（目的地检查）
海关查验（口岸检查）
不合格
合格
缴纳费用
禁止入境
领取“入境货物检验检疫证明”
退运/销毁/罚没
货物流转
单证流转与归档

图 12-1　入境货物报检流程图

第一节　入境货物报检实操

2022 年 3 月 31 日，天津鑫瑞达机械有限公司从日本进口一台旧挖掘机（商品编码为 8429521200，检验检疫类别为 M/，卸货港是天津新港）。委托报关公司代为完成报关报检事宜。

一、洽商委托

（一）确认委托事项

报关公司接到委托后，指定操作员林小姐为业务负责人。林小姐确认委托事项如下：

1. “旧挖掘机”的入境报关工作，属于本公司主营业务之一；
2. 该票货物为旧机电类产品，可以在天津口岸进行报关；
3. 了解货物及企业的特殊要求。

（二）确认双方资质

1. 查看双方企业营业执照。
2. 确认委托方资质时，注意审核委托方单位的全称、注册地址、经营地址及相关材料的合法性和有效性。
3. 确认符合国家或行业内标准认定。

二、协商合同

（一）商定报关服务合同

1. 事先就委托事项与委托方洽商报关服务合同。
2. 报关报检服务合同应包括但不限于以下条款：

（1）委托双方的全称、注册地址、联系方式；
（2）详细、明确的服务内容；
（3）委托双方的权利和义务；
（4）收费条款和结算方式；
（5）保密条款；
（6）不可抗力条款；
（7）违约责任和争议解决方式；
（8）委托方应避免发生侵犯知识产权的行为；
（9）要求委托双方遵守其他有关法律规定及海关的各项管理规定；
（10）合同期限。

3. 报关单位可根据自身条件和业务情况，征求专业法律人员的意见，制定企业的报关服务合同通用文本。

4. 以报关服务合同通用文本为基础进行洽商时，可针对委托方的特殊要求签署附加协议。

（二）商定报关价格及支付条款

1. 当地物价部门已备案“报关服务收费行业建议价格”（以下简称“行业建议价”）的地区，应主动向委托方明示“行业建议价”，并按“行业建议价”收取费用。

2. 没有“行业建议价”的地区或“行业建议价”未列入项目的，收费价格由双方议定。

3. 议价阶段，应向委托方明示服务项目及代垫项目。

4. 集中结算的，应商定支付方式、支付时间、逾期付费等条款。

三、签署合同

（一）评估合同风险

1. 报关服务合同的风险主要来自以下几个方面：

（1）委托方的资质、信用问题带来的履约能力风险；

（2）进出口商品违反《中华人民共和国知识产权海关保护条例》的规定，侵犯他人知识产权带来的风险；

（3）委托方的海关管理类别等级较低带来的增加报关成本的风险：

（4）进出口商品的复杂性带来的时间延误、成本增加的风险；

（5）履约期限条款与不确定因素不匹配带来的履约能力风险；

（6）海关稽查中发现问题、补缴税款时，因委托方原因给报关单位带来的代付偿还风险；

（7）影响合法、快速通关的其他风险。

2. 可根据以下要素评估合同风险：

（1）委托方的资质、信用情况；

（2）委托服务内容；

（3）进出口商品的特性；

（4）报关单位自身的履约能力。

3. 评估合同风险并做相应记录。

4. 评估合同风险结果是签署合同的重要依据，应据此对已洽商的报检服务合同分别采取“认可”“更改”或“取消”的处理方式。

（二）解决争议

1. 应重点分析：

（1）内容的合法性；

（2）要求的合理性；

（3）报关单位本身的履约能力。

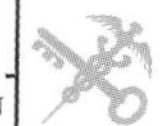

2. 可采取以下方式解决：

（1）属于合法范围的，应就不一致之处与委托方进行协商；

（2）委托方的要求有违检验检疫相关规定的，应主动告知并予以拒绝；

（3）属于合理要求的，应根据风险评估结果，就不一致之处与委托方进行协商后妥善解决；

（4）超出报关单位履约能力的，可商请委托方采取外包服务或者分阶段代理的方式解决。

（三）签署报关服务合同

1. 规范签署。

2. 报关单位应授权专门人员作为合同签署人。

3. 应审核合同条款是否符合双方商定的内容。

4. 应审核委托方的签章是否真实有效。

5. 合同签署时间不宜晚于报关服务实际操作时间。

（四）管理合同

1. 建立合同管理制度。统一规定编号规则，监控执行期限和保存期限，对合同进行有效管理。

2. 宜设立专门保管场所并由专人负责合同和相关资料的管理。

（五）管理客户资料

1. 建立客户服务档案，内容包括：客户要求、客户走访和沟通记录、客户投诉及处理记录、客户业务量统计及其他客户服务资料。

2. 应对客户档案的内容保密。

3. 及时更新客户资料。

（六）跟踪合同执行

1. 指定专人监督合同的执行并及时纠正。

2. 出现与合同条款不符的新情况，应及时与委托方沟通，协商处理，并做好备忘录。

3. 合同到期前，及时与委托方协商，确定合同续签或终止事宜。

4. 因国家政策变化导致报关报检服务手续、证单、税费发生变化时，应及时告知委托方，洽商修改相应条款。

四、接收单据

报关单位应指定专门人员签收单据。

报关公司林小姐接收到天津鑫瑞达机械有限公司寄来的单据，予以签收，并记录在公司签收簿上。同时对所接收单证数据和相关信息进行分析，以便提前为报关工作做好准备。

五、申报前审查

（一）确定检验检疫类别

在对单据进行分析之后，报关公司林小姐根据客户提供的品名及商品编码（8429521200），确定该批旧挖掘机的海关监管条件为 OA，该批货物进口涉检；检验检疫类别为 M/，该批货物需实施进口商品检验。

（二）审查主要随附单据

收到单据后，报关公司林小姐对单据进行审查并整理。

1. 发票箱单，如图 12-2 所示。

CTD CORPORATION LTD
SANNO GRAND BLDG., 6-4-2 NAGATA-CHO,
CHIYODA-KU, TOKYO, 100-0056, JAPAN
TEL: 81-3-5501-4311 FAX: 81-3-5501-4321

Date: 18-Mar-2022
Invoice No.: R220326YOK

Commercial Invoice & Packing List

Messrs; **TIANJIN XINRUIDA MACHINERY CO.,LTD.**
, XIQING AREA,
TIANJIN, CHINA

Shipped per: M.V. AURIGA LEADER
Voy No. 91
Date of sailing: on around 26-Mar-2022
From: YOKOHAMA, JAPAN
To: XINGANG, CHINA

SHIPPING MARK
CTD-NSM
YOK-TXG
C/NO. 1/1
MADE IN JAPAN

EXW XINGANG

C/NO.	DESCRIPTION :	MODEL :	SERIAL NO. :	No. of Pkgs	CBM	KGS	Amount
1	USED HITACHI EXCAVATOR	CT200-8	211157	1 UNIT	81.954	21,200	JPY 4,050,000
				1 UNIT	81.954	21,200	JPY 4,050,000

Ocean freight:JPY336,000
Insurance:JPY8,000
PAYMENT TERM : T/T
COUNTRY OF ORIGIN : JAPAN

CTD CORPORATION LTD

MANAGER

图 12-2　发票箱单示例

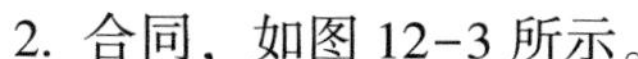

2. 合同，如图 12-3 所示。

2022 年 02 月 22 日（FEB.22,2022）
合同号/Contract NO.P20220222

买卖合同书

Sales&Purchase Agreement

卖方/The Seller	CTD CORPORATION LTD
地址/Address	SANNO GRAND BLDG., 6-4-2 NAGATA-CHO, CHIYODA-KU, TOKYO, JAPAN
电话/Tel	81-3-5501-4311
传真/Fax	81-3-5501-4321
买方/The Buyer	天津鑫瑞达机械有限公司
	TIANJIN XINRUIDA MACHINERY CO.,LTD.
地址/Address	天津市西青区[illegible]
	[illegible], XIQING AREA, TIANJIN, CHINA
电话/Tel	86-[illegible]
传真/Fax	

CTD CORPORATION LTD.（卖方），天津鑫瑞达机械有限公司（买方），双方经充分协商，就购买卖方产品达成以下卖方合同条款：

CTD CORPORATION LTD.(The Seller)，TIANJIN XINRUIDA MACHINERY CO.,LTD.(The Buyer),after full consulation,the Buyer agree to purchase theproduct from the Seller,with the following terms & conditions:

二手履带式挖掘机/Used Excavators							
序号	原产地	厂家	型号	编号	年次	数量	价格（JPY）
NO.	Origin	Make	Model	S/N	Year	Qty	Price(JPY)
1	日本	德意	CT200-8	211157	2008	1	4050000
Total price (JPY):							**4050000**

付款条款/Payment Term:装运前并收到卖方开具的 100%合同金额的形式发票后一周内电汇全额款项。

Full payment by TT within one week after received the Proforma Invoice for 100% of the contract shipment.

保用期：卖方不承担保修，一切现状方式进行

Warranty:Machine sold"as is"without warranty or representation as to fitness or intend use.

图 12-3　合同示例

3. 提单，如图 12-4 所示。

BILL OF LADING

SHIPPER/EXPORTER CTD CORPORATION LTD		B/L No. NYKS006637162 EXPORT REFERENCES	
CONSIGNEE TIANJIN XINRUIDA MACHINERY CO.,LTD		FORWARDING AGENT REFERENCES	
NOTIFY PARTY TIANJIN XINRUIDA MACHINERY CO.,LTD.		POINT AND COUNTRY OF ORIGIN	
PIER OR PLACE OF RECEIPT	PRE-CARRIAGE BY	ALSO NOTIFY/DOMESTIC ROUTING	
VESSEL VOY (FLAG). AURIGA LEADER/091	PORT OF LOADING YOKOHAMA,JAPAN	TYPE OF MOVE	CONTAINERIZED (VESSEL ONLY)
PORT OF DISCHARGE XINGANG,TIANJIN	PLACE OF DELIVERY	FINAL DESTINATION (FOR THE MERCHANT'S REFERENCE ONLY)	

PARTICULARS FURNISHED BY SHIPPER

CONTAINER NO. MARKS & NOS.	NO.OF PKGS. OR CONTAINERS	KIND OF PACKAGES; DESCRIPTION OF GOODS	TOTAL GROSS WEIGHT KGS.	TOTAL MEASUREMENT CBM(CFT)
CTD-NSM YOK-TXG C/NO. 1/1 MADE IN JAPAN	* **	USED HITACHI EXCAVATOR MODEL:CT200-8 SERIAL NO.:211157 "FREIGHT FREPAID"	21,200 KGS	81.954

Total No. of container or packages(in words)

FREIGHT & CHARGES	RATE AS	RATE	PER	PREPAID	COLLECT	LADEN ON BOARD THE VESSEL Date BY
						PLACE OF B(s)/L ISSUE
						NO. OF ORIGINAL B(s)/L SIGNED
			TOTAL			DATE OF B(s)/L ISSUE 2022/3/21
			AT			
					As Carrier By__________	

图 12-4　提单示例

4. 自动进口许可证，如图 12-5 所示。

中华人民共和国自动进口许可证

AUTOMATIC IMPORT LICENCE OF THE PEOPLE'S REPUBLIC OF CHINA

1. 进口商：Importer 120766013P 91120118MA03JP016L 天津鑫瑞达机械有限公司	3. 自动进口许可证号：Automatic Import licence No. 22-12-000430
2. 进口用户：Consignor 91120118MA03JP016L 天津鑫瑞达机械有限公司	4. 自动进口许可证有效截止日期：Automatic Import licence expiry date 2022年09月26日
5. 贸易方式：Terms of trade 一般贸易	8. 贸易国（地区）：Country/Region of purchase 日本
6. 外汇来源：Terms of trade 银行购汇	9. 原产地国（地区）：Country/Region oforigin 日本
7. 报关口岸：Place of clearance 天津海关	10. 商品用途：Use of goods 直接销售

11. 商品名称：Description of goods 履带式挖掘机	商品编码：Code of goods 8429521200	商品状态：Status of goods 旧

12. 规格、等级 Specification	13. 单位 Unit	14. 数量 Quantity	15. 单价（JPY） Unit price	16. 总值（JPY） Amount	17. 总值折美元 Amount in USD
德意CT200-8 2008年	台	1	4050000	4050000	36963
18. 总计 Total	台	1		4050000	36963

19. 备注：Supplementary details	20. 发证机关签章：Issuing authority's stamp & signature 21. 发证日期：Licence date 2022年03月26日

图 12-5 自动进口许可证示例

5. 装运前检验证书，如图 12-6 所示。

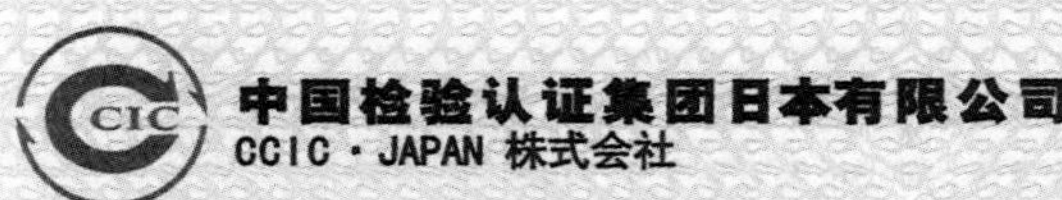

中国检验认证集团日本有限公司
CCIC·JAPAN 株式会社

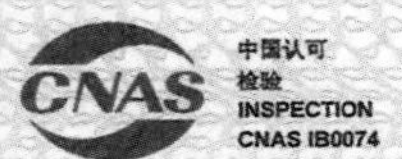

Add: 2CHOME,7-1,NIHONBASHI-KAYABACHO,
CHUO-KU,TOKYO,103-0025 JAPAN
Tel: 0081-3-3662-2663
Fax: 0081-3-3662-2720
E-mail: info@ccicjapan.com

进口旧机电产品装运前检验证书

正本

编号：

申请人名称及地址： 天津鑫瑞达机械有限公司
天津市西青区，

收货人名称及地址： 天津鑫瑞达机械有限公司
天津市西青区，

产品名称： 履带式挖掘机（申报产品名称）

产品数量： -1-台 产品金额： JPY: 4, 050, 000（企业申报金额）

装运前检验机构： CCIC 日本公司

检验日期： 2022年3月18日 检验地点： 日本神奈川

上述数量的旧机电产品已按规定程序和要求实施了装运前检验，详见《装运前检验明细表》。申请人应按照《装运前检验明细表》的初步评价处理。《装运前检验明细表》共 2 页，为本证书不可分割的部分。

本证书有效期至 2022 年 9 月 25 日

进口旧机电产品 授权签字人：

装运前检验机构章 签证日期： 2022 年 3 月 26 日

备注：1、此证书正本供向入境口岸海关申报使用。

2、本证书不免除上述旧机电产品经海关到货检验而须由申请人承担的相关责任。

No.

图 12-6 装运前检验证书示例

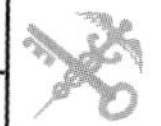

装运前检验明细表

正本

装运前检验证书编号： CO2200226COUM 第 1页共 2页

序号 产品名称 规格（型号） 数量 产地 制造日期 初步评价

装运前检验明细表 （序号 1）

工程机械基本情况						
产品名称	履带式挖掘机		HS 编码	8429521200		
产地	日本	规格（型号）	CT200-8	产品金额（美元）	******	
发动机号/车架号	[illegible]					
运行时间（小时）	-H		制造日期（年）	2008 年		
核查情况及初步评价						
项目名称	核查内容及要求					
检测报告	提供☐报告真实 ☐报告存在问题： 未提供☑					
维修记录	提供 ☐记录真实 ☐记录存在问题 未提供☑					
使用说明书	☐提供☑未提供					
质量安全情况	见《装运前检验报告》检验情况之 4、5			初步评价	（3） ［注 3］	

****以下空白****

注：1、本《装运前检验明细表》须与《进口旧机电产品装运前检验证书》一并使用时生效。

2、经检验，对所有产品都须进行初步评价，填入对应的初步评价栏中。

3、初步评价可分为：（1）未发现与检验依据不符；（2）未实施检验，申请人已承诺；（3）发现与检验依据不符可技术处理；（4）发现与检验依据不符无法技术处理；（5）属于禁止进口货物。

图 12-6 （续）

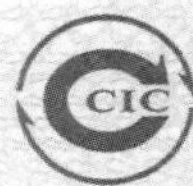
中国检验认证集团日本有限公司
CCIC JAPAN 株式会社

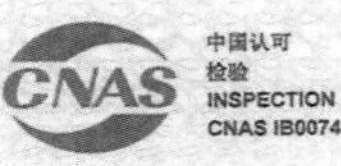

正本

Add: 8F,2CHOME,7-1,NIHONBASHI-KAYABACHO,
CHUO-KU,TOKYO,103-0025 JAPAN
Tel: 0081-3-3662-2663
Fax: 0081-3-3662-2720
E-MAIL: info@ccicjapan.com

报告编号：CO2200226COUM

签证日期：Mar.26,2022

进口旧机电产品装运前检验报告

申请人名称：

收货人名称：

产品名称：履带式挖掘机

产品数量：-1-台

产品金额：JPY4,050,000

根据《进口旧机电产品检验监督管理办法》和《进口旧机电产品检验监管工作要求》的规定，按照委托，本公司指派守谷 英明于2022年3月18日到上述产品存放地日本神奈川实施了装运前检验。检验情况如下：

一、检验情况：

1、检验依据

本次检验依据《进口旧机电产品检验监管工作要求》规定和GB5226.1、GB/T9969、GB/T8196、GB2894 等技术规范(标准)的要求。

2、检验对象概况

受检产品为-2-台日本产的履带式挖掘机。产品主要用于建筑施工中的挖掘等工作。

现场检验表明，检验前该受检产品处于停止使用状态。

3、一致性检查

3.1 经现场核查，受检产品的名称、规格型号、产地、制造日期、运行时间、发动机/车架号及检测报告、维修记录、残损情况、使用说明书等详见《装运前检验明细表》；

3.2 未发现受检产品包括、夹带禁止进口的货物。

旧机电产品装运前检验报告第1页，共4页，后附装运前检验明细表共2页 No. [illegible]

图 12-6　（续）

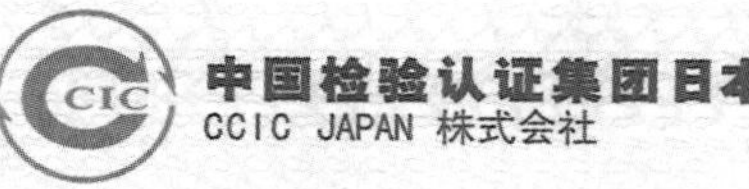

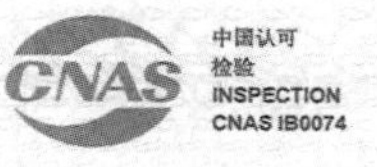

正本

Add: 8F,2CHOME,7-1,NIHONBASHI-KAYABACHO,
CHUO-KU,TOKYO,103-0025 JAPAN
Tel: 0081-3-3662-2663
Fax: 0081-3-3662-2720
E-MAIL: info@ccicjapan.com

报告编号：CO2200226COUM

签证日期：Mar.26,2022

4、安全项目检查

4.1 静态检视：

4.1.1 上述设备的驾驶室内操纵开关上的操纵指示标识以及危险警告语以非中文显示，易产生歧义，与中国有关要求不符；

4.1.2 上述设备无中文使用说明书，与中国有关要求不符。

4.1.3《装运前检验明细表》序号为 1 的设备的工作小时仪表无法正常显示，与中国有关要求不符；

4.1.4《装运前检验明细表》序号为 1 的设备的方向指示灯等工作指示灯无法点亮及破损，与中国有关机械安全要求不符。

4.2 动态检验：

4.2.1 对上述设备进行了■通电确认、■运转确认、□安全装置可靠性检查、□电气安全检查、■噪音值检测、□其他检测，未发现与中国有关安全要求不符项目。

5、卫生、环保项目检验：

5.1 收货人、发货人、申请人在申请时向 CCIC 日本公司提供了《非道路移动机械排放申告书》，申明该批货物其在使用过程中的排放污染物排出值符合《中华人民共和国大气污染防治法》及中国国家标准和使用地标准规定；

5.2 现场检验过程中检验员所见上述设备的铭牌上未显示有关排放污染物排出限值等技术参数，收货人、发货人、申请人向 CCIC 日本公司提供了《非道路移动机械排放污染物排出限值保函》，保证申明上述设备的排放污染物排出限值符合《中华人民共和国大气污染防治法》及中国国家标准和使用地标准规定；

5.3 在现场检验过程中，检验员未发现受检产品与中国有关卫生、环保项目要求不符。

旧机电产品装运前检验报告第2页，共 4 页，后附装运前检验明细表共 2 页 No.

图 12-6 （续）

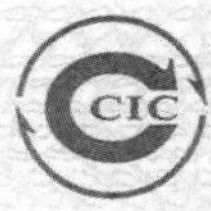

中国检验认证集团日本有限公司
CCIC JAPAN 株式会社

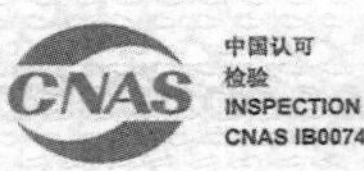

中国认可
检验
INSPECTION
CNAS IB0074

正本

Add: 8F,2CHOME,7-1,NIHONBASHI-KAYABACHO,
CHUO-KU,TOKYO,103-0025 JAPAN
Tel: 0081-3-3662-2663
Fax: 0081-3-3662-2720
E-MAIL: info@ccicjapan.com

报告编号：CO2200226COUM

签证日期：Mar.26,2022

6、检验中须说明事项：

6.1 不符合处置情况：

6.1.1 对于 4.1.1 项不符合，申请人已出具保证函，保证在入境使用前加贴中文操纵指示标识以及中文危险警告语，经 CCIC 日本公司确认无误；

6.1.2 对于 4.1.2 项不符合，申请人已出具保证函，保证在入境使用前准备中文使用说明书，经 CCIC 日本公司确认无误；

6.1.3 对于 4.1.3 项不符合，收货人提供了保证函，保证上述设备在入境后使用前进行修理，使其能够正常安全运转，经 CCIC 日本公司确认无误；

6.1.4 对于 4.1.4 项不符合，收货人提供了保证函，保证上述设备在入境后使用前进行修理，使其能够正常安全运转，经 CCIC 日本公司确认无误。

6.2 本批产品不在强制性产品认证范围内（检验时）。

6.3 本批产品不属于且不含需进行安全监察的锅炉或压力容器（检验时）。

6.4 检验时受检产品上加贴了 CCIC 日本公司验讫标识。标识使用数量为 2 枚。

二、初步评价意见

1、上述产品中无发现夹带禁止进口货物（见《装运前检验明细表》初步评价栏）。

2、经现场检验，上述产品中有发现不符合中国法律、法规和技术规范（标准）要求，采取技术措施可消除（见《装运前检验明细表》初步评价栏）。

三、不合格处置

上述所有不符项通过整改、不符项消除后，经中国检验认证集团日本有限公司确认无误，本次检验通过。

备注：

1、《装运前检验明细表》系本报告不可分割的部分。

旧机电产品装运前检验报告第3页，共 4 页，后附装运前检验明细表共 2 页

No. [illegible]

图 12-6 （续）

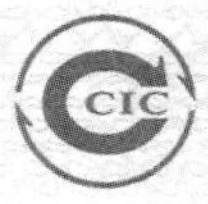

中国检验认证集团日本有限公司
CCIC JAPAN 株式会社

CNAS 中国认可 检验 INSPECTION CNAS IB0074

正本

Add: 8F,2CHOME,7-1,NIHONBASHI-KAYABACHO,
CHUO-KU,TOKYO,103-0025 JAPAN
Tel: 0081-3-3662-2663
Fax: 0081-3-3662-2720
E-MAIL: info@ccicjapan.com

报告编号：CO2200226COUM

签证日期：Mar.26,2022

2、收货人已保证对已经检验合格的项目，不改变其现行状态。

3、收货人已保证检验中未检之产品、项目在安全、卫生、健康、环境保护、能源消耗等方面符合中国要求。

4、收货人已对检验中发现的与检验依据不符的项目进行技术处理，并保证处理后达到中国要求。

5、本报告不免除其在到货检验中经海关检验发现不合格而须由申请人承担的相关责任。

6、本报告所涉及的产品名称为申请人申报产品名称。

7、附 4 张照片。

授权签字人：

装运前检验机构（章）　　*Authorized Signature(s)*

旧机电产品装运前检验报告第4页，共4页，后附装运前检验明细表共2页　No.

图 12-6　（续）

第 CO2200226COUM 号检验报告照片

一、货物状况照片1

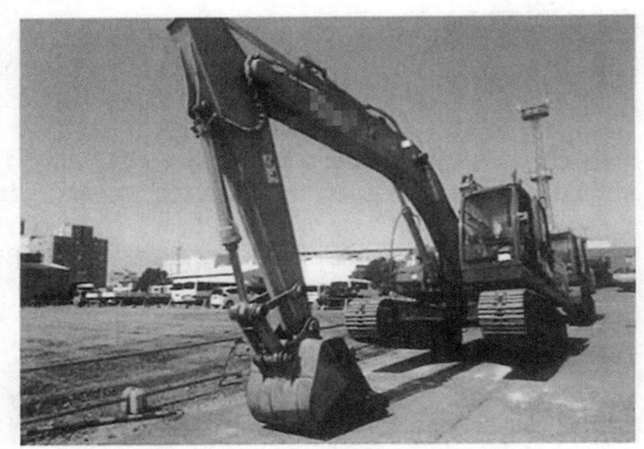

二、货物状况照片2

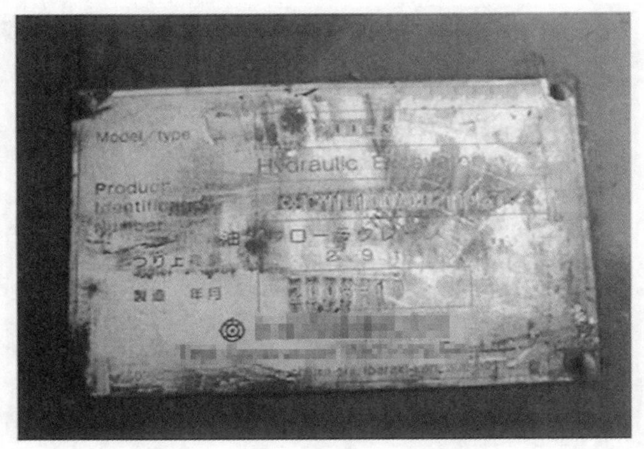

图 12-6　（续）

（三）贸易方式确认

报关公司林小姐对主要随附单证进行检查、审核和分析之后，确定该批旧挖掘机的贸易方式为一般贸易。在报检环节中，无须提供其他特殊资料。

六、入境货物申报

经前期准备，确定该批旧挖掘机属于涉检货物。报关公司林小姐对此票货物单证进行报关报检操作。

1. 报关公司林小姐对报关资料进行整理，在“单一窗口”中进行录入工作。

2. 在“单一窗口”录入完成后，打印草单，并逐项进行核对。如图 12-7 所示。

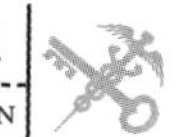

中华人民共和国海关进口货物报关单

预录入编号： 海关编号： （新港海关） 仅供核对用 页码/页数：1/1

境内收货人 天津鑫瑞达机械有限公司	进境关别 (0202) 新港海关	进口日期 20220331	申报日期	备案号
境外发货人 CTD CORPORATION LTD	运输方式 (2) 水路运输	运输工具名称及航次号 AURIGALEADER/091	提运单号 NYKS006637162	货物存放地点 国际物流
消费使用单位 天津鑫瑞达机械有限公司	监管方式 (0110) 一般贸易	征免性质 (101) 一般征税	许可证号	启运港 (JPN570) 横滨（日本）
合同协议号 P20220222	贸易国（地区） (JPN) 日本	启运国（地区） (JPN) 日本	经停港 (JPN570) 横滨（日本）	入境口岸 (120001) 天津

包装种类 (99/98) 其他包装/植物性铺垫材料	件数 1	毛重（千克） 21200	净重（千克） 21200	成交方式 (7) EXW	运费 JPY/336000/3	保费 JPY/8000/3	杂费

随附单证及编号
随附单证1:自动进口许可证(新旧机电产品)2212000430

标记唛码及备注
备注:散货 旧机电产品，应检商品 检验检疫证书：C02200226COUM N/M

项号	商品编号	商品名称及规格型号	数量及单位	单价/总价/币制	原产国（地区）	最终目的国（地区）	境内目的地	征免
1	8429521200	旧履带式挖掘机 4|3|履带式|自推进|旋转360度|德意品牌|CT200-8|0.8方|128.4KW|21200KG|||生	1台 21200千克 1台	4050000.0000 4050000.00 日本元	日本 (JPN)	中国 (CHN)	(12119/120111)西青区/天津市西青区	照章征税 (1)

特殊关系确认：否 价格影响确认：否 支付特许权使用费确认：否 公式定价确认：否 暂定价格确认：否 自报自缴：否

报关人员 报关人员证号 电话 兹申明对以上内容承担如实申报、依法纳税之法律责任 海关批注及签章

申报单位 申报单位（签章）

图 12-7 进口报关单草单示例

复核后的草单，如图 12-8 所示。

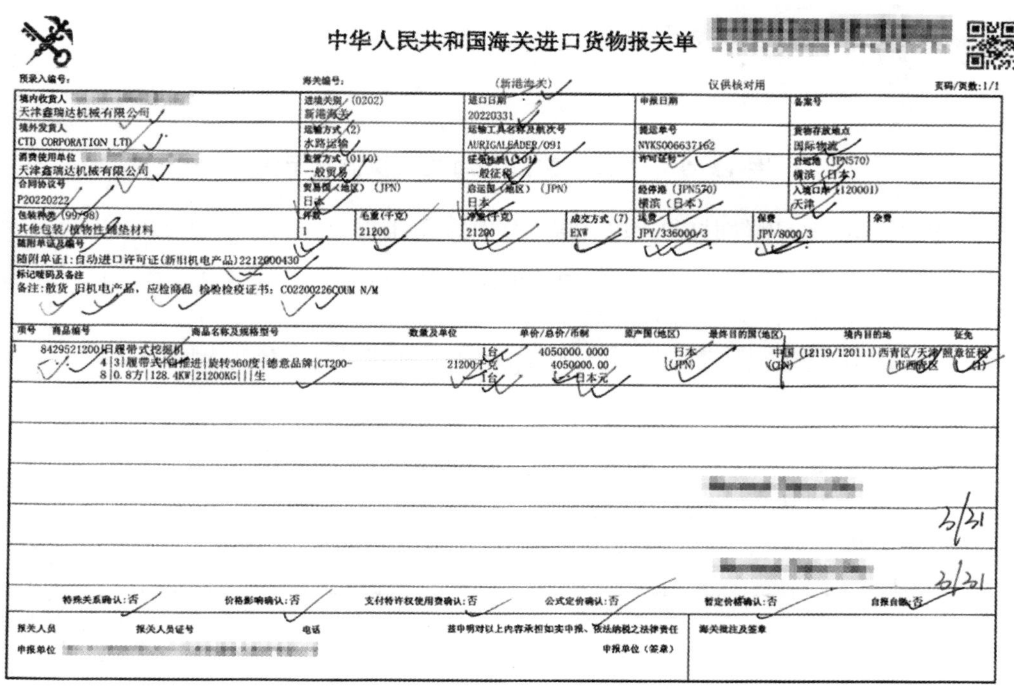

中华人民共和国海关进口货物报关单

预录入编号： 海关编号： （新港海关） 仅供核对用 页码/页数：1/1

境内收货人 天津鑫瑞达机械有限公司	进境关别 (0202) 新港海关	进口日期 20220331	申报日期	备案号
境外发货人 CTD CORPORATION LTD	运输方式 (2) 水路运输	运输工具名称及航次号 AURIGALEADER/091	提运单号 NYKS006637162	货物存放地点 国际物流
消费使用单位 天津鑫瑞达机械有限公司	监管方式 (0110) 一般贸易	征免性质 (101) 一般征税	许可证号	启运港 (JPN570) 横滨（日本）
合同协议号 P20220222	贸易国（地区） (JPN) 日本	启运国（地区） (JPN) 日本	经停港 (JPN570) 横滨（日本）	入境口岸 (120001) 天津

包装种类 (99/98) 其他包装/植物性铺垫材料	件数 1	毛重（千克） 21200	净重（千克） 21200	成交方式 (7) EXW	运费 JPY/336000/3	保费 JPY/8000/3	杂费

随附单证及编号
随附单证1:自动进口许可证(新旧机电产品)2212000430

标记唛码及备注
备注:散货 旧机电产品，应检商品 检验检疫证书：C02200226COUM N/M

项号	商品编号	商品名称及规格型号	数量及单位	单价/总价/币制	原产国（地区）	最终目的国（地区）	境内目的地	征免
1	8429521200	旧履带式挖掘机 4|3|履带式|自推进|旋转360度|德意品牌|CT200-8|0.8方|128.4KW|21200KG|||生	1台 21200千克 1台	4050000.0000 4050000.00 日本元	日本 (JPN)	中国 (CHN)	(12119/120111)西青区/天津市西青区	照章征税 (1)

特殊关系确认：否 价格影响确认：否 支付特许权使用费确认：否 公式定价确认：否 暂定价格确认：否 自报自缴：否

报关人员 报关人员证号 电话 兹申明对以上内容承担如实申报、依法纳税之法律责任 海关批注及签章

申报单位 申报单位（签章）

图 12-8 复核后进口报关单草单示例

3. 审核无误后，在“单一窗口”中进行申报。

七、海关接单

报关公司林小姐在“单一窗口”查看此票货物的海关回执信息，显示“海关入库成功”。

八、海关审单

报关公司林小姐在“单一窗口”查看此票货物的海关回执信息，显示“通关无纸化审结”。

九、海关布控查验

1. 报关公司林小姐在“单一窗口”查看此票货物的海关回执信息，显示“目的地海关查验”。如图 12-9 所示。

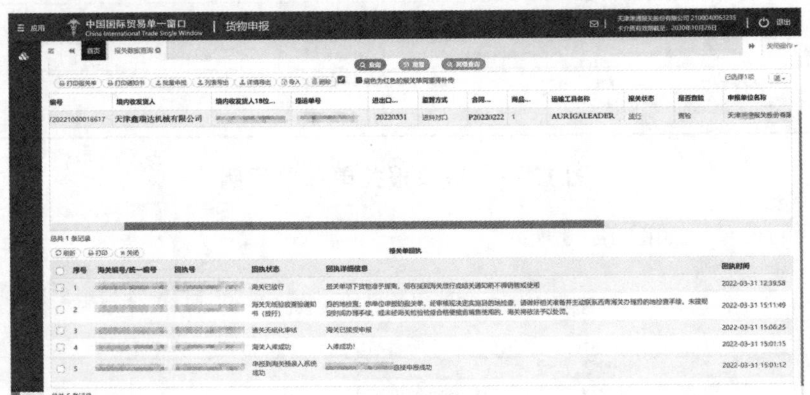

图 12-9　“单一窗口”海关回执信息示例

2. 报关公司林小姐随即打印“单一窗口”中的目的地检查通知，如图 12-10 所示。

目的地检查通知

天津■■报关股份有限公司

你单位申报的报关单，经审核现决定实施目的地检查，请做好相关准备并主动联系■■■■海关办理目的地检查手续。未按规定时间办理手续，或未经海关检验检疫合格便擅自销售使用的，海关将依法予以处罚。

特此通知

报关单号： ■■■■	**提运单号：** ■■■■	**运输工具：** AURIGALEADER
检查关区： ■■■■		**检查类型：** 检验
查验集装箱号： TLLU4057850		**查验方式：** 人工
其他提示：		

打印时间：2022年03月31日　09:30:28　　第1页/共1页

图 12-10　目的地检查通知示例

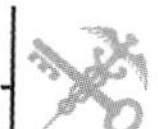

3. 报关公司林小姐将目的地查验通知以邮件形式发送至天津鑫瑞达机械有限公司，并告知此票货物到场后应及时联系属地“西青海关”进行检验检疫事宜，如图 12-11 所示。

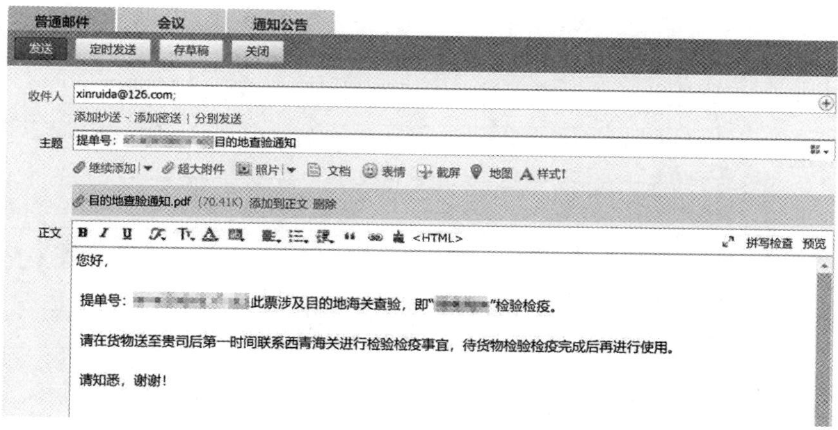

图 12-11　目的地查验邮件通知示例

4. 报关公司林小姐在“单一窗口”查询到此票海关回执显示“放行”（见图 12-12）之后，安排口岸消杀公司进行旧机电消杀处理后并缴纳消杀费用，处理结果报告单见图 12-13。

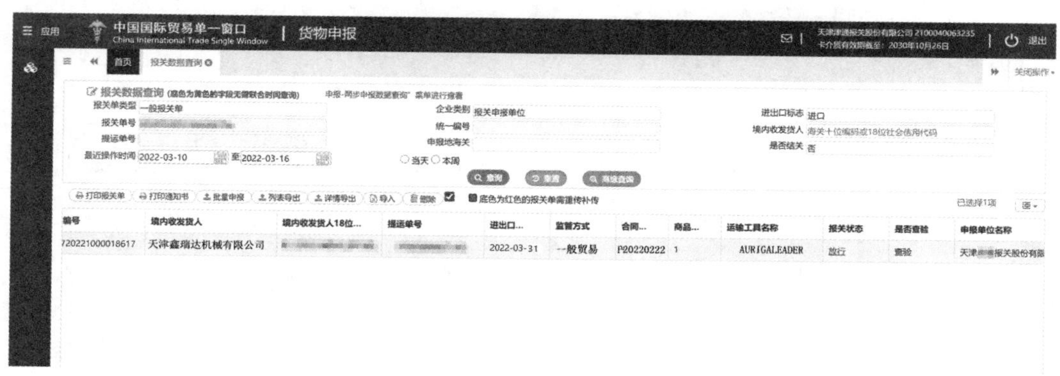

图 12-12　“单一窗口”海关回执示例

处理结果报告单

ZRTJ

编号：

处理单位	有限责任公司	处理通知书编号	0202202210000001236
委托单位	天津鑫瑞达机械有限公司	处理实施地点	滚装码头
处理对象	旧履带式挖掘机		
规格数量	集装箱20′X___只、40′X 1_只；重量：___吨；面积：_40 M₂ ；体积___M₃ ； 其他：__________		
处理方法/方式	消毒☑喷洒 □喷雾 ●其他：____	熏蒸□集装箱□帐幕□熏蒸库□大船□其他：	
	灭鼠□器械□毒饵□熏蒸□其他：__	除虫：□喷洒 □喷雾 □熏蒸 其他：_箱表_	
	其他：□热处理□冷处理□辐照处理□微波处理□其他______		
药剂	□硫酰氟 □溴甲烷 □磷化铝 □其他_季胺泡腾片______		
处理开始时间	04月01 日09 时00 分至09 时 05分	风速	1.8m/s ｜ 天气 ｜ 晴
温度/湿度	11/20 ℃/ 40 %	中心温度	℃
警示标识设置	☑是 □否		
处理剂量/浓度	熏蒸剂浓度：____g/m³；共____kg 消毒液配比浓度：_100mL/m²_；剂量：共_4000 m²__ 消毒液配比浓度：_2g/L_；剂量：共_____kg	异常情况	●有 ☑无
浓度动态监测	起始浓度____g/m³ ____时浓度____ g/m³ ____时浓度____ g/m³ ____时浓度____ g/m³ ____时浓度____ g/m³散毒前浓度____ g/m³		
其他参数			
散毒时间	月 日 时至 时	作用时间	小时 30 分钟
处理结束时间	04月 01 日 09 时		
处理人员	安全员： 吕小强 操作人员：吕小强 张俊海		
效果评价	☑未做效果评价 □已做效果评价，评价记录编号：		

申明：

本公司现持有有效的《出入境检疫处理单位核准证书》。本次处理过程在确保现场作业人员职业健康安全的前提下，严格依照所报处理方案规范操作，用药合理规范，处理器械运行正常，计量合格有效，技术标准达到相关标准要求，经检测被处理对象有毒物质残留浓度低于人体允许的安全阈值。

报告签发人： 日期：2022.04.01

(单位签章)

备注：

有限责任公司

(本单据一式三联，第一、二联交客户，第三联由有限责任公司留存)

图 12-13 处理结果报告单示例

十、海关查验

报关公司将已放行已消杀货物送至天津鑫瑞达机械有限公司工厂后，天津鑫瑞达机械有限公司电话与海关沟通目的地检验检疫事宜后，海关安排关员到企业工厂进行验货。经海关核对名牌、型号等信息无误后进行拍照留存。查验结果无异议，海关在“单一窗口”中解除此票货物目的地查验的布控。

十一、缴纳费用

现场查验合格，缴纳相关费用（涉及缴纳的费用一般为第三方抽样化验的相关费用等）。

十二、单证流转与归档

此票经报关公司确认口岸及目的地海关均已放行，随即对此票的完整单据进行登记归档。

第二节 入境货物报检实操训练

一、入境干果的报检工作

业务背景：2022 年 3 月 15 日，广州希诺进出口有限公司从泰国（林查班）TONG BEN CO.，LTD. 公司以一般贸易方式进口一批芥末青豆（商品编码为 2005400000，检验检疫类别为 P. R/Q. S）。广州希诺进出口有限公司委托报关公司代为完成报关工作。

二、入境冷冻肉类的报检工作

业务背景：2022 年 3 月 19 日，天津丰泽国际贸易有限公司从澳大利亚（悉尼）KODS INTERNATIONAL（AUSTRALIA）PTY LTD 公司以一般贸易方式进口一批冷冻羔羊碎肉（商品编码为 0204430000，检验检疫类别为 P. R/Q. S）。天津丰泽国际贸易有限公司委托报关公司代为完成报检工作。

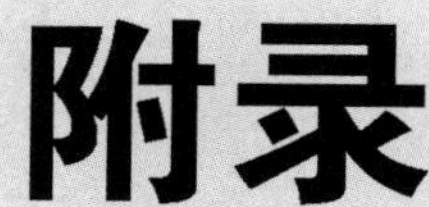

附录

FULU

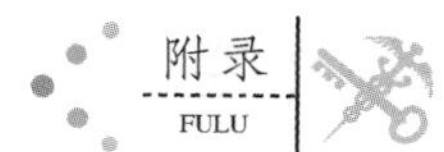

附录一　必须实施检验的进出口商品目录调整表

（2021年10月15日起实施）

序号	海关商品编号	商品名称	当前海关监管条件	调整后的海关监管条件
1	2827101000	肥料用氯化铵		B
2	3102100010	尿素（配额内，不论是否水溶液）	A	A/B
3	3102100090	尿素（配额外，不论是否水溶液）	A	A/B
4	3102300000	硝酸铵（不论是否水溶液）	A	A/B
5	3102400000	硝酸铵与碳酸钙等的混合物（包括硝酸铵与其他无效肥及无机物的混合物）		B
6	3102600000	硝酸钙和硝酸铵的复盐及混合物		B
7	3102800000	尿素及硝酸铵混合物的水溶液（包括氨水溶液）		B
8	3102909000	其他矿物氮肥及化学氮肥（包括上述编号未列名的混合物）		B
9	3103111000	重过磷酸钙［按重量计五氧化二磷（P_2O_5）含量≥35%］	A	A/B
10	3103119000	其他按重量计五氧化二磷（P_2O_5）含量≥35%的过磷酸钙	A	A/B
11	3103190000	其他过磷酸钙	A	A/B
12	3103900000	其他矿物磷肥或化学磷肥		B
13	3104202000	纯氯化钾（按重量计氯化钾含量≥99.5%）		B
14	3104209000	其他氯化钾	A	A/B
15	3104300000	硫酸钾	A	A/B
16	3104901000	光卤石、钾盐及其他天然粗钾盐		B
17	3104909000	其他矿物钾肥及化学钾肥		B
18	3105100010	制成片状及类似形状或零售包装的硝酸铵（零售包装每包毛重不超过10千克）		B
19	3105100090	制成片状及类似形状或零售包装的三十一章其他货品（零售包装每包毛重不超过10千克）		B
20	3105200010	化学肥料或矿物肥料（配额内，含氮、磷、钾三种肥效元素）	A	A/B
21	3105200090	化学肥料或矿物肥料（配额外，含氮、磷、钾三种肥效元素）	A	A/B

续表

序号	海关商品编号	商品名称	当前海关监管条件	调整后的海关监管条件
22	3105300010	磷酸氢二铵（配额内）	A	A/B
23	3105300090	磷酸氢二铵（配额外）	A	A/B
24	3105400000	磷酸二氢铵（包括磷酸二氢铵与磷酸氢二铵的混合物）	A	A/B
25	3105510000	含有硝酸盐及磷酸盐的肥料（包括矿物肥料或化学肥料）	A	A/B
26	3105590000	其他含氮、磷两种元素肥料（包括矿物肥料或化学肥料）	A	A/B
27	3105600000	含磷、钾两种元素的肥料（包括矿物肥料或化学肥料）	A	A/B
28	3105901000	有机—无机复混肥料	A	A/B
29	3105909000	其他肥料	A	A/B

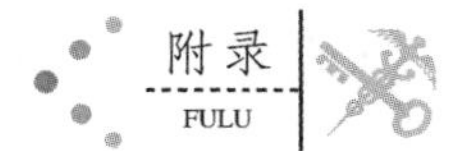

附录二　2021年实施法定检验商品以外进出口商品抽查检验的商品范围

一、进口商品：洗碗机，空气净化器，电子坐便器，食物垃圾处理器，电磁炉，打印机，文具，仿真饰品，汽车内饰件，服装，头盔，儿童安全座椅，纸或纸板制的盘、碟、盆、杯及类似品等。

二、出口商品：节日灯串、LED照明光源、儿童自行车、儿童滑板车、电动童车、玩具、塑料食品接触产品等。

附录三　强制性产品认证目录

产品大类	产品种类及代码
一、电线电缆（3种）	1. 电线组件（0101）
	2. 额定电压450 V/750 V及以下橡皮绝缘电线电缆（0104）
	3. 额定电压450 V/750 V及以下聚氯乙烯绝缘电线电缆（0105）
二、电路开关及保护或连接用电器装置（5种）	4. 插头插座（0201）
	5. 家用和类似用途固定式电气装置的开关（0202）
	6. 器具耦合器（0204）
	7. 家用和类似用途固定式电气装置电器附件外壳（0206）
	* *8. 熔断体（0205、0207）
三、低压电器（2种）	* *9. 低压成套开关设备（0301）
	* *10. 低压元器件（0302、0303、0304、0305、0306、0307、0308、0309）
四、小功率电动机（1种）	* *11. 小功率电动机（0401）
五、电动工具（3种）	*12. 电钻（0501）
	*13. 电动砂轮机（0503）
	*14. 电锤（0506）
六、电焊机（4种）	*15. 直流弧焊机（0603）
	*16. TIG弧焊机（0604）
	*17. MIG/MAG弧焊机（0605）
	*18. 等离子弧切割机（0607）
七、家用和类似用途设备（19种）	19. 家用电冰箱和食品冷冻箱（0701）
	20. 电风扇（0702）
	21. 空调器（0703）
	* *22. 电动机—压缩机（0704）
	23. 家用电动洗衣机（0705）
	24. 电热水器（0706）
	25. 室内加热器（0707）
	26. 真空吸尘器（0708）
	27. 皮肤和毛发护理器具（0709）
	28. 电熨斗（0710）

续表

产品大类	产品种类及代码
七、家用和类似用途设备（19种）	29. 电磁灶（0711）
	30. 电烤箱（便携式烤架、面包片烘烤器及类似烹调器具）（0712）
	31. 电动食品加工器具［食品加工机（厨房机械）］（0713）
	32. 微波炉（0714）
	33. 电灶、灶台、烤炉和类似器具（驻立式电烤箱、固定式烤架及类似烹调器具）（0715）
	34. 吸油烟机（0716）
	35. 液体加热器和冷热饮水机（0717）
	36. 电饭锅（0718）
	37. 电热毯、电热垫及类似柔性发热器具（0719）
八、电子产品及安全附件（18种）	38. 总输出功率在500 W（有效值）以下的单扬声器和多扬声器有源音箱（0801）
	39. 音频功率放大器（0802）
	40. 各类载体形式的音视频录制、播放及处理设备（包括各类光盘、磁带、硬盘等载体形式）（0805、0812）
	41. 各种成像方式的彩色电视接收机、电视机顶盒（0808）
	42. 电子琴（0813）
	43. 微型计算机（0901）
	44. 便携式计算机（0902）
	45. 与计算机连用的显示设备（0903）
	46. 与计算机相连的打印设备（0904）
	47. 多用途打印复印机（0905）
	48. 扫描仪（0906）
	49. 服务器（0911）
	50. 传真机（1602）
	51. 无绳电话终端（1604）
	52. 移动用户终端（1606）
	53. 数据终端（1608）
	54. 多媒体终端（1609）
	55. 电源（0807、0907）
九、照明电器（2种）	56. 灯具（1001）
	57. 镇流器（1002）

续表

产品大类	产品种类及代码
十、车辆及安全附件（13种）	58. 汽车（1101）
	59. 摩托车（1102）
	60. 电动自行车（1119）
	61. 机动车辆轮胎（1201、1202）
	62. 摩托车乘员头盔（1105）
	63. 汽车用制动器衬片（1120）（2020年6月1日起实施）
	＊＊64. 汽车安全玻璃（1301）
	＊＊65. 汽车安全带（1104）
	＊＊66. 机动车外部照明及光信号装置（1109、1116）
	＊＊67. 机动车辆间接视野装置（1110、1115）
	＊＊68. 汽车座椅及座椅头枕（1114）
	＊＊69. 汽车行驶记录仪（1117）
	＊＊70. 车身反光标识（1118）
十一、农机产品（2种）	71. 植物保护机械（1401）
	72. 轮式拖拉机（1402）
十二、消防产品（3种）	73. 火灾报警产品（1801）
	74. 灭火器（1810）
	75. 避难逃生产品（1815）
十三、安全防范产品（2种）	76. 入侵探测器（1901）
	77. 防盗报警控制器（1902）
十四、建材产品（3种）	78. 溶剂型木器涂料（2101）
	79. 瓷质砖（2102）
	80. 建筑安全玻璃（1302）
十五、儿童用品（3种）	81. 童车类产品（2201）
	82. 玩具（2202）
	83. 机动车儿童乘员用约束系统（2207）

续表

产品大类	产品种类及代码
十六、防爆电气（17种）	84. 防爆电机（2301）
	85. 防爆电泵（2302）
	86. 防爆配电装置类产品（2303）
	87. 防爆开关、控制及保护产品（2304）
	88. 防爆起动器类产品（2305）
	89. 防爆变压器类产品（2306）
	90. 防爆电动执行机构、电磁阀类产品（2307）
	91. 防爆插接装置（2308）
	92. 防爆监控产品（2309）
	93. 防爆通信、信号装置（2310）
	94. 防爆空调、通风设备（2311）
	95. 防爆电加热产品（2312）
	96. 防爆附件、Ex元件（2313）
	97. 防爆仪器仪表类产品（2314）
	98. 防爆传感器（2315）
	99. 安全栅类产品（2316）
	100. 防爆仪表箱类产品（2317）
十七、家用燃气器具（3种）	101. 家用燃气灶具（2401）
	102. 家用燃气快速热水器（2402）
	103. 燃气采暖热水炉（2403）

注：*所标记产品为实施自我声明程序A（自选实验室型式试验+自我声明）的产品（7种），**所标记产品为实施自我声明程序B（指定实验室型式试验+自我声明）的产品（12种）。

附录四　中华人民共和国进境动物检疫疫病名录

（2020 年 1 月 15 日发布）

中华人民共和国进境动物检疫疫病名录

（List of Quarantine Diseases for the Animals Imported to the People's Republic of China）

一类传染病、寄生虫病（16 种）

List A diseases

口蹄疫　Infection with foot and mouth disease virus
猪水泡病　Swine vesicular disease
猪瘟　Infection with classical swine fever virus
非洲猪瘟　Infection with African swine fever virus
尼帕病　Nipah virus encephalitis
非洲马瘟　Infection with African horse sickness virus
牛传染性胸膜肺炎　Infection with Mycoplasma mycoides subsp. mycoides SC（contagious bovine pleuropneumonia）
牛海绵状脑病　Bovine spongiform encephalopathy
牛结节性皮肤病　Infection with lumpy skin disease virus
痒病　Scrapie
蓝舌病　Infection with bluetongue virus
小反刍兽疫　Infection with peste des petits ruminants virus
绵羊痘和山羊痘　Sheep pox and Goat pox
高致病性禽流感　Infection with highly pathogenic avian influenza
新城疫　Infection with Newcastle disease virus
埃博拉出血热　Ebola haemorrhagic fever

二类传染病、寄生虫病（154 种）

List B diseases

共患病（29 种）　Multiple species diseases
狂犬病　Infection with rabies virus
布鲁氏菌病　Infection with Brucella abortus, Brucella melit-ensis and Brucella suis
炭疽　Anthrax
伪狂犬病　Aujeszky's disease（Pseudorabies）
魏氏梭菌感染　Clostridium perfringens infections
副结核病　Paratuberculosis（Johne's disease）
弓形虫病　Toxoplasmosis

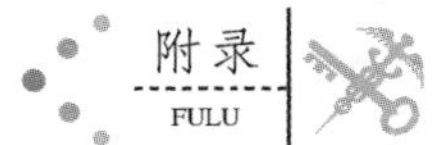

棘球蚴病　Infection with Echinococcus granulosus, Infection with Echinococcus multilocularis

钩端螺旋体病　Leptospirosis

施马伦贝格病　Schmallenberg disease

梨形虫病　Piroplasmosis

日本脑炎　Japanese encephalitis

旋毛虫病　Infection with Trichinella spp.

土拉杆菌病　Tularemia

水泡性口炎　Vesicular stomatitis

西尼罗热　West Nile fever

裂谷热　Infection with Rift Valley fever virus

结核病　Infection with Mycobacterium tuberculosis complex

新大陆螺旋蝇蛆病（嗜人锥蝇）　New world screwworm (Cochliomyia hominivorax)

旧大陆螺旋蝇蛆病（倍赞氏金蝇）　Old world screwworm (Chrysomya bezziana)

Q热　Q Fever

克里米亚刚果出血热　Crimean Congo hemorrhagic fever

伊氏锥虫感染（包括苏拉病）　Trypanosoma Evansi infection (including Surra)

利什曼原虫病　Leishmaniasis

巴氏杆菌病　Pasteurellosis

心水病　Heartwater

类鼻疽　Malioidosis

流行性出血病感染　Infection with epizootic haemorrhagicdisease

小肠结肠炎耶尔森菌病　(Yersinia enterocolitica)

牛病（11种）　Bovine diseases

牛传染性鼻气管炎/传染性脓疱性阴户阴道炎　Infectious bovine rhinotracheitis/Infectious pustular vulvovaginitis

牛恶性卡他热　Malignant catarrhal fever

牛白血病　Enzootic bovine leukosis

牛无浆体病　Bovine anaplasmosis

牛生殖道弯曲杆菌病　Bovine genital campylobacteriosis

牛病毒性腹泻、黏膜病　Bovine viral diarrhoea/Mucosal disease

赤羽病　Akabane disease

牛皮蝇蛆病　Cattle Hypodermosis

牛巴贝斯虫病　Bovine babesiosis

出血性败血症　Haemorrhagic septicaemia

泰勒虫病　Theileriosis

马病（11种）　Equine diseases

马传染性贫血　Equine infectious anaemia

马流行性淋巴管炎　Epizootic lymphangitis

马鼻疽　Infection with Burkholderia mallei (Glanders)

马病毒性动脉炎　Infection with equine arteritis virus

委内瑞拉马脑脊髓炎　Venezuelan equine encephalomyelitis

马脑脊髓炎（东部和西部）　Equine encephalomyelitis (Eastern and Western)

马传染性子宫炎　Contagious equine metritis

亨德拉病　Hendra virus disease

马腺疫　Equine strangles

溃疡性淋巴管炎　Equine ulcerative lymphangitis

马疱疹病毒-1 型感染　Infection with equid herpesvirus-1 (EHV-1)

猪病（16 种）　Swine diseases

猪繁殖与呼吸道综合征　Infection with porcine reproductive and respiratory syndrome virus

猪细小病毒感染　Porcine parvovirus infection

猪丹毒　Swine erysipelas

猪链球菌病　Swine streptococosis

猪萎缩性鼻炎　Atrophic rhinitis of swine

猪支原体肺炎　Mycoplasmal hyopneumonia

猪圆环病毒感染　Porcine circovirus infection

革拉泽氏病（副猪嗜血杆菌）　Glaesser's disease (Haemophilus parasuis)

猪流行性感冒　Swine influenza

猪传染性胃肠炎　Transmissible gastroenteritis of swine

猪铁士古病毒性脑脊髓炎（原称猪肠病毒脑脊髓炎、捷申或塔尔凡病） Teschovirus encephalomyelitis (previously Enterovirus encephalomyelitis or Teschen/Talfan disease)

猪密螺旋体痢疾　Swine dysentery

猪传染性胸膜肺炎　Infectious pleuropneumonia of swine

猪带绦虫感染、猪囊虫病　Infection with Taenia solium (Porcine cysticercosis)

塞内卡病毒病　(Infection with Seneca virus)

猪 δ 冠状病毒（德尔塔冠状病毒）　Porcine deltacorona virus (PDCoV)

禽病（21 种）　Avian diseases

鸭病毒性肠炎（鸭瘟）　Duck virus enteritis

鸡传染性喉气管炎　Avian infectious laryngotracheitis

鸡传染性支气管炎　Avian infectious bronchitis

传染性法氏囊病　Infectious bursal disease

马立克氏病　Marek's disease

鸡产蛋下降综合征　Avian egg drop syndrome

禽白血病　Avian leukosis

禽痘　Fowl pox

鸭病毒性肝炎　Duck virus hepatitis

鹅细小病毒感染（小鹅瘟） Goose parvovirus infection

鸡白痢 Pullorum disease

禽伤寒 Fowl typhoid

禽支原体病（鸡败血支原体、滑液囊支原体） Avian mycoplasmosis（Mycoplasma Gallisepticum，M. synoviae）

低致病性禽流感 Infection with Low pathogenic avian influenza

禽网状内皮组织增殖症 Reticuloendotheliosis

禽衣原体病（鹦鹉热） Avian chlamydiosis

鸡病毒性关节炎 Avian viral arthritis

禽螺旋体病 Avian spirochaetosis

住白细胞原虫病（急性白冠病） Leucocytozoonosis

禽副伤寒 Avian paratyphoid

火鸡鼻气管炎（禽偏肺病毒感染） Turkey rhinotracheitis（avian metapneumovirus）

羊病（4 种） Sheep and goat diseases

山羊关节炎、脑炎 Caprine arthritis/encephalitis

梅迪—维斯纳病 Maedi-visna

边界病 Border disease

羊传染性脓疱皮炎 Contagious pustular dermertitis（Contagious Echyma）

水生动物病（43 种） Aquatic animal diseases

鲤春病毒血症 Infection with spring viraemia of carp virus

流行性造血器官坏死病 Epizootic haematopoietic necrosis

传染性造血器官坏死病 Infection with infectious haematopoietic necrosis

病毒性出血性败血症 Infection with viral haemorrhagic septicaemia virus

流行性溃疡综合征 Infection with Aphanomyces invadans（epizootic ulcerative syndrome）

鲑鱼三代虫感染 Infection with Gyrodactylus Salaris

真鲷虹彩病毒病 Infection with red sea bream iridovirus

锦鲤疱疹病毒病 Infection with koi herpesvirus

鲑传染性贫血 Infection with HPR-deleted or HPRO infectious salmon anaemia virus

病毒性神经坏死病 Viral nervous necrosis

斑点叉尾鮰病毒病 Channel catfish virus disease

鲍疱疹样病毒感染 Infection with abalone herpesvirus

牡蛎包拉米虫感染 Infection with Bonamia Ostreae

杀蛎包拉米虫感染 Infection with Bonamia Exitiosa

折光马尔太虫感染 Infection with Marteilia Refringens

奥尔森派琴虫感染 Infection with Perkinsus Olseni

海水派琴虫感染 Infection with Perkinsus Marinus

加州立克次体感染 Infection with Xenohaliotis Californiensis

白斑综合征 Infection with white spot syndrome virus

传染性皮下和造血器官坏死病　Infection with infectious hypodermal and haematopoietic necrosis virus

传染性肌肉坏死病　Infection with infectious myonecrosis virus

桃拉综合征　Infection with Taura syndrome virus

罗氏沼虾白尾病　Infection with Macrobrachium rosenbergii nodavirus (white tail disease)

黄头病　Infection with yellow head virus genotype

螯虾瘟　Infection with Aphanomyces astaci (crayfish plague)

箭毒蛙壶菌感染　Infection with Batrachochytrium Dendrobatidis

蛙病毒感染　Infection with Ranavirus species

异尖线虫病　Anisakiasis

坏死性肝胰腺炎　Infection with Hepatobacter penaei (necrotising hepatopancreatitis)

传染性脾肾坏死病　Infectious spleen and kidney necrosis

刺激隐核虫病　Cryptocaryoniasis

淡水鱼细菌性败血症　Freshwater fish bacteria septicemia

鮰类肠败血症　Enteric septicaemia of catfish

迟缓爱德华氏菌病　Edwardsiellasis

鱼链球菌病　Fish streptococcosis

蛙脑膜炎败血金黄杆菌病　Chryseobacterium meningsepticum of frog (Rana spp)

鲑鱼甲病毒感染　Infection with salmonid alphavirus

蝾螈壶菌感染　Infection with Batrachochytrium salamandrivorans

鲤浮肿病毒病　Carp edema virus disease

罗非鱼湖病毒病　Tilapia Lake virus disease

细菌性肾病　Bacterial kidney disease

急性肝胰腺坏死　Acute hepatopancreatic necrosis disease

十足目虹彩病毒　1 感染 Infection with Decapod iridescent virus 1

蜂病（6 种）　Bee diseases

蜜蜂盾螨病　Acarapisosis of honey bees

美洲蜂幼虫腐臭病　Infection of honey bees with Paenibacillus larvae (American foulbrood)

欧洲蜂幼虫腐臭病　Infection of honey bees with Melissococcus plutonius (European foulbrood)

蜜蜂瓦螨病　Varroosis of honey bees

蜂房小甲虫病（蜂窝甲虫）　Small hive beetle infestation (Aethina tumida

蜜蜂亮热厉螨病　Tropilaelaps infestation of honey bees

其他动物病（13 种）　Diseases of other animals

鹿慢性消耗性疾病　Chronic wasting disease of deer

兔黏液瘤病　Myxomatosis

兔出血症　Rabbit haemorrhagic disease

猴痘　Monkey pox

猴疱疹病毒I型（B病毒）感染症　Cercopithecine Herpesvirus Type I（B virus）infectious diseases

猴病毒性免疫缺陷综合征　Simian virus immunodeficiency syndrome

马尔堡出血热　Marburg haemorrhagic fever

犬瘟热　Canine distemper

犬传染性肝炎　Infectious canine hepatitis

犬细小病毒感染　Canine parvovirus infection

水貂阿留申病　Mink aleutian disease

水貂病毒性肠炎　Mink viral enteritis

猫泛白细胞减少症（猫传染性肠炎）Feline panleucopenia（Feline infectious enteritis）

其他传染病、寄生虫病（41种）

Other diseases

共患病（9种）　Multiple species diseases

大肠杆菌病　Colibacillosis

李斯特菌病　Listeriosis

放线菌病　Actinomycosis

肝片吸虫病　Fasciolasis

丝虫病　Filariasis

附红细胞体病　Eperythrozoonosis

葡萄球菌病　Staphylococcosis

血吸虫病　Schistosomiasis

疥癣　Mange

牛病（5种）　Bovine diseases

牛流行热　Bovine ephemeral fever

毛滴虫病　Trichomonosis

中山病　Chuzan disease

茨城病　Ibaraki disease

嗜皮菌病　Dermatophilosis

马病（3种）　Equine diseases

马流行性感冒　Equine influenza

马媾疫　Dourine

马副伤寒（马流产沙门氏菌）　Equine paratyphoid（Salmonella Abortus Equi.）

猪病（2种）　Swine diseases

猪副伤寒　Swine salmonellosis

猪流行性腹泻　Porcine epizootic diarrhea

禽病（5种）　Avian diseases

禽传染性脑脊髓炎　Avian infectious encephalomyelitis

传染性鼻炎　Infectious coryza

禽肾炎　Avian nephritis

鸡球虫病　Avian coccidiosis

鸭疫里默氏杆菌感染（鸭浆膜炎）　Riemerella anatipestifer infection

绵羊和山羊病（7 种）　Sheep and goat diseases

羊肺腺瘤病　Ovine pulmonary adenocarcinoma

干酪性淋巴结炎　Caseous lymphadenitis

绵羊地方性流产（绵羊衣原体病）　Infection with Chlamydophila abortus（Enzootic abortion of ewes，ovine chlamydiosis）

传染性无乳症　Contagious agalactia

山羊传染性胸膜肺炎　Contagious caprine pleuropneumonia

羊沙门氏菌病（流产沙门氏菌）　Salmonellosis（S. abortusovis）

内罗毕羊病　Nairobi sheep disease

蜂病（2 种）　Bee diseases

蜜蜂孢子虫病　Nosemosis of honey bees

蜜蜂白垩病　Chalkbrood of honey bees

其他动物病（8 种）　Diseases of other animals

兔球虫病　Rabbit coccidiosis

骆驼痘　Camel pox

家蚕微粒子病　Pebrine disease of Chinese silkworm

蚕白僵病　Bombyx mori white muscardine

淋巴细胞性脉络丛脑膜炎　Lymphocytic choriomeningitis

鼠痘　Mouse pox

鼠仙台病毒感染症　Sendai virus infectious disease

小鼠肝炎　Mouse hepatitis

附录五 中华人民共和国禁止携带、寄递进境的动植物及其产品和其他检疫物名录

一、动物及动物产品类

（一）活动物（犬、猫除外）。包括所有的哺乳动物、鸟类、鱼类、甲壳类、两栖类、爬行类、昆虫类和其他无脊椎动物，动物遗传物质。

（二）（生或熟）肉类（含脏器类）及其制品。

（三）水生动物产品。干制，熟制，发酵后制成的食用酱汁类水生动物产品除外。

（四）动物源性乳及乳制品。包括生乳、巴氏杀菌乳、灭菌乳、调制乳、发酵乳，奶油、黄油、奶酪、炼乳等乳制品。

（五）蛋及其制品。包括鲜蛋、皮蛋、咸蛋、蛋液、蛋壳、蛋黄酱等蛋源产品。

（六）燕窝。经商业无菌处理的罐头装燕窝除外。

（七）油脂类，皮张，原毛类，蹄（爪）、骨、牙、角类及其制品。经加工处理且无血污、肌肉和脂肪等的蛋壳类、蹄（爪）骨角类、贝壳类、甲壳类等工艺品除外。

（八）动物源性饲料、动物源性中药材、动物源性肥料。

二、植物及植物产品类

（九）新鲜水果、蔬菜。

（十）鲜切花。

（十一）烟叶。

（十二）种子、种苗及其他具有繁殖能力的植物、植物产品及材料。

三、其他检疫物类

（十三）菌种、毒种、寄生虫等动植物病原体，害虫及其他有害生物，兽用生物制品，细胞、器官组织、血液及其制品等生物材料及其他高风险生物因子。

（十四）动物尸体、动物标本、动物源性废弃物。

（十五）土壤及有机栽培介质。

（十六）转基因生物材料。

（十七）国家禁止进境的其他动植物、动植物产品和其他检疫物。

注：1. 通过携带或寄递方式进境的动植物及其产品和其他检疫物，经国家有关行政主管部门审批许可，并具有输出国家或地区官方机构出具的检疫证书，不受此名录的限制。

2. 具有输出国家或地区官方机构出具的动物检疫证书和疫苗接种证书的犬、猫等宠物，每人仅限携带或分离托运一只。具体检疫要求按相关规定执行。

3. 法律、行政法规、部门规章对禁止携带、寄递进境的动植物及其产品和其他检疫物另有规定的，按相关规定办理。

附录六　包装种类代码表

代码	中文名称
00	散装
01	裸装
22	纸制或纤维板制盒/箱
23	木制或竹藤等植物性材料制盒/箱
29	其他材料制盒/箱
32	纸制或纤维板制桶
33	木制或竹藤等植物性材料制桶
39	其他材料制桶
04	球状罐类
06	包/袋
92	再生木托
93	天然木托
98	植物性铺垫材料
99	其他包装

附录七　危包规格代码表

代码	中文名称	中文简称
1A1	钢制不可拆装桶顶圆桶	闭口钢桶
1A2	钢制可拆装桶顶圆桶	开口钢桶
1B1	铝制不可拆装桶顶圆桶	闭口铝桶
1B2	铝制可拆装桶顶圆桶	开口铝桶
1D	胶合板圆桶	胶板圆桶
1G	纤维圆桶	纤维圆桶
1H1	塑料不可拆装桶顶圆桶	闭口塑料圆桶
1H2	塑料可拆装桶顶圆桶	开口塑料圆桶
2C1	塞式木琵琶桶	木琵琶桶
2C2	非水密型木琵琶桶	木琵琶桶
3A1	钢制不可拆装罐顶罐	闭口钢罐
3A2	钢制可拆装罐顶罐	开口钢罐
3B1	铝制不可拆装罐顶罐	闭口铝罐
3B2	铝制可拆装罐顶罐	开口铝罐
3H1	塑料制不可拆装罐顶罐	闭口塑料罐
3H2	塑料制可拆装罐顶罐	开口塑料罐
4A	钢箱	钢箱
4B	铝箱	铝箱
4C1	大木箱	大木箱
4C2	箱壁防撒漏木箱	防漏木箱
4D	胶合板箱	胶合板箱
4F	再生木木箱	再生木木箱
4G	纤维板箱	纤维板箱
4H1	膨胀的塑料箱	塑料箱
4H2	硬质的塑料箱	塑料箱
5H	塑料编织袋	塑料编织袋
5H1	塑料编织无内衬或涂层的袋	塑料编织袋
5H2	塑料编织防撒漏的袋	塑料编织袋
5H3	塑料编织防水的袋	塑料编织袋

续表

代码	中文名称	中文简称
5H4	塑料薄膜袋	塑料薄膜袋
5L1	无内衬或涂层的纺织品编织袋	纺织品编织袋
5L2	纺织品防撒漏的纺织品编织袋	纺织品编织袋
5L3	纺织品防水的纺织品编织袋	纺织品编织袋
5M1	多层的纸袋	纸袋
5M2	多层防水纸袋	纸袋
6HA1	塑料容器在钢桶内复合包装	钢桶塑料复包
6HA2	塑料容器在钢条或钢皮箱内复合包装	钢皮箱塑料复包
6HB	塑料容器在铝桶内复合包装	铝桶塑料复包
6HB2	塑料容器在铝条或铝皮箱内复合包装	铝皮箱塑料复包
6HC	塑料容器在木箱内复合包装	木箱塑料复包
6HD1	塑料容器在胶合板桶内复合包装	胶板桶塑料复包
6HD2	塑料容器在胶合板箱内复合包装	胶板箱塑料复包
6HG1	塑料容器在纤维桶内复合包装	纤维桶塑料复包
6HG2	塑料容器在纤维板箱内复合包装	纤维板箱塑料复包
6HH1	塑料容器在塑料桶内复合包装	塑料桶塑料复包
6HH2	塑料容器在硬塑料箱内复合包装	硬塑料箱复包
6PA1	玻璃、陶瓷、粗陶器在钢桶内复合包装	玻璃钢桶复包
6PA2	玻璃、陶瓷、粗陶器在钢条或钢皮箱内复合包装	玻璃陶瓷钢皮箱复包
6PB1	玻璃、陶瓷、粗陶器在铝桶内复合包装	玻璃陶瓷铝桶复包
6PB2	玻璃、陶瓷、粗陶器在铝条或铝皮箱内复合包装	玻璃陶瓷铝皮箱复包
6PC	玻璃、陶瓷、粗陶器在木箱内复合包装	玻璃陶瓷木箱复包
6PD1	玻璃、陶瓷、粗陶器在胶合板内复合包装	玻璃陶瓷胶板复包
6PD2	玻璃、陶瓷、粗陶器在柳条筐内复合包装	玻璃陶瓷柳条筐复包
6PG1	玻璃、陶瓷、粗陶器在纤维桶内复合包装	玻璃陶瓷纤维桶复包
6PG2	玻璃、陶瓷、粗陶器在纤维板箱内复合包装	玻璃陶瓷纤维板复包
6PH1	玻璃、陶瓷、粗陶器在膨胀塑料包装内复合包	玻璃陶瓷膨塑复包
6PH2	玻璃、陶瓷、粗陶器在硬塑料包装内复合包装	玻璃陶瓷硬塑复包

附录八　货物属性代码表

代码	中文名称
11	3C 目录内
12	3C 目录外
13	无须办理 3C 认证
14	预包装
15	非预包装
16	转基因产品
17	非转基因产品
18	首次进出口
19	正常
20	废品
21	旧品
22	成套设备
23	带皮木材/板材
24	不带皮木材/板材
25	A 级特殊物品
26	B 级特殊物品
27	C 级特殊物品
28	D 级特殊物品
29	V/W 非特殊物品
30	市场采购

附录九 企业产品许可类别代码表

代码	中文名称	强制级别	证书类别
000	企业产品许可类别		
100	通关司类		
101	检疫处理单位审批	D	98
102	实施绿色通道制度申请	D	99
103	直通放行申请		98，99
104	检疫处理人员审批		98，99
200	卫生司类		
203	出入境特殊物品卫生检疫审批	A	19，20
300	动植司类		
301	出境水果包装厂注册登记	B	21
302	出境水果果园注册登记	B	99
303	进境水果境外果园/包装厂注册登记	C	21
304	出境水生动物养殖场/包转场检验检疫注册登记	A	99
305	出口饲料和饲料添加剂生产、加工、存放企业注册登记	C	99
306	进口饲料和饲料添加剂生产企业注册登记	C	98
307	进境非食用动物产品生产、加工、存放企业注册登记	C	98
308	出境货物木质包装除害处理标识加施资格申请	B	99
309	出境种苗花卉生产经营企业注册登记	B	99
310	出境竹木草制品生产企业注册登记	C	99
311	出口植物产品生产、加工、存放企业注册登记	C	99
312	进境植物繁殖材料隔离检疫圃申请	C	98
315	供港澳陆生动物饲养场、中转场检验检疫注册	C	12
317	进出境动物指定隔离检疫场使用申请	C	98，99
318	出境动物及其非食用动物产品生产、加工、存放企业注册登记	C	99
319	进境栽培介质使用单位注册	C	98
320	进境动物遗传物质进口代理及使用单位备案	A	98
321	进境动物及动物产品国外生产单位注册	C	98
322	饲料进口企业备案	B	98
323	饲料出口企业备案	C	99

续表

代码	中文名称	强制级别	证书类别
324	出境货物木质包装除害处理合格凭证	C	99
325	进境动植物检疫许可证	A	17
326	进境粮食加工储存单位注册	C	98
400	检验司类		
401	进出口商品免验	A	98，99
402	进口旧机电产品备案	C	39
404	出口产品型式试验	B	32
408	汽车预审备案	C	98
409	免于强制性认证特殊用途进口汽车检测处理程序车辆	C	98
410	免于办理强制性产品认证	C	40
411	强制性产品（CCC）认证	C	40
412	进口涂料备案	C	98
413	进口可用作原料的固体废物国内收货人注册登记	D	98
414	进口可用作原料的固体废物国外供货商注册登记	D	98
415	进出境集装箱场站登记	C	98，99
416	进口棉花境外供货商登记注册	B	98
417	出口玩具质量许可（注册登记）	A	11
418	对出口食品包装生产企业和进口食品包装的进口商实行备案	B	21
419	输美日用陶瓷生产厂认证	A	99
421	进出口商品检验鉴定机构许可	B	98，99
422	进口废物原料装运前检验证书	C	33
423	进口旧机电产品装运前检验证书	C	27
500	食品局类		
501	出口肉类产品养殖场备案	A	99
502	出口蛋禽养殖场备案	B	99
503	出口蜂产品养蜂基地备案	C	99
504	出口食品原料种植场备案	C	99
505	供港澳蔬菜生产加工企业备案	C	99
506	供港澳蔬菜种植基地备案	C	99
507	出口粮谷豆类生产加工企业注册登记	C	99
508	进口食品境外出口商代理商备案	C	98
509	进口食品进口商备案	C	98

续表

代码	中文名称	强制级别	证书类别
510	进口肉类收货人备案	C	98
511	进口肉类存储冷库备案	C	98
512	出口加工用水产养殖场备案	A	99
513	进口水产品存储冷库备案	C	98
514	出口化妆品生产企业备案	C	99
515	进口化妆品收货人备案	C	98
516	进口化妆品产品备案	A	98
517	进口预包装食品标签备案	A	25
518	出口食品生产企业备案	A	15
519	进口食品境外生产企业注册	A	16
520	出口食品生产企业境外注册	A	14
522	水果冻肉预检验证书	C	98
523	进口化妆品产品套装备案	A	25
600	综合类		18
601	进口其他证书	D	98
602	出口其他证书	A	99
700	认监委类		
800	准入肉类名单		17
900	进口肉类名录		17

附录十　用途代码表

代码	中文名称
11	种用或繁殖
12	食用
13	奶用
14	观赏或演艺
15	伴侣
16	实验
17	药用
18	饲用
19	食品包装材料
20	食品加工设备
21	食品添加剂
22	介质土
23	食品容器
24	食品洗涤剂
25	食品消毒剂
26	仅工业用途
27	化妆品
28	化妆品原料
29	肥料
30	保健品
31	治疗、预防、诊断
32	科研
33	展览展示
99	其他

附录十一　进出境粮食检验检疫监督管理办法

（2016年1月20日国家质量监督检验检疫总局令第177号公布，根据2018年4月28日海关总署令第238号《海关总署关于修改部分规章的决定》第一次修正，根据2018年5月29日海关总署令第240号《海关总署关于修改部分规章的决定》第二次修正，根据2018年11月23日海关总署令第243号《海关总署关于修改部分规章的决定》第三次修正）

第一章　总　则

第一条　根据《中华人民共和国进出境动植物检疫法》及其实施条例、《中华人民共和国食品安全法》及其实施条例、《中华人民共和国进出口商品检验法》及其实施条例、《农业转基因生物安全管理条例》《国务院关于加强食品等产品安全监督管理的特别规定》等法律法规的规定，制定本办法。

第二条　本办法适用于进出境（含过境）粮食检验检疫监督管理。

本办法所称粮食，是指用于加工、非繁殖用途的禾谷类、豆类、油料类等作物的籽实以及薯类的块根或者块茎等。

第三条　海关总署统一管理全国进出境粮食检验检疫监督管理工作。

主管海关负责所辖区域内进出境粮食的检验检疫监督管理工作。

第四条　海关总署及主管海关对进出境粮食质量安全实施风险管理，包括在风险分析的基础上，组织开展进出境粮食检验检疫准入，包括产品携带有害生物风险分析、监管体系评估与审查、确定检验检疫要求、境外生产企业注册登记等。

第五条　进出境粮食收发货人及生产、加工、存放、运输企业应当依法从事生产经营活动，建立并实施粮食质量安全控制体系和疫情防控体系，对进出境粮食质量安全负责，诚实守信，接受社会监督，承担社会责任。

第二章　进境检验检疫

第一节　注册登记

第六条　海关总署对进境粮食境外生产、加工、存放企业（以下简称境外生产加工企业）实施注册登记制度。

境外生产加工企业应当符合输出国家或者地区法律法规和标准的相关要求，并达到中国有关法律法规和强制性标准的要求。

实施注册登记管理的进境粮食境外生产加工企业，经输出国家或者地区主管部门审查合格后向海关总署推荐。海关总署收到推荐材料后进行审查确认，符合要求的国家或者地区的境外生产加工企业，予以注册登记。

境外生产加工企业注册登记有效期为4年。

需要延期的境外生产加工企业，由输出国家或者地区主管部门在有效期届满6个月前向海关总署提出延期申请。海关总署确认后，注册登记有效期延长4年。必要时，海关总署可以派出专家到输出国家或者地区对其监管体系进行回顾性审查，并对申请延期的境外生产加工企业进行抽查。

注册登记的境外生产加工企业向中国输出粮食经检验检疫不合格，情节严重的，海关总署可以撤销其注册登记。

第七条 向我国出口粮食的境外生产加工企业应当获得输出国家或者地区主管部门的认可，具备过筛清杂、烘干、检测、防疫等质量安全控制设施及质量管理制度，禁止添加杂质。

根据情况需要，海关总署组织专家赴境外实施体系性考察，开展疫情调查，生产、加工、存放企业检查及预检监装等工作。

第二节 检验检疫

第八条 海关总署对进境粮食实施检疫准入制度。

首次从输出国家或者地区进口某种粮食，应当由输出国家或者地区官方主管机构向海关总署提出书面申请，并提供该种粮食种植及储运过程中发生有害生物的种类、为害程度及防控情况和质量安全控制体系等技术资料。特殊情况下，可以由进口企业申请并提供技术资料。海关总署可以组织开展进境粮食风险分析、实地考察及对外协商。

海关总署依照国家法律法规及国家技术规范的强制性要求等，制定进境粮食的具体检验检疫要求，并公布允许进境的粮食种类及来源国家或者地区名单。

对于已经允许进境的粮食种类及相应来源国家或者地区，海关总署将根据境外疫情动态、进境疫情截获及其他质量安全状况，组织开展进境粮食具体检验检疫要求的回顾性审查，必要时派专家赴境外开展实地考察、预检、监装及对外协商。

第九条 进境粮食应当从海关总署指定的口岸入境。指定口岸条件及管理规范由海关总署制定。

第十条 海关总署对进境粮食实施检疫许可制度。进境粮食货主应当在签订贸易合同前，按照《进境动植物检疫审批管理办法》等规定申请办理检疫审批手续，取得“中华人民共和国进境动植物检疫许可证”（以下简称“检疫许可证”），并将国家粮食质量安全要求、植物检疫要求及“检疫许可证”中规定的相关要求列入贸易合同。

因口岸条件限制等原因，进境粮食应当运往符合防疫及监管条件的指定存放、加工场所（以下简称指定企业），办理“检疫许可证”时，货主或者其代理人应当明确指定场所并提供相应证明文件。

未取得“检疫许可证”的粮食，不得进境。

第十一条 海关按照下列要求，对进境粮食实施检验检疫：

（一）中国政府与粮食输出国家或者地区政府签署的双边协议、议定书、备忘录以及其他双边协定确定的相关要求；

（二）中国法律法规、国家技术规范的强制性要求和海关总署规定的检验检疫要求；

（三）“检疫许可证”列明的检疫要求。

第十二条 货主或者其代理人应当在粮食进境前向进境口岸海关报检，并按要求提供以下材料：

（一）粮食输出国家或者地区主管部门出具的植物检疫证书；

（二）产地证书；

（三）贸易合同、提单、装箱单、发票等贸易凭证；

（四）双边协议、议定书、备忘录确定的和海关总署规定的其他单证。

进境转基因粮食的，还应当取得“农业转基因生物安全证书”。海关对“农业转基因生物安全证书”电子数据进行系统自动比对验核。

鼓励货主向境外粮食出口商索取由输出国家或者地区主管部门，或者由第三方检测机构出具的品质证书、卫生证书、适载证书、重量证书等其他单证。

第十三条 进境粮食可以进行随航熏蒸处理。

现场查验前，进境粮食承运人或者其代理人应当向进境口岸海关书面申报进境粮食随航熏蒸处理情况，并提前实施通风散气。未申报的，海关不实施现场查验；经现场检查，发现熏蒸剂残留物，或者熏蒸残留气体浓度超过安全限量的，暂停检验检疫及相关现场查验活动；熏蒸剂残留物经有效清除且熏蒸残留气体浓度低于安全限量后，方可恢复现场查验活动。

第十四条 使用船舶装载进境散装粮食的，海关应当在锚地对货物表层实施检验检疫，无重大异常质量安全情况后船舶方可进港，散装粮食应当在港口继续接受检验检疫。

需直接靠泊检验检疫的，应当事先征得海关的同意。

以船舶集装箱、火车、汽车等其他方式进境粮食的，应当在海关指定的查验场所实施检验检疫，未经海关同意不得擅自调离。

第十五条 海关应当对进境粮食实施现场检验检疫。现场检验检疫包括：

（一）货证核查。核对证单与货物的名称、数（重）量、出口储存加工企业名称及其注册登记号等信息。船舶散装的，应当核查上一航次装载货物及清仓检验情况，评估对装载粮食的质量安全风险；集装箱装载的，应当核查集装箱箱号、封识等信息。

（二）现场查验。重点检查粮食是否水湿、发霉、变质，是否携带昆虫及杂草籽等有害生物，是否有混杂粮谷、植物病残体、土壤、熏蒸剂残渣、种衣剂污染、动物尸体、动物排泄物及其他禁止进境物等。

（三）抽取样品。根据有关规定和标准抽取样品送实验室检测。

（四）其他现场查验活动。

第十六条 海关应当按照相关工作程序及标准，对现场查验抽取的样品及发现的可疑物进行实验室检测鉴定，并出具检验检疫结果单。

实验室检测样品应当妥善存放并至少保留 3 个月。如检测异常需要对外出证的，样品应当至少保留 6 个月。

第十七条 进境粮食有下列情形之一的，应当在海关监督下，在口岸锚地、港口或者指定的检疫监管场所实施熏蒸、消毒或者其他除害处理：

（一）发现检疫性有害生物或者其他具有检疫风险的活体有害昆虫，且可能造成扩散的；

（二）发现种衣剂、熏蒸剂污染、有毒杂草籽超标等安全卫生问题，且有有效技术处理措施的；

（三）其他原因造成粮食质量安全受到危害的。

第十八条 进境粮食有下列情形之一的，作退运或者销毁处理：

（一）未列入海关总署进境准入名单，或者无法提供输出粮食国家或者地区主管部门出具的“植物检疫证书”等单证的，或者无“检疫许可证”的；

（二）有毒有害物质以及其他安全卫生项目检测结果不符合国家技术规范的强制性要求，且无法改变用途或者无有效处理方法的；

（三）检出转基因成分，无“农业转基因生物安全证书”，或者与证书不符的；

（四）发现土壤、检疫性有害生物以及其他禁止进境物且无有效检疫处理方法的；

（五）因水湿、发霉等造成腐败变质或者受到化学、放射性等污染，无法改变用途或者无有效处理方法的；

（六）其他原因造成粮食质量安全受到严重危害的。

第十九条 进境粮食经检验检疫后，海关签发入境货物检验检疫证明等相关单证；经检验检疫不合格的，由海关签发“检验检疫处理通知书”、相关检验检疫证书。

第二十条 海关对进境粮食实施检疫监督。进境粮食应当在具备防疫、处理等条件的指定场所加工使用。未经有效的除害处理或加工处理，进境粮食不得直接进入市场流通领域。

进境粮食装卸、运输、加工、下脚料处理等环节应当采取防止撒漏、密封等防疫措施。进境粮食加工过程应当具备有效杀灭杂草籽、病原菌等有害生物的条件。粮食加工下脚料应当进行有效的热处理、粉碎或者焚烧等除害处理。

海关应当根据进境粮食检出杂草等有害生物的程度、杂质含量及其他质量安全状况，并结合拟指定加工、运输企业的防疫处理条件等因素，确定进境粮食的加工监管风险等级，并指导与监督相关企业做好疫情控制、监测等安全防控措施。

第二十一条 进境粮食用作储备、期货交割等特殊用途的，其生产、加工、存放应当符合海关总署相应检验检疫监督管理规定。

第二十二条 因科研、参展、样品等特殊原因而少量进境未列入海关总署准入名单内粮食的，应当按照有关规定提前申请办理进境特许检疫审批并取得“检疫许可证”。

第二十三条 进境粮食装卸、储存、加工涉及不同海关的，各相关海关应当加强沟通协作，建立相应工作机制，及时互相通报检验检疫情况及监管信息。

对于分港卸货的进境粮食，海关应当在放行前及时相互通报检验检疫情况。需要对外方出证的，相关海关应当充分协商一致，并按相关规定办理。

对于调离进境口岸的进境粮食，口岸海关应当在调离前及时向指运地海关开具进境粮食调运联系单。

第二十四条 境外粮食需经我国过境的，货主或者其代理人应当提前向海关总署或者主管海关提出申请，提供过境路线、运输方式及管理措施等，由海关总署组织制定过境粮食检验检疫监管方案后，方可依照该方案过境，并接受主管海关的监督管理。

过境粮食应当密封运输，杜绝撒漏。未经主管海关批准，不得开拆包装或者卸离运输工具。

第三章　出境检验检疫

第一节　注册登记

第二十五条　输入国家或者地区要求中国对向其输出粮食生产、加工、存放企业（以下简称出境生产加工企业）注册登记的，直属海关负责组织注册登记，并向海关总署备案。

第二十六条　出境粮食生产加工企业应当满足以下要求：

（一）具有法人资格，在工商行政管理部门注册，持有“企业法人营业执照”；

（二）建立涉及本企业粮食业务的全流程管理制度并有效运行，各台账记录清晰完整，能准确反映入出库粮食物流信息，具备可追溯性，台账保存期限不少于2年；

（三）具有过筛清杂、烘干、检测、防疫等质量安全控制设施以及有效的质量安全和溯源管理体系；

（四）建立有害生物监控体系，配备满足防疫需求的人员，具有对虫、鼠、鸟等的防疫措施及能力；

（五）不得建在有碍粮食卫生和易受有害生物侵染的区域。仓储区内不得兼营、生产、存放有毒有害物质。库房和场地应当硬化、平整、无积水。粮食分类存放，离地、离墙，标识清晰。

第二节　检验检疫

第二十七条　装运出境粮食的船舶、集装箱等运输工具的承运人、装箱单位或者其代理人，应当在装运前向海关申请清洁、卫生、密固等适载检验。未经检验检疫或者检验检疫不合格的，不得装运。

第二十八条　货主或者其代理人应当在粮食出境前向储存或者加工企业所在地海关报检，并提供贸易合同、发票、自检合格证明等材料。

贸易方式为凭样成交的，还应当提供成交样品。

第二十九条　海关按照下列要求对出境粮食实施现场检验检疫和实验室项目检测：

（一）双边协议、议定书、备忘录和其他双边协定；

（二）输入国家或者地区检验检疫要求；

（三）中国法律法规、强制性标准和海关总署规定的检验检疫要求；

（四）贸易合同或者信用证注明的检疫要求。

第三十条　对经检验检疫符合要求，或者通过有效除害或者技术处理并经重新检验检疫符合要求的，海关按照规定签发“出境货物换证凭单”。输入国家或者地区要求出具检验检疫证书的，按照国家相关规定出具证书。输入国家或者地区对检验检疫证书形式或者内容有新要求的，经海关总署批准后，方可对证书进行变更。

经检验检疫不合格且无有效除害或者技术处理方法的，或者虽经过处理但经重新检验检疫仍不合格的，海关签发“出境货物不合格通知单”，粮食不得出境。

第三十一条　出境粮食检验有效期最长不超过2个月；检疫有效期原则定为21天，黑龙江、吉林、辽宁、内蒙古和新疆地区冬季（11月至次年2月底）可以酌情延长至35天。超过检验检疫有效期的粮食，出境前应当重新报检。

第三十二条 产地与口岸海关应当建立沟通协作机制，及时通报检验检疫情况等信息。

出境粮食经产地检验检疫合格后，出境口岸海关按照相关规定查验，重点检查货证是否相符、是否感染有害生物等。查验不合格的，不予放行。

出境粮食到达口岸后拼装的，应当重新报检，并实施检疫。出境粮食到达口岸后因变更输入国家或者地区而有不同检验检疫要求的，应当重新报检，并实施检验检疫。

第四章 风险及监督管理

第一节 风险监测及预警

第三十三条 海关总署对进出境粮食实施疫情监测制度，相应的监测技术指南由海关总署制定。

海关应当在粮食进境港口、储存库、加工厂周边地区、运输沿线粮食换运、换装等易洒落地段等，开展杂草等检疫性有害生物监测与调查。发现疫情的，应当及时组织相关企业采取应急处置措施，并分析疫情来源，指导企业采取有效的整改措施。相关企业应当配合实施疫情监测及铲除措施。

根据输入国家或者地区的检疫要求，海关应当在粮食种植地、出口储存库及加工企业周边地区开展疫情调查与监测。

第三十四条 海关总署对进出境粮食实施安全卫生项目风险监控制度，制定进出境粮食安全卫生项目风险监控计划。

第三十五条 海关总署及主管海关建立粮食质量安全信息收集报送系统，信息来源主要包括：

（一）进出境粮食检验检疫中发现的粮食质量安全信息；

（二）进出境粮食贸易、储存、加工企业质量管理中发现的粮食质量安全信息；

（三）海关实施疫情监测、安全卫生项目风险监控中发现的粮食质量安全信息；

（四）国际组织、境外政府机构、国内外行业协会及消费者反映的粮食质量安全信息；

（五）其他关于粮食质量安全风险的信息。

第三十六条 海关总署及主管海关对粮食质量安全信息进行风险评估，确定相应粮食的风险级别，并实施动态的风险分级管理。依据风险评估结果，调整进出境粮食检验检疫管理及监管措施方案、企业监督措施等。

第三十七条 进出境粮食发现重大疫情和重大质量安全问题的，海关总署及主管海关依照相关规定，采取启动应急处置预案等应急处置措施，并发布警示通报。当粮食安全风险已不存在或者降低到可接受的水平时，海关总署及主管海关应当及时解除警示通报。

第三十八条 海关总署及主管海关根据情况将重要的粮食安全风险信息向地方政府、农业和粮食行政管理部门、国外主管机构、进出境粮食企业等相关机构和单位进行通报，并协同采取必要措施。粮食安全信息公开应当按照相关规定程序进行。

第二节 监督管理

第三十九条 拟从事进境粮食存放、加工业务的企业可以向所在地主管海关提出指定申请。

主管海关按照海关总署制定的有关要求，对申请企业的申请材料、工艺流程等进行检验评审，核定存放、加工粮食种类、能力。

从事进境粮食储存、加工的企业应当具备有效的质量安全及溯源管理体系，符合防疫、处理等质量安全控制要求。

第四十条 海关对指定企业实施检疫监督。

指定企业、收货人及代理人发现重大疫情或者公共卫生问题时，应当立即向所在地海关报告，海关应当按照有关规定处理并上报。

第四十一条 从事进出境粮食的收发货人及生产、加工、存放、运输企业应当建立相应的粮食进出境、接卸、运输、存放、加工、下脚料处理、发运流向等生产经营档案，做好质量追溯和安全防控等详细记录，记录至少保存2年。

第四十二条 进境粮食存在重大安全质量问题，已经或者可能会对人体健康或者农林牧渔业生产生态安全造成重大损害的，进境粮食收货人应当主动召回。采取措施避免或者减少损失发生，做好召回记录，并将召回和处理情况向所在地海关报告。

收货人不主动召回的，由直属海关发出责令召回通知书并报告海关总署。必要时，海关总署可以责令召回。

第四十三条 海关总署及主管海关根据质量管理、设施条件、安全风险防控、诚信经营状况，对企业实施分类管理。针对不同级别的企业，在粮食进境检疫审批、进出境检验检疫查验及日常监管等方面采取相应的检验检疫监管措施。具体分类管理规范由海关总署制定。

第五章 法律责任

第四十四条 有下列情形之一的，由海关按照《进出境动植物检疫法实施条例》规定处5 000元以下罚款：

（一）未报检的；

（二）报检的粮食与实际不符的。

有前款第（二）项所列行为，已取得检疫单证的，予以吊销。

第四十五条 进境粮食未依法办理检疫审批手续或者未按照检疫审批规定执行的，由海关按照《进出境动植物检疫法实施条例》规定处5 000元以下罚款。

第四十六条 擅自销售、使用未报检或者未经检验的列入必须实施检验的进出口商品目录的进出境粮食，由海关按照《进出口商品检验法实施条例》规定，没收非法所得，并处商品货值金额5%以上20%以下罚款。

第四十七条 进出境粮食收发货人生产、加工、存放、运输企业未按照本办法第四十一条的规定建立生产经营档案并做好记录的，由海关责令改正，给予警告；拒不改正的，处3 000元以上1万元以下罚款。

第四十八条 有下列情形之一的，由海关按照《进出境动植物检疫法实施条例》规定，处3 000元以上3万元以下罚款：

（一）未经海关批准，擅自将进境、过境粮食卸离运输工具，擅自将粮食运离指定查验场所的；

（二）擅自开拆过境粮食的包装，或者擅自开拆、损毁动植物检疫封识或者标志的。

第四十九条 列入必须实施检验的进出口商品目录的进出境粮食收发货人或者其代理人、报检人员不如实提供进出境粮食真实情况，取得海关有关证单，或者不予报检，逃避检验，由海关按照《进出口商品检验法实施条例》规定，没收违法所得，并处商品货值金额5%以上20%以下罚款。

第五十条 伪造、变造、买卖或者盗窃检验证单、印章、标志、封识、货物通关单或者使用伪造、变造的检验证单、印章、标志、封识，尚不够刑事处罚的，由海关按照《进出口商品检验法实施条例》规定，责令改正，没收违法所得，并处商品货值金额等值以下罚款。

第五十一条 有下列违法行为之一，尚不构成犯罪或者犯罪情节显著轻微依法不需要判处刑罚的，由海关按照《进出境动植物检疫法实施条例》规定，处2万元以上5万元以下的罚款：

（一）引起重大动植物疫情的；

（二）伪造、变造动植物检疫单证、印章、标志、封识的。

第五十二条 依照本办法规定注册登记的生产、加工、存放单位，进出境的粮食经检疫不合格，除依照本办法有关规定作退回、销毁或者除害处理外，情节严重的，由海关按照《进出境动植物检疫法实施条例》规定，注销注册登记。

第五十三条 擅自调换海关抽取的样品或者海关检验合格的进出境粮食的，由海关按照《进出口商品检验法实施条例》规定，责令改正，给予警告；情节严重的，并处商品货值金额10%以上50%以下罚款。

第五十四条 提供或者使用未经海关适载检验的集装箱、船舱、飞机、车辆等运载工具装运出境粮食的，由海关按照《进出口商品检验法实施条例》规定，处10万元以下罚款。

提供或者使用经海关检验不合格的集装箱、船舱、飞机、车辆等运载工具装运出境粮食的，由海关按照《进出口商品检验法实施条例》规定，处20万元以下罚款。

第五十五条 有下列情形之一的，由海关处3 000元以上1万元以下罚款：

（一）进境粮食存在重大安全质量问题，或者可能会对人体健康或农林牧渔业生产生态安全造成重大损害的，没有主动召回的；

（二）进境粮食召回或者处理情况未向海关报告的；

（三）进境粮食未在海关指定的查验场所卸货的；

（四）进境粮食有本办法第十七条所列情形，拒不做有效的检疫处理的。

第五十六条 有下列情形之一的，由海关处3万元以下罚款：

（一）进出境粮食未按规定注册登记或者在指定场所生产、加工、存放的；

（二）买卖、盗窃动植物检疫单证、印章、标识、封识，或者使用伪造、变造的动植物检疫单证、印章、标识、封识的；

（三）使用伪造、变造的输出国家或者地区官方检疫证明文件的；

（四）拒不接受海关检疫监督的。

第五十七条 海关工作人员滥用职权，故意刁难，徇私舞弊，伪造检验检疫结果，或者玩忽职守，延误检验出证，依法给予行政处分；构成犯罪的，依法追究刑事责任。

第六章　附　则

第五十八条　进出境用作非加工而直接销售粮食的检验检疫监督管理，由海关总署另行规定。

第五十九条　以边贸互市方式的进出境小额粮食，参照海关总署相关规定执行。

第六十条　本办法由海关总署负责解释。

第六十一条　本办法自2016年7月1日起施行。国家质检总局2001年12月发布的《出入境粮食和饲料检验检疫管理办法》（国家质检总局令第7号）同时废止。此前进出境粮食检验检疫监管规定与本办法不一致的，以本办法为准。

附录十二　中华人民共和国进口食品境外生产企业注册管理规定

（2021 年 3 月 12 日海关总署令第 248 号公布，自 2022 年 1 月 1 日起实施）

第一章　总　则

第一条　为加强进口食品境外生产企业的注册管理，根据《中华人民共和国食品安全法》及其实施条例、《中华人民共和国进出口商品检验法》及其实施条例、《中华人民共和国进出境动植物检疫法》及其实施条例、《国务院关于加强食品等产品安全监督管理的特别规定》等法律、行政法规的规定，制定本规定。

第二条　向中国境内出口食品的境外生产、加工、贮存企业（以下统称进口食品境外生产企业）的注册管理适用本规定。

前款规定的进口食品境外生产企业不包括食品添加剂、食品相关产品的生产、加工、贮存企业。

第三条　海关总署统一负责进口食品境外生产企业的注册管理工作。

第四条　进口食品境外生产企业，应当获得海关总署注册。

第二章　注册条件与程序

第五条　进口食品境外生产企业注册条件：

（一）所在国家（地区）的食品安全管理体系通过海关总署等效性评估、审查；

（二）经所在国家（地区）主管当局批准设立并在其有效监管下；

（三）建立有效的食品安全卫生管理和防护体系，在所在国家（地区）合法生产和出口，保证向中国境内出口的食品符合中国相关法律法规和食品安全国家标准；

（四）符合海关总署与所在国家（地区）主管当局商定的相关检验检疫要求。

第六条　进口食品境外生产企业注册方式包括所在国家（地区）主管当局推荐注册和企业申请注册。

海关总署根据对食品的原料来源、生产加工工艺、食品安全历史数据、消费人群、食用方式等因素的分析，并结合国际惯例确定进口食品境外生产企业注册方式和申请材料。

经风险分析或者有证据表明某类食品的风险发生变化的，海关总署可以对相应食品的境外生产企业注册方式和申请材料进行调整。

第七条　下列食品的境外生产企业由所在国家（地区）主管当局向海关总署推荐注册：肉与肉制品、肠衣、水产品、乳品、燕窝与燕窝制品、蜂产品、蛋与蛋制品、食用油脂和油料、包馅面食、食用谷物、谷物制粉工业产品和麦芽、保鲜和脱水蔬菜以及干豆、调味料、坚果与籽类、干果、未烘焙的咖啡豆与可可豆、特殊膳食食品、保健食品。

第八条　所在国家（地区）主管当局应当对其推荐注册的企业进行审核检查，确认符合注册要求后，向海关总署推荐注册并提交以下申请材料：

（一）所在国家（地区）主管当局推荐函；

（二）企业名单与企业注册申请书；

（三）企业身份证明文件，如所在国家（地区）主管当局颁发的营业执照等；

（四）所在国家（地区）主管当局推荐企业符合本规定要求的声明；

（五）所在国家（地区）主管当局对相关企业进行审核检查的审查报告。

必要时，海关总署可以要求提供企业食品安全卫生和防护体系文件，如企业厂区、车间、冷库的平面图，以及工艺流程图等。

第九条　本规定第七条所列食品以外的其他食品境外生产企业，应当自行或者委托代理人向海关总署提出注册申请并提交以下申请材料：

（一）企业注册申请书；

（二）企业身份证明文件，如所在国家（地区）主管当局颁发的营业执照等；

（三）企业承诺符合本规定要求的声明。

第十条　企业注册申请书内容应当包括企业名称、所在国家（地区）、生产场所地址、法定代表人、联系人、联系方式、所在国家（地区）主管当局批准的注册编号、申请注册食品种类、生产类型、生产能力等信息。

第十一条　注册申请材料应当用中文或者英文提交，相关国家（地区）与中国就注册方式和申请材料另有约定的，按照双方约定执行。

第十二条　所在国家（地区）主管当局或进口食品境外生产企业应当对提交材料的真实性、完整性、合法性负责。

第十三条　海关总署自行或者委托有关机构组织评审组，通过书面检查、视频检查、现场检查等形式及其组合，对申请注册的进口食品境外生产企业实施评估审查。评审组由 2 名以上评估审查人员组成。

进口食品境外生产企业和所在国家（地区）主管当局应当协助开展上述评估审查工作。

第十四条　海关总署根据评估审查情况，对符合要求的进口食品境外生产企业予以注册并给予在华注册编号，书面通知所在国家（地区）主管当局或进口食品境外生产企业；对不符合要求的进口食品境外生产企业不予注册，书面通知所在国家（地区）主管当局或进口食品境外生产企业。

第十五条　已获得注册的企业向中国境内出口食品时，应当在食品的内、外包装上标注在华注册编号或者所在国家（地区）主管当局批准的注册编号。

第十六条　进口食品境外生产企业注册有效期为 5 年。

海关总署在对进口食品境外生产企业予以注册时，应当确定注册有效期起止日期。

第十七条　海关总署统一公布获得注册的进口食品境外生产企业名单。

第三章　注册管理

第十八条　海关总署自行或者委托有关机构组织评审组，对进口食品境外生产企业是否持续符合注册要求的情况开展复查。评审组由 2 名以上评估审查人员组成。

第十九条　在注册有效期内，进口食品境外生产企业注册信息发生变化的，应当通过注册申请途径，向海关总署提交变更申请，并提交以下材料：

（一）注册事项变更信息对照表；

（二）与变更信息有关的证明材料。

海关总署评估后认为可以变更的，予以变更。

生产场所迁址、法定代表人变更或者所在国家（地区）授予的注册编号改变的应当重新申请注册，在华注册编号自动失效。

第二十条 进口食品境外生产企业需要延续注册的，应当在注册有效期届满前3至6个月内，通过注册申请途径，向海关总署提出延续注册申请。

延续注册申请材料包括：

（一）延续注册申请书；

（二）承诺持续符合注册要求的声明。

海关总署对符合注册要求的企业予以延续注册，注册有效期延长5年。

第二十一条 已注册进口食品境外生产企业有下列情形之一的，海关总署注销其注册，通知所在国家（地区）主管当局或进口食品境外生产企业，并予以公布：

（一）未按规定申请延续注册的；

（二）所在国家（地区）主管当局或进口食品境外生产企业主动申请注销的；

（三）不再符合本规定第五条第（二）项要求的。

第二十二条 进口食品境外生产企业所在国家（地区）主管当局应当对已注册企业实施有效监管，督促已注册企业持续符合注册要求，发现不符合注册要求的，应当立即采取控制措施，暂停相关企业向中国出口食品，直至整改符合注册要求。

进口食品境外生产企业自行发现不符合注册要求时，应当主动暂停向中国出口食品，立即采取整改措施，直至整改符合注册要求。

第二十三条 海关总署发现已注册进口食品境外生产企业不再符合注册要求的，应当责令其在规定期限内进行整改，整改期间暂停相关企业食品进口。

所在国家（地区）主管当局推荐注册的企业被暂停进口的，主管当局应当监督相关企业在规定期限内完成整改，并向海关总署提交书面整改报告和符合注册要求的书面声明。

自行或者委托代理人申请注册的企业被暂停进口的，应当在规定期限内完成整改，并向海关总署提交书面整改报告和符合注册要求的书面声明。

海关总署应当对企业整改情况进行审查，审查合格的，恢复相关企业食品进口。

第二十四条 已注册的进口食品境外生产企业有下列情形之一的，海关总署撤销其注册并予以公告：

（一）因企业自身原因致使进口食品发生重大食品安全事故的；

（二）向中国境内出口的食品在进境检验检疫中被发现食品安全问题，情节严重的；

（三）企业食品安全卫生管理存在重大问题，不能保证其向中国境内出口食品符合安全卫生要求的；

（四）经整改后仍不符合注册要求的；

（五）提供虚假材料、隐瞒有关情况的；

（六）拒不配合海关总署开展复查与事故调查的；

（七）出租、出借、转让、倒卖、冒用注册编号的。

第四章　附　则

第二十五条　国际组织或者向中国境内出口食品的国家（地区）主管当局发布疫情通报，或者相关食品在进境检验检疫中发现疫情、公共卫生事件等严重问题的，海关总署公告暂停该国家（地区）相关食品进口，在此期间不予受理该国家（地区）相关食品生产企业注册申请。

第二十六条　本规定中所在国家（地区）主管当局指进口食品境外生产企业所在国家（地区）负责食品生产企业安全卫生监管的官方部门。

第二十七条　本规定由海关总署负责解释。

第二十八条　本规定自2022年1月1日起施行。2012年3月22日原国家质量监督检验检疫总局令第145号公布，根据2018年11月23日海关总署令第243号修改的《进口食品境外生产企业注册管理规定》同时废止。

附录十三　进境动物隔离检疫场使用监督管理办法

（2009年10月22日国家质量监督检验检疫总局令第122号公布，根据2018年4月28日海关总署令第238号《海关总署关于修改部分规章的决定》第一次修正，根据2018年5月29日海关总署令第240号《海关总署关于修改部分规章的决定》第二次修正，根据2018年11月23日海关总署令第243号《海关总署关于修改部分规章的决定》第三次修正）

第一章　总　则

第一条　为做好进境动物隔离检疫场（以下简称隔离场）的管理工作，根据《中华人民共和国进出境动植物检疫法》及其实施条例等法律法规的规定，制定本办法。

第二条　本办法所称隔离场是指专用于进境动物隔离检疫的场所。包括两类，一是海关总署设立的动物隔离检疫场所（以下简称国家隔离场），二是由各直属海关指定的动物隔离场所（以下简称指定隔离场）。

第三条　申请使用隔离场的单位或者个人（以下简称使用人）和国家隔离场或者指定隔离场的所有单位或者个人（以下简称所有人）应当遵守本办法的规定。

第四条　海关总署主管全国进境动物隔离场的监督管理工作。

主管海关负责辖区内进境动物隔离场的监督管理工作。

第五条　隔离场的选址、布局和建设，应当符合国家相关标准和要求。

相关标准与要求由海关总署另行发文明确。

第六条　使用国家隔离场，应当经海关总署批准。使用指定隔离场，应当经所在地直属海关批准。

进境种用大中动物应当在国家隔离场隔离检疫，当国家隔离场不能满足需求，需要在指定隔离场隔离检疫时，应当报经海关总署批准。

进境种用大中动物之外的其他动物应当在国家隔离场或者指定隔离场隔离检疫。

第七条　进境种用大中动物隔离检疫期为45天，其他动物隔离检疫期为30天。

需要延长或者缩短隔离检疫期的，应当报海关总署批准。

第二章　使用申请

第八条　申请使用国家隔离场的，使用人应当向海关总署提交如下材料：

（一）填制真实准确的“中华人民共和国进境动物隔离检疫场使用申请表”；

（二）使用人（法人或者自然人）身份证明材料复印件；

（三）进境动物从入境口岸进入隔离场的运输安排计划和运输路线。

第九条　申请使用指定隔离场的，应当建立隔离场动物防疫、饲养管理等制度。使用人应当在办理“中华人民共和国进境动植物检疫许可证”前，向所在地直属海关提交如下材料：

（一）填制真实准确的“中华人民共和国进境动物隔离检疫场使用申请表”；

（二）使用人（法人或者自然人）身份证明材料复印件；

（三）隔离场整体平面图及显示隔离场主要设施和环境的照片或者视频资料；

（四）进境动物从入境口岸进入隔离场的运输安排计划和运输路线；

（五）当隔离场的使用人与所有人不一致时，使用人还须提供与所有人签订的隔离场使用协议。

第十条 海关总署、直属海关应当按照规定对隔离场使用申请进行审核。

隔离场使用人申请材料不齐全或者不符合法定形式的，应当当场或者在 5 个工作日内一次告知使用人需要补正的全部内容，逾期不告知的，自收到申请材料之日起即为受理。

受理申请后，海关总署、直属海关应当根据本办法规定，对使用人提供的有关材料进行审核，并对申请使用的隔离场组织实地考核。

申请使用指定隔离场用于隔离种用大中动物的，由直属海关审核提出审核意见报海关总署批准；用于种用大中动物之外的其他动物隔离检疫的，由直属海关审核、批准。

第十一条 海关总署、直属海关应当自受理申请之日起 20 个工作日内作出书面审批意见。经审核合格的，直属海关受理的，由直属海关签发“隔离场使用证”。海关总署受理的，由海关总署在签发的“中华人民共和国进境动植物检疫许可证”中列明批准内容。20 个工作日内不能作出决定的，经本机构负责人批准，可以延长 10 个工作日，并应当将延长期限的理由告知使用人。其他法律、法规另有规定的，依照其规定执行。

不予批准的，应当书面说明理由，告知申请人享有依法申请行政复议或者提起行政诉讼的权利。

第十二条 “隔离场使用证”有效期为 6 个月。

隔离场使用人凭有效“隔离场使用证”向隔离场所在地直属海关申请办理“中华人民共和国进境动植物检疫许可证”。

第十三条 “隔离场使用证”的使用一次有效。

同一隔离场再次申请使用的，应当重新办理审批手续。两次使用的间隔期间不得少于 30 天。

第十四条 已经获得“隔离场使用证”，发生下列情形之一时，隔离场使用人应当重新申请办理：

（一）“隔离场使用证”超过有效期的；

（二）“隔离场使用证”内容发生变更的；

（三）隔离场设施和环境卫生条件发生改变的。

第十五条 已经获得“隔离场使用证”，发生下列情况之一时，由发证机关撤回：

（一）隔离场原有设施和环境卫生条件发生改变，不符合隔离动物检疫条件和要求的；

（二）隔离场所在地发生一类动物传染病、寄生虫病或者其他突发事件的。

第十六条 使用人以欺骗、贿赂等不正当手段取得“隔离场使用证”的，海关应当依法将其“隔离场使用证”撤销。

第三章　检疫准备

第十七条　隔离场经批准使用后，使用人应当做好隔离场的维护，保持隔离场批准时的设施完整和环境卫生条件，保证相关设施的正常运行。

第十八条　动物进场前，海关应当派员实地核查隔离场设施和环境卫生条件的维护情况。

第十九条　使用人应当确保隔离场使用前符合下列要求：

（一）动物进入隔离场前 10 天，所有场地、设施、工具必须保持清洁，并采用海关认可的有效方法进行不少于 3 次的消毒处理，每次消毒之间应当间隔 3 天；

（二）应当准备供动物隔离期间使用的充足的饲草、饲料和垫料。饲草、垫料不得来自严重动物传染病或者寄生虫病疫区，饲料应当符合法律法规的规定，并建立进场检查验收登记制度；

饲草、饲料和垫料应当在海关的监督下，由海关认可的单位进行熏蒸消毒处理；

水生动物不得饲喂鲜活饵料，遇特殊需要时，应当事先征得海关的同意；

（三）应当按照海关的要求，适当储备必要的防疫消毒器材、药剂、疫苗等，并建立进场检查验收和使用登记制度；

（四）饲养人员和隔离场管理人员，在进入隔离场前，应当到具有相应资质的医疗机构进行健康检查并取得健康证明。未取得健康证明的，不准进入隔离场。健康检查项目应当包括活动性肺结核、布氏杆菌病、病毒性肝炎等人畜共患病；

（五）饲养人员和管理人员在进入隔离场前应当接受海关的动物防疫、饲养管理等基础知识培训，经考核合格后方可上岗；

（六）人员、饲草、饲料、垫料、用品、用具等应当在隔离场作最后一次消毒前进入隔离检疫区；

（七）用于运输隔离检疫动物的运输工具及辅助设施，在使用前应当按照海关的要求进行消毒，人员、车辆的出入通道应当设置消毒池或者放置消毒垫。

第四章　隔离检疫

第二十条　经入境口岸海关现场检验检疫合格的进境动物方可运往隔离场进行隔离检疫。

第二十一条　海关对隔离场实行监督管理，监督和检查隔离场动物饲养、防疫等措施的落实。对进境种用大中动物，隔离检疫期间实行 24 小时海关工作人员驻场监管。

第二十二条　海关工作人员、隔离场使用人应当按照要求落实各项管理措施，认真填写《进出境动物隔离检疫场检验检疫监管手册》。

第二十三条　海关负责隔离检疫期间样品的采集、送检和保存工作。隔离动物样品采集工作应当在动物进入隔离场后 7 天内完成。样品保存时间至少为 6 个月。

第二十四条　海关按照有关规定，对动物进行临床观察和实验室项目的检测，根据检验检疫结果出具相关的单证，实验室检疫不合格的，应当尽快将有关情况通知隔离场使用人并对阳性动物依法及时进行处理。

第二十五条 海关按照相关的规定对进口动物进行必要的免疫和预防性治疗。隔离场使用人在征得海关同意后可以对患病动物进行治疗。

第二十六条 动物隔离检疫期间，隔离场使用人应当做到：

（一）门卫室实行24小时值班制，对人员、车辆、用具、用品实行严格的出入登记制度。发现有异常情况及时向海关报告；

（二）保持隔离场完好和场内环境清洁卫生，做好防火、防盗和灭鼠、防蚊蝇等工作；

（三）人员、车辆、物品出入隔离场的应当征得海关的同意，并采取有效的消毒防疫措施后，方可进出隔离区；人员在进入隔离场前15天内未从事与隔离动物相关的实验室工作，也未参观过其他农场、屠宰厂或者动物交易市场等；

（四）不得将与隔离动物同类或者相关的动物及其产品带入隔离场内；

（五）不得饲养除隔离动物以外的其他动物。特殊情况需使用看门犬的，应当征得海关同意。犬类动物隔离场，不得使用看门犬；

（六）饲养人员按照规定作息时间做好动物饲喂、饲养场地的清洁卫生，定期对饲养舍、场地进行清洗、消毒，保持动物、饲养舍、场区和所有用具的清洁卫生，并做好相关记录；

（七）隔离检疫期间所使用的饲料、饲料添加剂与农业投入品应当符合法律、行政法规的规定和国家强制性标准的规定；

（八）严禁转移隔离检疫动物和私自采集、保存、运送检疫动物血液、组织、精液、分泌物等样品或者病料。未经海关同意，不得将生物制品带入隔离场内，不得对隔离动物进行药物治疗、疫苗注射、人工授精和胚胎移植等处理；

（九）隔离检疫期间，严禁将隔离动物产下的幼畜、蛋及乳等移出隔离场；

（十）隔离检疫期间，应当及时对动物栏舍进行清扫，粪便、垫料及污物、污水应当集中放置或者及时进行无害化处理。严禁将粪便、垫料及污物移出隔离场；

（十一）发现疑似患病或者死亡的动物，应当立即报告所在地海关，并立即采取下列措施：

1. 将疑似患病动物移入患病动物隔离舍（室、池），由专人负责饲养管理；
2. 对疑似患病和死亡动物停留过的场所和接触过的用具、物品进行消毒处理；
3. 禁止自行处置（包括解剖、转移、急宰等）患病、死亡动物；
4. 死亡动物应当按照规定作无害化处理。

第二十七条 隔离检疫期间，隔离场内发生重大动物疫情的，应当按照《进出境重大动物疫情应急处置预案》处理。

第五章 后续监管

第二十八条 隔离场使用完毕后，应当在海关的监督下，作如下处理：

（一）动物的粪便、垫料及污物、污水进行无害化处理确保符合防疫要求后，方可运出隔离场；

（二）剩余的饲料、饲草、垫料和用具等应当作无害化处理或者消毒后方可运出场外；

（三）对隔离场场地、设施、器具进行消毒处理。

第二十九条 隔离场使用人及隔离场所在地海关应当按照规定记录动物流向和《隔离场检验检疫监管手册》，档案保存期至少 5 年。

第三十条 种用大中动物隔离检疫结束后，承担隔离检疫任务的直属海关应当在 2 周内将检疫情况书面上报海关总署并通报目的地海关。检疫情况包括：隔离检疫管理、检疫结果、动物健康状况、检疫处理情况及动物流向。

第六章 法律责任

第三十一条 动物隔离检疫期间，隔离场使用人有下列情形之一的，由海关按照《进出境动植物检疫法实施条例》第六十条规定予以警告；情节严重的，处以 3 000 元以上 3 万元以下罚款：

（一）将隔离动物产下的幼畜、蛋及乳等移出隔离场的；

（二）未经海关同意，对隔离动物进行药物治疗、疫苗注射、人工授精和胚胎移植等处理；

（三）未经海关同意，转移隔离检疫动物或者采集、保存其血液、组织、精液、分泌物等样品或者病料的；

（四）发现疑似患病或者死亡的动物，未立即报告所在地海关，并自行转移和急宰患病动物，自行解剖和处置患病、死亡动物的；

（五）未将动物按照规定调入隔离场的。

第三十二条 动物隔离检疫期间，隔离场使用人有下列情形之一的，由海关予以警告；情节严重的，处以 1 万元以下罚款：

（一）人员、车辆、物品未经海关同意，并未采取有效的消毒防疫措施，擅自进入隔离场的；

（二）饲养隔离动物以外的其他动物的；

（三）未经海关同意，将与隔离动物同类或者相关动物及其产品、动物饲料、生物制品带入隔离场内的。

第三十三条 隔离场使用完毕后，隔离场使用人有下列情形的，由海关责令改正；情节严重的，处以 1 万元以下罚款：

（一）未在海关的监督下对动物的粪便、垫料及污物、污水进行无害化处理，不符合防疫要求即运出隔离场的；

（二）未在海关的监督下对剩余的饲料、饲草、垫料和用具等作无害化处理或者消毒后即运出隔离场的；

（三）未在海关的监督下对隔离场场地、设施、器具进行消毒处理的。

第三十四条 隔离场检疫期间，有下列情形之一的，由海关对隔离场使用人处以 1 万元以下罚款：

（一）隔离场发生动物疫情隐瞒不报的；

（二）存放、使用我国或者输入国家/地区禁止使用的药物或者饲料添加剂的；

（三）拒不接受海关监督管理的。

第三十五条 隔离场使用人有下列违法行为之一的，由海关按照《进出境动植物检疫法实施条例》第六十二条规定处 2 万元以上 5 万元以下的罚款；构成犯罪的，依法追究刑事责任：

（一）引起重大动物疫情的；

（二）伪造、变造动物检疫单证、印章、标志、封识的。

第七章　附　则

第三十六条　我国与进口国家/地区政府主管部门签署的议定书中规定或者进口国家/地区官方要求对出境动物必须实施隔离检疫的，出境动物隔离检疫场使用监督工作按照进口国的要求并参照本办法执行。

第三十七条　本办法由海关总署负责解释。

第三十八条　本办法所列各类表格及证书式样另行发布。

第三十九条　本办法自 2009 年 12 月 10 日起施行。